水源性傳染病模型研究以及數值計算

楊煒明 編著

財經錢線

前　言

傳染病防治是關係到國計民生的重大問題，針對各種傳染病進行建模、分析、數值模擬和後期預測制定防治措施是一件利國利民的重要工作。本書針對一類具有多種傳播途徑的水源性傳染病進行研究，此類傳染病的特點是其傳播方式不但包含人與人之間的直接傳播，還包含人與環境之間的間接傳播。本書研究水源性傳染病的流行規律，描述其傳播過程，分析被感染人數的變化規律，預測該傳染病未來爆發的情況，並積極尋找有效控制策略，從而為公共衛生部門提供一些決策的理論支持。

本書偏重於該類水源性模型的定性研究。全書共分 8 章。第 1~2 章介紹一些傳染病的基本知識、建模思想等。第 3 章介紹水源性傳染病的特點以及目前一些經典的研究該類傳染病的模型，為初學者奠定良好的基礎。後面 5 章將分時滯模型、離散模型、最優控制等專題進行系統的介紹。

要掌握本書中的知識，需要具備一些基本的計算數學、常微分和偏微分方程數值解和生物數學的知識。本書適合廣大從事生物數學的研究者和動力學系統的研究者作為參考書，也可供計算數學專業高年級本科學生和研究生作為學習資料。

本書由楊煒明教授設計體系，負責統稿並編寫第 1~4 章，由廖書教授編寫第 5~8 章。在寫作過程中，編者參閱了大量的參考文獻，在此對參考文獻的作者表示誠摯的謝意！

由於編者水準有限，撰寫倉促，書中難免存在疏漏和不足之處，所引用的結果和文獻也會有所遺漏，懇請讀者批評指正。

楊煒明

目　錄

1 簡介

眾所周知，傳染病是人類健康的大敵，是由各種病原體引起的能在人與人、動物與動物或人與動物之間相互傳播的一類疾病。為了更好地研究傳染病流行的規律，描述傳染病的傳播過程，分析被感染人數的變化規律，預測傳染病未來爆發的情況，研究並找出控制疾病流行的方法，研究者建立能反應傳染病動力學特性的數學模型，可以把傳染病的主要特徵、重要因素之間的聯繫通過各種參數、變量和它們之間的聯繫清晰地揭示出來，加以討論，從而為政府部門決策提供強有力的理論基礎。這是一件利國利民、非常有意義的工作。

Hethcote 於 1992 年提出的傳染病數學建模的 15 條目的與應用，成為日後研究者進行傳染病研究工作的重要理論依據。它們是：

（1）建立的傳染病模型中的假設、變量和參數必須清晰明了。

（2）建立的數學模型可用數學方法和計算機模擬與分析。

（3）在數學建模的過程中可以採用不同的假設和公式化效果。

（4）理解閾值、再生數等定義。

（5）建立傳染病模型用於檢驗理論預測等。

（6）建立複雜傳染病模型可用於解答一些具體問題。

（7）傳染病建模可用於估計一些關鍵參數。

（8）傳染病模型為各種不同信息的組織、連接和交叉檢驗提供信息。

（9）模型可用於比較不同類型或不同種群內的傳染病。

（10）傳染病模型可用於各種不同傳染病的發現、預測、治療和防控措施。

（11）模型可評價各參數的敏感性。

（12）建立傳染病模型重要的依據之一是數據收集。

（13）建立傳染病模型可對傳染病的防治和分析做出貢獻。

（14）建立傳染病模型可用於預測未來的傳染趨勢並做出預測。

（15）根據傳染病模型的計算結果可對不同參數值的範圍進行評估。

為了方便對傳染病進行研究，在傳統的傳染病模型中，研究者把染病的人群分為不同的「倉室」（compartment）：易感者、感染者和移除者。易感者 S（susceptibles），代表暫時還沒感染但是最終會感染的個體；感染者 I（infectives）為現在已被感染的個體；移除者 R（removed）為已經痊愈並且不會再感染疾病的個體。1926 年，Kermack 與 McKendrick 首次提出並建立了一個簡單的 SIR 倉室模型，用來分析 1665—1666 年倫敦的黑死病以及 1906 年孟買的瘟疫等疾病的流行傳播規律。該模型描述易感者 S、染病者 I 和移出者 R 之間的關係，此方法一直到現在都仍然被廣泛地使用，並被不斷地發展。該模型的建立基於以下三個假設：

（1）假設總人口始終保持一個常數，即不考慮人口的遷徙、流動或者死亡等因素。

（2）假設染病者一旦與易感者接觸就一定會產生傳染，且傳染率 β 與易感者人數 S 成正比。

（3）假設單位時間內從染病者移出的人數與病人數量成正比，γ 為移出率，$\frac{1}{\gamma}$ 即為平均患病期。

該模型適用於通過病毒傳播，病人康復後對原病毒具有免疫力，如流感、麻疹、水痘等傳染病。模型的微分方程組表示為

$$\begin{cases} \dfrac{\mathrm{d}S}{\mathrm{d}t} = -\beta SI \\ \dfrac{\mathrm{d}I}{\mathrm{d}t} = \beta SI - \gamma I \\ \dfrac{\mathrm{d}R}{\mathrm{d}t} = \gamma I \end{cases} \tag{1.1}$$

隨後，Kermack 與 McKendrick 又在 1932 年提出 SIS 倉室模型，用來描述感染者可以恢復健康但並不具有免疫力，還是有可能繼續成為感染者的這種情況。適用於腦炎、淋病等傳染病。該文獻還提出了區分疾病流行與否的著名「閾值理論」，為傳染病動力學的後續發展奠定了堅實的基礎。該模型如下：

$$\begin{cases} \dfrac{\mathrm{d}S}{\mathrm{d}t} = -\beta SI + \gamma I \\ \dfrac{\mathrm{d}I}{\mathrm{d}t} = \beta SI - \gamma I \end{cases} \tag{1.2}$$

他們還提出了含潛伏期和恢復後對疾病具有永久免疫的 SEIR 倉室模型：

$$
\begin{cases}
\dfrac{\mathrm{d}S}{\mathrm{d}t} = \Lambda - \beta SI + \mu I \\
\dfrac{\mathrm{d}E}{\mathrm{d}t} = \beta SI - (\mu + \alpha) I \\
\dfrac{\mathrm{d}I}{\mathrm{d}t} = \alpha E - (\mu + \gamma) I \\
\dfrac{\mathrm{d}R}{\mathrm{d}t} = \gamma I - \mu R
\end{cases}
\tag{1.3}
$$

其餘一些基本的傳染病動力學模型還包括 SI 模型、SIRS 模型、SEIRS 模型、MSEIR 模型（有先天免疫，無垂直傳染）等。對上述這些經典倉室模型的研究結果，指出了傳染病動力學的一些基本概念，為後來的研究者提供研究基礎。

霍亂是被世界衛生組織規定為必須實施國際衛生檢疫的三種傳染病之一，致命性極強，兒童和成人均可能感染，潛伏期可達到數小時至十幾日以上。霍亂這種烈性腸道傳染病通常由不潔的食物和水源受到霍亂弧菌污染所致，而霍亂弧菌又能產生霍亂毒素，造成分泌性腹瀉，多數患者起病急驟，無明顯前驅症狀，即使不再進食也會不斷腹瀉，嚴重者可能在數小時內造成腹瀉脫水甚至死亡。到目前為止，霍亂仍然是一種具有全球性威脅性的疾病，對其的控制也是社會發展的主要指標之一。

幾乎每一個發展中國家都曾經或者正在面臨霍亂暴發或霍亂流行的威脅。根據世界衛生組織（WHO）的統計，自 19 世紀初以來曾發生過八次世界性霍亂大流行。1817—1823 年，霍亂第一次大規模流行，從「人類霍亂的故鄉」印度恒河三角洲蔓延到歐洲，僅 1818 年前後便使 6 萬餘英國人喪生。1961 年出現第七次霍亂大流行，始於印度尼西亞，波及五大洲 140 多個國家和地區，染病者逾 350 萬人。1992 年 10 月，第八次霍亂大流行，席捲印度和孟加拉國部分地區，短短 2~3 個月就報告病例 10 餘萬個，死亡人數達幾千人，隨後波及許多國家和地區。

2002 年，再次爆發一次波及全球 52 個國家的霍亂疫情，大約導致142, 000 名易感者，4, 500 名死亡者，大部分疫情國家在非洲，並且大部分專家確信由於統計不完全以及政府監控不力，實際被感染和死亡者人數遠比報告的人數更多。儘管近年來，在非洲的部分地區衛生和基礎設施得到了顯著改善，但是大多數民眾仍然生活在沒有安全飲用水的環境中，使得民眾仍然面臨高度的霍亂風險。

近年來最著名的一起霍亂爆發案例是發生在 2008—2009 年的津巴布韋霍

亂，這是 15 年來非洲感染者人數最多、死亡率極高的一次疫情，波及了周邊很多地區。此次霍亂爆發於 2008 年 8 月至 2009 年 7 月，據統計共有98,500例感染者以及 4,200 例死亡者。死亡率高達 4.3%，遠遠高於世界平均霍亂 1%的死亡率，而在津巴布韋一些特別缺少醫療設施的地區，死亡率甚至高達 40%。

為了有效控制霍亂以及尋找有效霍亂控制策略，研究者需要更加深刻地理解和研究霍亂的動力學行為、擴散方式、傳播機制等。霍亂是一種複雜的具有多種傳播途徑的水源性傳染病，與其他傳染病不同，不僅能在人與人之間直接傳播，還能在人與環境之間進行非直接傳播。目前已經有很多研究者針對這種傳染病進行了相對深入的理論研究，但是該傳染病的傳播機制、預防措施等都需要進一步地分析和研究。很多研究結果發現，霍亂病毒能在受污染的水源中存活相當長的一段時間，然而霍亂病毒在水源中的傳播機制仍然未知。

隨著數學模型的建立，數值模擬以及模型分析等內容使研究者可以更好地進行水源性模型的分析。Capasso 和 Paveri-Fontana 在 1979 年介紹了一個簡單的霍亂模型來研究在地中海爆發的霍亂。Pourabbas 等人在 2001 年發表一個 SIRS 霍亂模型，主要表述人與人之間的直接傳播。Codeco 在 2001 年改善了標準的傳染病 SIR 模型，首次計算在水源環境中的霍亂弧菌培養的濃度 B ，再對新得出的模型進行穩定性分析和數值模擬。其中發生率為 $\alpha \frac{B}{K+B}$，α 為與受污染水源的接觸率，圖 1.1 所示為 Codeco 文中的模型的傳播方式：

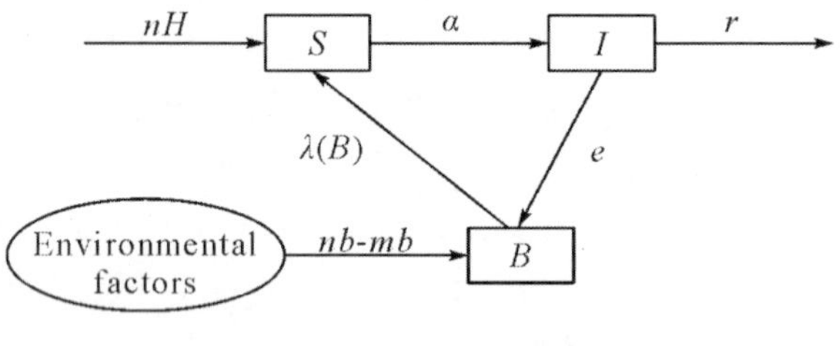

圖 1.1　Codeco 文中的模型

Ghosh 等人在 2004 年發表了一個 SIS 模型，同時包括了霍亂弧菌濃度 B 和有助於霍亂弧菌種群增長的環境排放密度 E 。該模型包含人與人之間的直接傳播、人與環境之間的非直接傳播兩種傳播模式，發生率為 $\beta I + \lambda\beta$ 。Hartley、Morris 和 Smith 在 2006 年拓展了 Codeco 的工作，基於實驗室的數據，結合兩個新的環境元素與傳統的 SIR 模型構建成一個新的高維傳染病模型。Hartley 等人的霍亂模型如圖 1.2 所示。

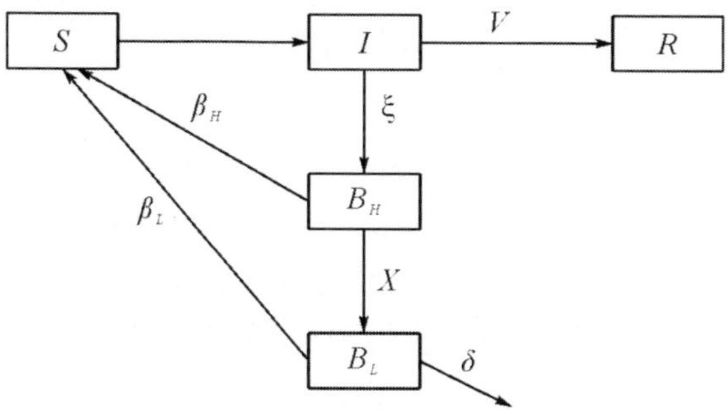

圖 1.2　Hartley 等人的霍亂模型

Mukandavire 等人構造了一個模型來研究 2008—2009 年在津巴布韋爆發的霍亂。該模型考慮到高度傳染的病毒在環境中存活的時間非常短並將病菌高度傳播的狀態直接認為是人與人之間的傳播模式。這樣的簡化過程不會對模型的運算造成影響，並且很好地描述了霍亂的兩種傳播方式。不但人與人之間的直接傳播可以使易感者變成染病者，人與環境之間的間接傳播同樣也導致了染病者的增加。Mukandavire 等人的 SIRB 模型如圖 1. 3 所示。

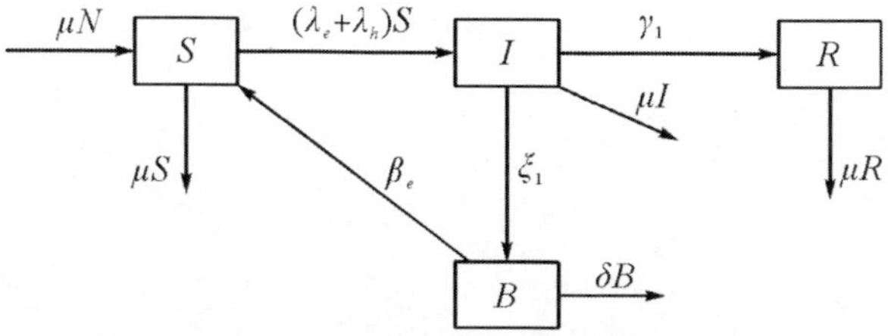

圖 1. 3　Mukandavire 等人的 SIRB 模型

目前已有的關於霍亂的模型各有自己的優缺點。部分模型將水源中的霍亂弧菌與被感染者單獨分別討論，而部分模型則趨向於只關注環境因素而忽視了人與人之間的直接傳播。另外，很多文獻中對霍亂的數學模型也缺乏細緻的分析和一些理論證明。在本書中，我們將基於上述的三種模型——Codeco，Hartley、Morris 和 Smith，以及 Mukandavire 等進行數學分析來研究霍亂的複雜動力學行為等一系列基礎理論和數值模擬。

本書由以下章節構成：第 2 章中主要介紹基本再生數 R_0、平衡點局部漸近穩定和全局漸近等基礎知識的理論背景。第 3 章主要對模型的動力學行為展開討論，通過再生矩陣等方法求出模型的基本再生數，討論模型的穩定性、分支的情況等。第 4 章總結並建立一個一般性的模型並進行數學分析。第 5 章討論高維模型的全局穩定性分析。第6章討論單（多）時滯的模型。第7章研究離散模型。第8章中會改善 Codeco 的模型以及在第4章中建立的一般模型，建立討論最優控制模型。

本書運用傳染病動力學模型來描述水源性傳染病模型發展過程、變化過程和傳播過程，運用微分方程組來體現疫情發展過程中各種內在因果聯繫，並在此模型基礎上建立方程組求解算法，然後利用 MATLAB 程序擬合出符合實際的曲線驗證理論模型，並進行後期疫情預測，評估各種控制措施的效果。

2 數學背景

2.1 基本再生數 R_0

在傳染病動力學的研究中，基本再生數是一個非常重要的概念。它表示在傳染病發病初期，當所有人均為易感者時，一個病人在平均患病期內所傳染的人數。R_0 為決定傳染病在一個地區是否消亡或者持續傳播的關鍵閾值。當基本再生數大於 1 時，該地區的傳染病將始終存在並形成地方病；當基本再生數小於 1 時，疾病逐漸消亡。一般來說，R_0 的值越大，疾病越難控制。要控制傳染病流行，就必須減少 R_0 使它小於 1。當地政府部門和公共衛生部門負責人可以根據計算出來的基本再生數的大小制定必要的預防傳染病傳播的措施。因此，基本再生數作為區分疾病是否流行的閾值，其計算非常重要。

基本再生數最早由 Diekmann 等人於 1990 年提出，而後在 2002 年被 van den Driessche 和 Watmough 發展並完善，並給出了簡便的計算方法。目前有兩種基本方法可以計算基本再生數。方法一為定義法，只要有該傳染病的初始增長率和最終傳播規模，都可以通過一些統計方法得出簡單的數學公式進行計算。這種方法計算更便捷，僅適用於比較簡單的傳染病模型。方法二是目前使用更廣泛的方法，根據無病平衡點的局部穩定性，通過計算無病平衡點處的再生矩陣求解基本再生數。

令 $X=[x_1, x_2, \cdots, x_n]^T$，$x_i \geqslant 0$ 表示每個倉室中人口的數量。再把這些倉室分成兩類，包括已感染倉室，記為 $i=1, 2, \cdots, m$；未感染倉室，記為 $i=m+1, m+2, \cdots, m+n$。

定義 X_s 為無病狀態的集合，記為

$$X_s = \{x \geqslant 0 \mid x_i = 0, i = 1, 2, \cdots, m\} \tag{2.1}$$

令 $\mathscr{F}_i(x)$ 表示第 i 個倉室中新感染者的輸入率；$\mathscr{V}_i^-(x)$ 表示第 i 個倉室

中個體以其他方式轉移的輸入率（例如，出生、遷徙等）；$\mathscr{V}_i^-(x)$ 表示第 i 個倉室中個體輸出率（例如，死亡、患者恢復及遷徙等）。假設每個函數對每個變量至少是二次連續可微的，傳染病模型可以表示為如下形式：

$$\frac{\mathrm{d}X}{\mathrm{d}t}=\mathscr{F}_i(X)-\mathscr{V}_i(X),\ i=1,\ 2,\ \cdots,\ n \tag{2.2}$$

其中 $\mathscr{V}_i=\mathscr{V}_i^--\mathscr{V}_i^+$。根據以上函數表示的意義，有以下引理：

引理 2.1 令 x_0 為傳染病模型的一個無病平衡點且 $\mathscr{F}_i(x)$ 滿足以下的假設：

（A1）若 $x\geqslant 0$，則 $\mathscr{F}_i\geqslant 0$，$\mathscr{V}_i^+\geqslant 0$ 以及 $\mathscr{V}_i^-\geqslant 0$，$i=1,\ 2,\ \cdots,\ n$。

（A2）若 $x=0$，則 $\mathscr{V}_i^-=0$。特別地，若 $x\in X_s$，則，$\mathscr{V}_i^+=0$，$i=1,\ 2,\ \cdots,\ m$。

（A3）若 $i>m$，則 $\mathscr{F}_i=0$。

（A4）若 $x\in X_s$，則 $\mathscr{F}_i(X)=0$，且 $\mathscr{V}_i^+=0$，$i=1,\ 2,\ \cdots,\ m$。

（A5）若設 $\mathscr{F}_i(X)$ 為零，則 $Df(x_0)$ 中的所有特徵值具有負實部。

定義 $D\mathscr{F}(x_0)=\begin{bmatrix} F & 0 \\ 0 & 0 \end{bmatrix}$ 和 $D\mathscr{V}(x_0)=\begin{bmatrix} V & 0 \\ J_3 & J_4 \end{bmatrix}$，其中 $\boldsymbol{F}$ 和 $\boldsymbol{V}$ 均為 m 階矩陣，且定義為

$$\boldsymbol{F}=\left[\frac{\partial\mathscr{F}_i}{\partial X_j}(x_0)\right],\ \boldsymbol{V}=\left[\frac{\partial\mathscr{V}_i}{\partial X_j}(x_0)\right],\ 1\leqslant i,\ j\leqslant m$$

其中 $\boldsymbol{F}$ 為非負矩陣，$\boldsymbol{V}$ 為非奇異 M 矩陣，J_4 的所有特徵根均有正實部。

Capasso、Misra 和 Singh 定義 $\boldsymbol{FV}^{-1}$ 為二代再生矩陣的譜半徑為傳染病模型的基本再生數，即

$$R_0=\rho(\boldsymbol{FV}^{-1}) \tag{2.3}$$

基本再生數就等於再生矩陣的譜半徑，即再生矩陣 $\boldsymbol{FV}^{-1}$ 的特徵值模的最大值。因此，基於已知的數學模型，可以通過計算再生矩陣來求出基本再生數。同時，通過無病平衡點的穩定性證明也可以計算出 R_0。在後面的霍亂模型中，本書將證明當 $R_0<1$ 時，無病平衡點是局部漸近穩定的；當 $R_0>1$ 時，無病平衡點不穩定，但是地方病平衡點存在並且是局部漸近穩定的。而當 $R_0=1$ 時，模型的穩定性會發生變化，分支產生。

2.2 穩定性

為了研究傳染病模型的穩定性，Routh Hurwitz 判據是重要的判別方法，為

模型穩定性提供必要和充分的條件。我們首先考慮模型在地方病平衡點的雅克比行列式 $J(X^*)$ 並由此得到系統的特徵多項式，記

$$\det[\lambda I - J(X^*)] = 0 \tag{2.4}$$

可得到系統的特徵多項式方程：

$$a_0\lambda^n + a_1\lambda^{n-1} + \cdots + a_{n-1}\lambda + a_n = 0 \tag{2.5}$$

其中 $a_0 \neq 0$ 以及 $a_n > 0$。

平衡點是局部漸近穩定的，當且僅當方程（2.5）的根全部都有負的實部，若平衡點是不穩定的，則方程（2.5）至少有一個根有非負的實部。表 2.1 表示如何通過特徵方程的系數列寫出 Routh 列。

表 2.1　特徵方程的系數列的 Routh 列表

λ^n	a_0	a_2	a_4	a_6	…
λ^{n-1}	a_1	a_2	a_5	a_7	…
λ^{n-2}	b_1	b_2	b_3	b_4	…
λ^{n-3}	c_1	c_2	c_3	c_4	…
⋮	⋮	⋮			
λ^2	e_1	e_2			
λ^1	f_1				
λ^0	g_1				

特別地，當所有的子序列的系數都等於零的時候可以求出所有系數 b_i：

$$b_1 = \frac{a_1a_2 - a_0a_3}{a_1},\ b_2 = \frac{a_1a_4 - a_0a_5}{a_1},\ b_3 = \frac{a_1a_6 - a_0a_7}{a_1}\cdots$$

同理，用相似的方法可以求出系數 c_i，d_i 等：

$$c_1 = \frac{b_1a_3 - a_1b_2}{b_1},\ c_2 = \frac{b_1a_5 - a_1b_3}{b_1},\ c_3 = \frac{b_1a_7 - a_1b_4}{b_1}\cdots$$

$$d_1 = \frac{c_1b_2 - b_1c_2}{c_1},\ d_2 = \frac{c_1b_3 - b_1c_3}{c_1}\cdots$$

以上的排列即為 Routh 排列。則可以證明對方程（2.4）的所有根有負實部的充分必要條件是所有的 a_i 為正數以及 Routh 排列的第一列系數全為正。

以下具體舉例說明：

二次多項式

考慮以下的二次多項式：

$$a_0\lambda^2 + a_1\lambda + a_2 = 0$$

其中所有的 a_i 為正數。系數的 Routh 排列為表 2.2 所示。

所有根都有負實部的條件為

$$a_0 > 0,\ a_1 > 0,\ a_2 > 0$$

表 2.2　二次多項式的 Routh 排列

λ^2	a_0	a_2
λ^1	a_1	0
λ^0	a_2	

三次多項式

考慮以下的三次多項式：

$$a_0\lambda^3 + a_1\lambda^2 + a_2\lambda + a_3 = 0$$

其中所有的 a_i 為正數。系數的 Routh 排列為表 2.3 所示。

所有根都有負實部的條件為

$$a_0 > 0,\ a_1 > 0,\ a_2 > 0,\ a_3 > 0,\ a_1a_2 > a_0a_3$$

表 2.3　三次多項式的 Routh 排列

λ^3	a_0	a_2
λ^2	a_0	a_3
λ^1	$\frac{a_1a_2-a_0a_3}{a_1}$	0
λ^0	a_3	0

四次多項式

考慮以下的四次多項式：

$$a_0\lambda^4 + a_1\lambda^3 + a_2\lambda^2 + a_3\lambda + a_4 = 0$$

其中所有的 a_i 為正數。系數的 Routh 排列為表 2.4 所示。

所有根都有負實部的條件為

$$a_0 > 0,\ a_1 > 0,\ a_2 > 0,\ a_3 > 0,\ a_4 > 0,\ a_1a_2 > a_0a_3,\ a_3 > \frac{a_4a_1^2}{a_1a_2 - a_0a_3}$$

2.3 全局穩定性

定理 2.1 設開集 $D \subset R^n$，對 $x \in D$，$x \longmapsto f(x) \in R^n$ 是 C^1 函數。考慮微分方程：

$$x = f(x) \tag{2.6}$$

表 2.4 四次多項式的 Routh 排列

λ^4	a_0	a_2	a_4
λ^3	a_0	a_3	0
λ^2	$\dfrac{a_1a_2-a_0a_3}{a_1}$	a_4	0
λ^1	$a_3-\dfrac{a_4a_1^2}{a_1a_2-a_0a_3}$	0	0
λ^0	a_4	0	0

設 $x(t, x_0)$ 代表方程（2.6）滿足條件 $x(0, x_0)=x_0$ 的解，集合 K 被稱為方程（2.6）在 D 內的吸引集，若對每一個緊子集 $K_1 \subset D$，當 t 充分大時，都有 $x(t, K_1) \subset K$。我們做下面的兩個假設：

（H1）方程（2.6）在 D 內存在一個緊吸引子集 $K \subset D$。

（H2）方程（2.6）在 D 內有唯一平衡點 $x_0 \subset D$。

平衡點 x_0 在 D 內被稱為全局穩定，如果它是局部穩定的而且在 D 內的全部軌線收斂於 x_0。若 x_0 在 D 內全局穩定，則假設（H1），（H2）全部被滿足。

定理 2.2 考慮如下的平面自治系統：

$$\begin{cases} \dfrac{dx}{dt} = P(x, y) \\ \dfrac{dy}{dt} = Q(x, y) \end{cases} \tag{2.7}$$

若在單連通域 G 內存在函數 $B(x, y) \in C^1(G)$，稱為 Dulac 函數，使

$$\frac{\partial(BP)}{\partial x} + \frac{\partial(BQ)}{\partial y} \geqslant 0(\leqslant 0), (x, y) \in (G)$$

且不在 G 的任一子域內恒為零，那麼系統不存在全部位於 G 內的閉軌線和具有有限個奇點的奇異閉軌線。

定義 2.1 考慮自治系統：

$$\frac{dx}{dt}=f(x) \tag{2.8}$$

其中，$f\in C\ (D\subset R^n)$。設 $\Omega\subset D$ 是一開子集，$V\in C^1$，且沿系統（2.8）的軌線有全導數：

$$V'=\left.\frac{dV}{dt}\right|_{(2-1)}=\text{grad}V(x)\cdot f(x)\leqslant 0,\ x\in\Omega$$

則稱函數 V 是系統（2.8）的 Lyapunov 函數。

推論 2.1（LaSalle 不變集原理） 假設存在一個區域 D（$\Omega\subset D$）和一個連續可微的正定函數 $V: D\to R$，並且 V 的導數是半負定的。那麼存在一個區域 U（$0\in U$），使得對任意 $x_0\in U$，$V(x_0)\in\Gamma$，其中 $\Gamma=\{x\in D\mid V'(x)=0\}$。

引理 2.2（比較原理） 令 $\mu,\ v\in C^{2,1}(\Omega\times(0,\ T))\cap C(\bar{\Omega}\times[0,\ T])$，滿足：

(1) $\mu(x,\ 0)\leqslant v(x,\ 0),\ x\in\Omega$

(2) $\partial_n\mu(x,\ 0)\leqslant\partial_n v(x,\ 0),\ (x,\ t)\in\partial\Omega\times[0,\ T]$

(3) $u_t(x,\ t)-\Delta u(x,\ t)-f(x,\ u)\leqslant v_t(x,\ t)-\Delta u(x,\ t)-f(x,\ v),\ (x,\ t)\in\partial\Omega\times(0,\ T]$

當 $(x,\ t)\in\bar{\Omega}\times[0,\ T]$，$\mu,\ v\in[m,\ M]$，$\frac{\partial f}{\partial u}\in C(\Omega\times[m,\ M])$，則

$$\mu(x,\ 0)\leqslant v(x,\ 0),\qquad (x,\ t)\in\bar{\Omega}\times[0,\ T]$$

或當 $\mu(x,\ 0)\neq v(x,\ 0),\ x\in\Omega$，則

$$\mu(x,\ 0)\leqslant v(x,\ 0),\qquad (x,\ t)\in\Omega\times(0,\ T]$$

引理 2.3 對於任意 n 個正數 $a_1,\ a_2,\ \cdots,\ a_n$，有

$$\frac{a_1+a_2+\cdots+a_n}{2}\geqslant\sqrt[n]{a_1a_2\cdots a_n}$$

等號當且僅當 $a_1=a_2=\cdots=a_n$ 時成立。特別地

$$\frac{a}{b}+\frac{b}{a}\geqslant 2$$

等號當且僅當 $a=b$ 時成立。

引理 2.4 定義函數 $g: R\to R$ 如下：

$$g(x)=x-1-\ln x,\ x>0$$

那麼 $g(x)\geqslant 0$ 當且僅當 $x=1$ 時等號成立。

定義 2.2 如果對於非線性微分方程組：

$$\frac{dx}{dt}=f(x) \tag{2.9}$$

可以找到一個正定函數 $V(x)$，其通過方程（2.9）的全導數$\frac{dV}{dt}$為全負函數或恒等於零，則方程（2.9）的零解是穩定的。

若有正定函數 $V(x)$，其通過方程（2.9）的全導數$\frac{\mathrm{d}V}{\mathrm{d}t}$為負定的，則方程（2.9）的零解是漸近穩定的。

若存在函數 $V(x)$ 和非負常數μ，其通過方程（2.9）的全導數$\frac{\mathrm{d}V}{\mathrm{d}t}$為

$$\frac{\mathrm{d}V}{\mathrm{d}t}=\mu V+W(x)$$

且當 $\mu=0$ 時，W 為正定函數或恒等於零；又在 $x=0$ 的任意小領域內都至少存在某個 x_0，使得 $V(x_0)>0$，則方程組的零解是不穩定的。

採用 Lyapunov 直接方法分析非線性系統穩定性的關鍵在於構造一個合適的無限大且正定的 Lyapunov 函數，使它沿系統軌線的全導數在所討論區域內是負定的（或是常負的，但使導數為零的集合內不含非平凡的正半軌線）。但對於非線性系統，不存在構造 Lyapunov 函數的一般性方法，這是直接方法最大的弱點。在後面的章節中將克服這一困難，改善 Lyapunov 直接方法證明系統的全局穩定性，利用 Volterra-Lyapunov 穩定矩陣與 Lyapunov 方程相結合的方法。其關鍵點只需要證明一個恰當的矩陣是 Volterra-Lyapunov 穩定的。對於後文中的時滯系統也有類似的方法，只不過所構造的是一個 Lyapunov 泛函。

引理 2.5 $\boldsymbol{A}$ 為 n 階實矩陣，$\boldsymbol{A}$ 的所有特徵根都有負（正）實部當且僅當存在一個矩陣$\boldsymbol{H}>0$ 使得$\boldsymbol{HA}+\boldsymbol{A}^T\boldsymbol{H}^T<0$（$>0$）。

定義 2.3 若存在一個正對角 n 階矩陣$\boldsymbol{M}$ 使得$\boldsymbol{MA}+\boldsymbol{A}^T\boldsymbol{M}^T<0$，則非奇異的 n 階矩陣$\boldsymbol{A}$ 是 Volterra-Lyapunov 穩定的。

定義 2.4 若存在一個正對角 n 階矩陣$\boldsymbol{M}$ 使得$\boldsymbol{MA}+\boldsymbol{A}^T\boldsymbol{M}^T>0$，則非奇異的 n 階矩陣$\boldsymbol{A}$ 是對角穩定的。

從定義 2.3 和 2.4 直接可知若矩陣$\boldsymbol{A}$ 是 Volterra-Lyapunov 穩定的，當且僅當$-\boldsymbol{A}$ 是對角穩定的。下面的引理可以決定所有的二階 Volterra-Lyapunov 穩定矩陣。

引理 2.6 設$\boldsymbol{D}=\begin{bmatrix} d_{11} & d_{12} \\ d_{21} & d_{22} \end{bmatrix}$為二階矩陣。則$\boldsymbol{D}$ 是 Volterra-Lyapunov 穩定的當且僅當 $d_{11}<0$，$d_{22}<0$，和 $\det(D)=d_{11}d_{22}-d_{12}d_{21}>0$。

判斷三階以上矩陣是否是 Volterra-Lyapunov 穩定的非常困難。Cross 的文獻中給出了證明三階矩陣是對角穩定的充分必要條件。

引理 2.7 設$\boldsymbol{P}$ = （p_{ij}） 為三階實矩陣，$\hat{\boldsymbol{Q}}$ = （$\hat{q}_{ij}$） = det （$\boldsymbol{P}$），$\boldsymbol{Q}$ 為$\boldsymbol{P}$ 的伴隨矩陣，其中$\boldsymbol{Q}$ = （q_{ij}） 為$\boldsymbol{P}$ 的逆矩陣。則$\boldsymbol{P}$ 是對角穩定的當且僅當$-\boldsymbol{P}$ 的順序主子式全為正，且下列不等式同時滿足：

$$(p_{31}+zp_{13})^2 < 4p_{11}p_{33}z, \quad (\hat{q}_{31}+z\hat{q}_{13})^2 < 4\hat{q}_{11}\hat{q}_{33}z$$

標記 2.1 對任意 n 階矩陣$\boldsymbol{A}$，標記$\tilde{\boldsymbol{A}}$ 為刪除矩陣$\boldsymbol{A}$ 的最後一行最後一列後的 $n-1$ 階矩陣。

引理 2.8 令$\boldsymbol{D}$ = （d_{ij}） 為非奇異的 n 階矩陣 （$n \geqslant 2$） 且$\boldsymbol{M}$ = diag （m_1，m_2 …，m_n） 為正 n 階對角矩陣。再令$\boldsymbol{E}=\boldsymbol{D}^{-1}$，則如果 $d_{nn}>0$，$\tilde{\boldsymbol{M}}\tilde{\boldsymbol{D}}$ + （$\tilde{\boldsymbol{M}}\tilde{\boldsymbol{D}}$）$^{\mathrm{T}}>0$，和$\tilde{\boldsymbol{M}}\tilde{\boldsymbol{E}}$ + （$\tilde{\boldsymbol{M}}\tilde{\boldsymbol{E}}$）$^{\mathrm{T}}>0$，可以選擇一個 n 階矩陣 $m_n>0$ 使得$\boldsymbol{MD}+\boldsymbol{D}^T\boldsymbol{M}^T>0$。

接下來用一個簡單的例子來說明這種方法。由以下的 SEIS 模型：

$$\frac{\mathrm{d}s}{\mathrm{d}t}=-\lambda SI+\mu-\mu S+\gamma I \tag{2.10}$$

$$\frac{\mathrm{d}E}{\mathrm{d}t}=\lambda SI-(\varepsilon+\mu)E \tag{2.11}$$

$$\frac{\mathrm{d}I}{\mathrm{d}t}=\varepsilon E-(\lambda+\mu)I \tag{2.12}$$

其中 S，I 和 E 分別代表易感者、感染者和暴露者三種倉室。μ 代表人口自然出生率/死亡率，γ 代表復原率，λIS 為接觸率。所有的參數都為正。

在該模型中，假設總人口數為 1，令 $X(t)=S(t)+E(t)$，則上述 SEIS 模型改寫為

$$\frac{\mathrm{d}X}{\mathrm{d}t}=-(\mu+\gamma)X-\varepsilon E+(\mu+\gamma) \tag{2.13}$$

$$\frac{\mathrm{d}E}{\mathrm{d}t}=\lambda X[1-(X-E)]-(\varepsilon+\mu+\lambda)E \tag{2.14}$$

$$I(t)=1-X(t) \tag{2.15}$$

令 （X^*，E^*，I^*） 為平衡點，且可行域為

$$\Gamma=\{(X,\ E)\in R_+^2:\ 0<X<1,\ 0<E<1\}$$

模型 （2.13） ~ （2.15） 的地方病平衡點滿足下面方程：

$$E^*=\frac{\mu+\gamma}{\varepsilon(1-X^*)} \tag{2.16}$$

$$X^*=\frac{(\varepsilon+\mu+\lambda)(\mu+\gamma)}{(\lambda\varepsilon)+\lambda(\mu+\gamma)} \tag{2.17}$$

由方程（2.16）和（2.17）可解得

$$(\mu+\gamma) > \varepsilon E^* \tag{2.18}$$

$$(\mu+\gamma)(\varepsilon+\mu) > (\varepsilon+\mu)\varepsilon E^* > \varepsilon\lambda(X^*-E^*) \tag{2.19}$$

再由線性變化 $x_1=X-X^*$ 和 $x_2=E-E^*$，將平衡點（X^*，E^*）線性化到原點處可得

$$x_1 = -(\mu+\gamma)x_1 - \varepsilon E x_2 \tag{2.20}$$

$$x_2 = \lambda x_1[1-(x_1-x_2)-(X^*-E^*)] - \lambda X^*(x_1-x_2) - (\varepsilon+\mu+\lambda)x_2 \tag{2.21}$$

可以建立如下 Lyapunov 方程：

$$V(x_1,\ x_2) = \sum_{i=1}^{2}\omega_i x_i^2$$

其中 $\omega_i>0$。則有

$$\frac{\mathrm{d}V}{\mathrm{d}t}(x_1,\ x_2) = 2\omega_1 x_1[-(\mu+\gamma)x_1-\varepsilon x_2] + 2\omega_2\lambda x_1[1-(x_1-x_2)-(X^*-E^*)]x_2 - 2\omega_2(\varepsilon+\mu+\lambda)x_2^2 - 2\omega_2\lambda X^*(x_1-x_2)x_2$$

$$= -2\omega_1(\mu+\gamma)x_1^2 - 2\omega_1\varepsilon x_1x_2 - 2\omega_2[(\varepsilon+\mu)+\lambda(1-x_1-X^*)]x_2^2 + 2\omega_2\lambda[(1-x_1-X^*)-(X^*-E^*)]x_1x_2$$

$$= \boldsymbol{Y}^T(\boldsymbol{WA}+\boldsymbol{A}^T W)\boldsymbol{Y},$$

其中 $\boldsymbol{Y}=[x_1,\ x_2]$，$W=\mathrm{diag}(\omega_1,\ \omega_2)$，且

$$A=\begin{bmatrix} -(\mu+\gamma) & -\varepsilon \\ \lambda[(1-x_1-X^*)-(X^*-E^*)] & -[(\varepsilon+\mu)+\lambda(1-x_1-X^*)] \end{bmatrix} \tag{2.22}$$

由不等式（2.19），容易求得

$$\det\boldsymbol{A} = [(\mu+\gamma)(\varepsilon+\mu)-\varepsilon\lambda(X^*-E^*)] + (\mu+\gamma+\varepsilon)\lambda(1-x_1-X^*) > 0 \tag{2.23}$$

則由引理 2.3 可知矩陣 $\boldsymbol{A}$ 為 Volterra-Lyapunov 穩定，由此可得證該平衡點的全局穩定性。由於化簡後的 SEIS 模型（2.13 和 2.14）是二維模型，由定理 2.1 和 2.2，令 $B(X,\ E)=1/E$，即

$$\frac{\partial}{\partial}(B\boldsymbol{P}) + \frac{\partial}{\partial \boldsymbol{E}}(B\boldsymbol{Q}) = -\frac{\mu+\gamma}{\boldsymbol{E}} - \frac{\lambda X(1-X)}{\boldsymbol{E}^2} < 0$$

其中 $\boldsymbol{P}=-(\mu+\gamma)X-\varepsilon\boldsymbol{E}+(\mu+\gamma)$，$\boldsymbol{Q}=\lambda X[1-(X-\boldsymbol{E})]-(\varepsilon+\mu+\lambda)\boldsymbol{E}$。因此該模型沒有週期解。

2.4 模型的分支與分支圖

分支是流行病模型中又一現象，特別是一些複雜的傳染病模型，就平面系統而言，分支現象可以出現在一個奇點附近。分支理論可以很好地解釋微分模型的解和參數之間的關係，以及參數的變化如何影響模型的穩定性變化。

下面考慮一維的單參數靜態方程：

$$f(x,\ \mu)=0 \tag{2.24}$$

其中 $f: U\times J\to R$。設 $f(0,\ 0)=0$，$L=D_x f(0,\ 0)$，並設 L 有一個等於零的特徵根，則方程（2.24）對應的動態方程是

$$\dot{x}=f(x,\ \mu)$$

一般來講，有如下四種不同的分支：跨臨界分支，鞍結分支，叉行分支和 Hopf 分支。

跨臨界分支

如果方程（2.24）中的 f 滿足以下條件：

（1）$f(0,\ \mu)=0$。

（2）$b=D_x^2 f(0,\ 0)\neq 0$，　$c=D_u D_x f(0,\ 0)\neq 0$。

則在 $(x,\ \mu)$ 空間中原點 $(0,\ 0)$ 的某個領域內，除了平凡解 $(0,\ \mu)$ 之外，還會有方程（2.24）的一條非平凡的解曲線經過原點 $(0,\ 0)$。其中 x 和 μ 表達為

$$\begin{cases} x=x(\varepsilon)=\varepsilon+O(\varepsilon^2) \\ \mu=\mu(\varepsilon)=-\dfrac{b}{2c}\varepsilon^2+O(\varepsilon^2) \end{cases} \tag{2.25}$$

其中參數 $\varepsilon\in R$ 且 $|\varepsilon|$ 是一個很小的量。即方程（2.24）對 $\mu\neq 0$ 時有兩個解，而對 $\mu=0$ 時只有平凡解，稱這種分支為跨臨界分支。

鞍結分支

如果方程（2.24）滿足下面的條件：

（1）$a=D_\mu f(0,\ 0)\neq 0$。

（2）$b=D_x^2 f(0,\ 0)\neq 0$。

那麼在 $(x,\ \mu)$ 空間中原點 $(0,\ 0)$ 的某個領域內，會有方程（2.24）的一條經過 $(0,\ 0)$ 的解曲線，它可以用下面的參數方程組表示：

$$\begin{cases} x = x(\varepsilon) = \varepsilon + O(\varepsilon^2) \\ \mu = \mu(\varepsilon) = -\dfrac{b}{2a}\varepsilon^2 + O(\varepsilon^2) \end{cases} \tag{2.26}$$

在式（2.26）中，參數 $\varepsilon \in R$ 且 $|\varepsilon|$ 是一個很小的量。而且除了平凡解之外，當 a，b 異號（或同號）時，方程（2.24）對 $\mu<0$（>0）無解；但是對 $\mu>0$（<0）有兩個解，它們分別對應 $\varepsilon>0$（<0），並且當 $\varepsilon=0$ 時，在（0，0）處匯合，即為鞍結分支。

叉形分支

如果方程（2.24）滿足下面的條件：

（1）$f(-x,\mu)=-f(x,\mu)$；即 $f(x,\mu)$ 為關於 x 的偶函數。

（2）$c=D_\mu D_x f(0,0)\neq 0$，　$e=D_x^3 f(0,0)\neq 0$。

那麼在（x，μ）空間中原點（0，0）的某個領域內，除了平凡解（0，μ），會有方程（2.24）的一條經過（0，0）的非平凡解曲線，它可以用下面的參數方程組表示：

$$\begin{cases} x = x(\varepsilon) = \varepsilon + O(\varepsilon^2) \\ \mu = \mu(\varepsilon) = -\dfrac{e}{6c}\varepsilon^2 + O(\varepsilon^2) \end{cases} \tag{2.27}$$

在式（2.27）中，參數 $\varepsilon \in R$ 且 $|\varepsilon|$ 是一個很小的量。而且除了平凡解之外，當 $ce<0$（>0），方程（2.24）對 $\mu>0$（<0）還有兩個非平凡解，它們分別對應 $\varepsilon>0$（<0），並且當 $\varepsilon=0$ 時，在（0，0）處匯合，即為叉形分支。

Hopf 分支

對傳染病模型而言，最常見的就是 Hopf 分支。即 Hopf 分支現象出現在奇點附近，該奇點相應的一次近似系統的特徵根是一對純虛根，此時對該奇點為中心或細焦點，系統經擾動後在此奇點的外圍附近可能會出現極限環。考慮動力系統

$$\dot{x} = f(x, \mu), \quad x \in U \subseteq R^n,\ \mu \in J \supseteq R^m \tag{2.28}$$

其中 $f(x,\mu)\in C^r$，x 為狀態變量，μ 為分支參數。

定理 2.3（Hopf 定理）對於方程（2.28）的動力系統，如果滿足：

（1）若在 $\mu=\mu_0$ 處存在一個平衡點 x_0，即滿足 $f(x_0,\mu_0)=0$，$x_0\in R^n$。

（2）$A(\mu)=Df(x,\mu)$ 在平衡點（x_0，μ_0）的領域內，有一對共軛復特徵根，即 $a(\mu)\pm i\beta(\mu)$，並使得當 $\mu=\mu_0$ 時滿足 $a(\mu_0)=0$，$\beta(\mu_0)=\omega>0$ 且在平衡點的領域內，對 x 和 μ 是解析的。

（3）橫截條件 $a(\mu_0)\neq 0$，即 $a(\mu)\pm i\beta(\mu)$ 當 μ 通過 μ_0 時，橫穿

虛軸。

(4) A (μ_0) 的其餘 $n-2$ 個特徵根都有負實部。

則系統 (2.28) 存在一個參數 ε 的週期解簇

$$\mu(\varepsilon) = \sum_{i=2}^{\infty} \mu_i \varepsilon^j$$

使得對每一個 $\varepsilon \in (0, \varepsilon_0)$，存在一個產生於 μ (ε) 的週期解 P_ε (t)，解的週期為

$$T(\varepsilon) = \frac{2\pi}{\omega}(1 + \sum_{i=2}^{\infty} \tau_i \varepsilon^j)$$

P_ε (t) 的穩定性由解析函數得

$$\beta(\varepsilon) = \sum_{i=2}^{\infty} \beta_i \varepsilon^j$$

即若 β (ε) <0，P_ε (t) 的軌道是漸近穩定的；若 β (ε) >0，軌道是不穩定的。

Hopf 分支是一種常見的動態分支。對 ODE 系統，可以利用 Routh-Hurwitz 準則判斷平衡點的穩定性和分支的存在性。而對於 FDE 系統，解空間變成無限維，對應的特徵方程變成一個超越方程，此時分析系統的分支就變得十分的複雜。更重要的是要在系統發生 Hopf 分支後，判斷分支方向、週期解的穩定性等重要性質。只需將原系統投影到中心流形上，把無窮維的問題轉化成一個有限維問題去思考。

3 穩定性分析

3.1 無病平衡點和基本再生數 R_0

在本章，將採用 Hartley、Morris 和 Smith 以及 Mukandavire、Liao、Wang and Gaff 等的文獻中的模型來討論分析無病平衡點。

3.1.1 Hartley 的模型

Hartley、Morris 和 Smith 在文獻中構造了以下的常微分模型：

$$\frac{dS}{dt} = bN - \beta_L S \frac{B_L}{\kappa_L + B_L} - \beta_H S \frac{B_H}{\kappa_H + B_H} - bS \tag{3.1}$$

$$\frac{dI}{dt} = bN - \beta_L S \frac{B_L}{\kappa_L + B_L} - \beta_H S \frac{B_H}{\kappa_H + B_H} - bS \tag{3.2}$$

$$\frac{dR}{dt} = \gamma I - bR \tag{3.3}$$

$$\frac{dB_H}{dt} = \xi I - \chi B_H \tag{3.4}$$

$$\frac{dB_L}{dt} = \chi B_H - \delta_L B_L \tag{3.5}$$

其中 S、I 和 R 分別代表易感者、感染者和移出者倉室，B_H 和 B_L 分別代表高傳染病菌的濃度（HI）和低傳染病菌的濃度（LI）。參數 β_H 和 β_L 分別代表 HI 和 LI 的吸收率，κ_H 和 κ_L 分別代表 HI 和 LI 的半飽和率，β_L 為死亡率/出生率，γ 為病菌的傳播率，ξ 為個體喪失免疫率，δ_L 為病菌死亡率，γ 為復原率。

將方程組（3.1）~（3.5）寫成向量的形式為

$$\frac{\mathrm{d}X}{\mathrm{d}t}=F(X) \tag{3.6}$$

其中

$$X=(S,\ I,\ R,\ B_H,\ B_L)^T \tag{3.7}$$

可以很直接地看出模型（3.1）~（3.5）有唯一一個正無病平衡點（DFE）：

$$X_0=(N,\ 0,\ 0,\ 0,\ 0)^{\mathrm{T}} \tag{3.8}$$

為了求該無病平衡點（DFE）的局部漸近穩定，先求出模型（3.1）~（3.5）在 DFE 的雅克比矩陣如下：

$$\begin{bmatrix} -\beta_L\frac{B_L}{\kappa_L+B_L}-\beta_H\frac{B_H}{\kappa_H+B_H}-b & 0 & 0 & -\beta_H S\frac{\kappa_H}{(\kappa_H+B_H)^2} & -\beta_L S\frac{\kappa_L}{(\kappa_L+B_L)^2} \\ \beta_L\frac{B_L}{\kappa_L+B_L}+\beta_H\frac{B_H}{\kappa_H+B_H} & -(\gamma+b) & 0 & \beta_H S\frac{\kappa_H}{(\kappa_H+B_H)^2} & \beta_L S\frac{\kappa_L}{(\kappa_L+B_L)^2} \\ 0 & \gamma & -b & 0 & 0 \\ 0 & \xi & 0 & -\chi & 0 \\ 0 & 0 & 0 & \chi & -\delta_L \end{bmatrix} \tag{3.9}$$

將 DFE 的值代入式（3.9）：$S=N$，$I=R=B_H=B_L=0$，得到

$$\boldsymbol{J}_B=\begin{bmatrix} -b & 0 & 0 & -\beta_H N\frac{1}{\kappa_H} & -\beta_L N\frac{1}{\kappa_L} \\ 0 & -(\gamma+b) & 0 & \beta_H N\frac{1}{\kappa_H} & \beta_L N\frac{1}{\kappa_L} \\ 0 & \gamma & -b & 0 & 0 \\ 0 & \xi & 0 & -\chi & 0 \\ 0 & 0 & 0 & \chi & -\delta_L \end{bmatrix}$$

矩陣$\boldsymbol{J}_B$的特徵多項式為

$$\mathrm{Det}(\lambda I-J_B)=\left[\lambda^3+\lambda^2\left(\delta_L+\chi+\gamma+b\right)+\lambda\left(\chi\delta_L+\gamma\delta_L+\gamma\chi+b\delta_L+b\chi-\frac{\beta_H N\xi}{\kappa_H}\right)+\left(\gamma\chi\delta_L+b\chi\delta_L-\frac{\beta_H N\xi\delta_L}{\kappa_H}-\frac{\beta_L N\xi\chi}{\kappa_L}\right)\right](\lambda+b)^2$$

平衡點（3.8）是局部漸近穩定的當且僅當上述方程所有的根都有負實部。很顯然 $\lambda=-b$ 為一個二重負根，為了分析方括號中的另外三個根，先令：

$$b_1=\delta_L+\chi+\gamma+b$$

$$b_2=\chi\delta_L+\gamma\delta_L+\gamma\chi+b\delta_L+b\chi-\frac{\beta_H N\xi}{\kappa_H}$$

$$b_3 = \chi\gamma\delta_L + b\chi\delta_L - \frac{\beta_H N\xi\delta_L}{\kappa_H} - \frac{\beta_L N\xi\chi}{\kappa_L}$$

則由 Routh-Hurwitz 準則，該無病平衡點穩定的充要條件為

$$b_1 > 0, \quad b_3 > 0, \quad b_1 b_2 - b_3 > 0 \tag{3.10}$$

注意到式（3.10）的第一個不等式自動滿足。再證明第二個不等式，需要證明：

$$\left[-\chi(\gamma + b) + \frac{\beta_H N\xi}{\kappa_H}\right] + \frac{\beta_L N\xi\chi}{\kappa_L \delta_L} < 0 \tag{3.11}$$

即是要證：

$$N < \frac{(\gamma + b)\chi\kappa_H\kappa_L\delta_L}{\xi(\beta_H\kappa_L\delta_L + \beta_L\chi\kappa_H)} \tag{3.12}$$

另外，還有條件

$$b_1 b_2 - b_3 = (\delta_L + \chi + \gamma + b)\left[\delta_L(\chi + \gamma + b) + \chi(\gamma + b) - \frac{\beta_H N\xi}{\kappa_H}\right]$$

$$- \gamma\chi\delta_L - b\chi\delta_L + \frac{\beta_H N\xi\delta_L}{\kappa_H} + \frac{\beta_L N\xi\chi}{\kappa_L}$$

$$= (\chi + \gamma + b)\left[\delta_L(\delta_L + \chi + \gamma + b) + \chi(\gamma + b) - \frac{\beta_H N\xi}{\kappa_H}\right] + \frac{\beta_L N\xi\chi}{\kappa_L}$$

由此可知要證 $b_1 b_2 - b_3 > 0$，只需證不等式（3.11）或者（3.12）成立即可。同時，不等式（3.12）提供了一個關鍵閾值：

$$N < \frac{(\gamma + b)\ \chi\kappa_H\kappa_L\delta_L}{\xi\ (\beta_H\kappa_L\delta_L + \beta_L\lambda K_H)} \tag{3.13}$$

當 $N<S_c$ 時，DFE 是穩定的。相反，當 $N>S_c$ 時，DFE 變得不穩定，傳染病會在該地區傳播開來。且基本再生數 R_0 也可由此求得為

$$R_0 = \frac{N}{S_C} = \frac{\xi(\beta_H\kappa_L\delta_L + \beta_L\chi\kappa_H)}{(\gamma + b)\chi\kappa_H\kappa_L\delta_L} \tag{3.14}$$

條件（3.12）等價於 $R_0<1$。因此，可以建立如下定理：

定理 3.1 當 $R_0 < 1$ 時，模型（3.6）的無病平衡點是局部漸近穩定的；當 $R_0<1$ 時，模型（3.6）的無病平衡點是不穩定的。

接下來再用 van den Driessche 和 Watmough 的方法，即用再生矩陣的譜半徑求基本再生數。將模型（3.1）~（3.6）中的未知量重組為如下向量形式：

$$X = (I,\ B_H,\ B_L,\ S,\ R)^{\mathrm{T}}$$

則 ODE 模型可寫為

$$\frac{dX}{dt}=\mathscr{F}_i(X)-\mathscr{V}_i(X) \tag{3.15}$$

其中 $\mathscr{F}_i(x)$ 表示新感染的流出率；$\mathscr{V}_i(x)$ 表示個體進入或者流出每一個類別的轉化率。這兩個矩陣可以表示為

$$\mathscr{F}=\begin{bmatrix} \beta_L S\frac{B_L}{\kappa_L+B_L}+\beta_H S\frac{B_H}{\kappa_H+B_H} \\ 0 \\ 0 \\ 0 \\ 0 \end{bmatrix} \text{和} \quad \mathscr{V}=\begin{bmatrix} (\gamma+b)I \\ \chi B_H-\xi I \\ \delta_L B_L-\chi B_H \\ \beta_L\frac{B_L}{\kappa_L+B_L}+\beta_H\frac{B_H}{\kappa_H+B_H}+bS-bN \\ bR-\gamma I \end{bmatrix}$$

再生矩陣被定義為 $\boldsymbol{FV}^{-1}$，$\boldsymbol{F}$ 和 $\boldsymbol{V}$ 分別是 3×3 的雅克比矩陣，並定義為

$$\mathscr{F}=\left[\frac{\partial\mathscr{F}_i}{\partial X_j}(X_0)\right],\ \mathscr{V}=\left[\frac{\partial v_i}{\partial X_j}(X_0)\right],\ 1\leqslant i,\ j\leqslant 3$$

X_0 是無病平衡點（DFE），並且由

$$X_0=(0,\ 0,\ 0,\ N,\ 0)^{\mathrm{T}} \tag{3.16}$$

因此很容易計算得到：

$$\mathscr{F}=\begin{bmatrix} 0 & \frac{\beta_H N}{\kappa_H} & \frac{\beta_L N}{\kappa_L} \\ 0 & 0 & 0 \\ 0 & 0 & 0 \end{bmatrix} \text{和} \quad \mathscr{V}=\begin{bmatrix} \gamma+b & 0 & 0 \\ -\xi & \chi & 0 \\ 0 & -\chi & \delta_L \end{bmatrix}$$

則再生矩陣為

$$\mathscr{F}=\begin{bmatrix} \frac{\beta_H N\xi}{\kappa_H(\gamma+b)\chi}+\frac{\beta_L N\xi}{\kappa_L(\gamma+b)\delta_L} & \frac{\beta_H N}{\kappa_H\chi}+\frac{\beta_L N}{\kappa_L\delta_L} & \frac{\beta_L N}{\kappa_L\delta_L} \\ 0 & 0 & 0 \\ 0 & 0 & 0 \end{bmatrix}$$

譜半徑為 $\rho(\boldsymbol{FV}^{-1})=\max\limits_{1\leqslant i\leqslant 3}|\lambda_i|$，$\lambda_i$ 代表再生矩陣的特徵值。由此可求出：

$$R_0=\frac{N\xi}{\gamma+b}\left(\frac{\beta_H}{\kappa_H\chi}+\frac{\beta_L}{\kappa_L\delta_L}\right) \tag{3.17}$$

為了研究無病平衡點的全局穩定性，採用 Chavez 的方法如下。

引理 3.1 考慮一個模型系統如下：

$$\frac{dX_1}{dt}=F(X_1,\ X_2),$$

$$\frac{\mathrm{d}X_2}{\mathrm{d}t} = G(X_1, X_2), \quad G(X_1, 0) = 0 \tag{3.18}$$

其中 $X_1 \in R^m$ 代表未被感染的人數，$X_2 \in R^m$ 代表被感染的人數包括正在感染的和在潛伏期的人數。

同時設兩個假設條件（H1）和（H2）如下：

（H1）$\frac{\mathrm{d}X_1}{\mathrm{d}t} = F(X_1, 0)$，$X_1^*$ 是全局漸近穩定的。

（H2）對任意的 $(X_1, X_2) \in \Omega$，若有 $G(X_1, X_2) = AX_2 - \hat{G}(X_1, X_2)$，$\hat{G}(X_1, X_2) \geqslant 0$，其中雅克比矩陣$\boldsymbol{A} = \frac{\partial G}{\partial X_2}(X_1^*, 0)$ 是 M 矩陣。

則當 $R_0<1$ 時，DFE$X_0 = (X_1^*, 0)$ 是全局漸近穩定的。

定理 3.2 當 $R_0<1$ 時，模型（3.6）的無病平衡點是全局漸近穩定的。

證明：我們只需要證明當 $R_0<1$ 時，上述兩個假設條件（H1）和（H2）滿足。在 ODE 系統（3.1）~（3.5）中，$X_1 = (S, R)$，$X_2 = (I, B_H, B_L)$，以及 $X_1^* = (N, 0)$。

線性系統寫為

$$\frac{\mathrm{d}X_1}{\mathrm{d}t} = F(X_1, 0) = \begin{bmatrix} bN - bS \\ -bR \end{bmatrix}$$

該系統的解容易求得

$$R(t) = R(0)e^{-bt} \quad 和 \quad S(t) = (N - S(0))e^{-bt}$$

則當 $t \to \infty$ 時，無論 $R(0)$ 和 $S(0)$ 的初始值如何，$R(t) \to 0$ 和 $S(t) \to N$。因此 $X_1^* = (N, 0)$ 是全局漸近穩定的。

接下來，計算

$$G(X_1, X_2) = \begin{bmatrix} \beta \frac{B_L}{\kappa_L + B_L} + \beta_H \frac{B_H}{\kappa_H + B_H} - (\gamma + b)I \\ \xi I - \chi B_H \\ \chi B_H - \delta_L B_L \end{bmatrix}$$

由此可得一個 M 矩陣：

$$\mathscr{F} = \begin{bmatrix} -(\gamma + b) & \frac{\beta_H N}{\kappa_H} & \frac{\beta_L N}{\kappa_L} \\ \xi & -\chi & 0 \\ 0 & \chi & -\delta_L \end{bmatrix}$$

同時，還能求得

$$\hat{G}(X_1, X_2) = \left[\frac{\beta_H B_H \kappa_H (N-S) + \beta_H N B_H^2}{\kappa_H(\kappa_H + B_H)} + \frac{\beta_L B_L \kappa_L (N-S) + \beta_L N B_L^2}{\kappa_L(\kappa_L + B_L)}, 0, 0\right]^{\mathrm{T}}$$

又因為$0 \leqslant S \leqslant N$，易知$\hat{G}(X_1, X_2) \geqslant 0$。

3.1.2 Mukandavire 的模型

本節主要介紹由 Mukandavire、Liao、Wang 和 Gaff 等人簡化及改善 Hartley 等人建立的霍亂模型，並建立了水源性模型。這些模型不僅考慮了所有人與人以及環境與人之間的病菌傳播，並將病菌爆發初期的高傳染狀態簡化為直接的人與人之間的傳染，並由 3.1.1 節中的方法求出該模型的基本再生數，並分析 DFE 的穩定性。

$$\frac{\mathrm{d}S}{\mathrm{d}t} = \mu N - \beta_e S \frac{B}{\kappa + B} - \beta_h S I - \mu S \tag{3.19}$$

$$\frac{\mathrm{d}I}{\mathrm{d}t} = \beta_e S \frac{B}{\kappa + B} + \beta_h S I - (\gamma + \mu) I \tag{3.20}$$

$$\frac{\mathrm{d}R}{\mathrm{d}t} = \gamma I - \mu R \tag{3.21}$$

$$\frac{\mathrm{d}B}{\mathrm{d}t} = \xi I - \delta B \tag{3.22}$$

其中S、I和R分別代表易感者、感染者和移出者倉室，B為霍亂病菌濃度，參數β_e和β_h分別代表病菌在環境中傳播與在人和人之間傳播的吸收率，κ為半飽和率，μ為出生率/死亡率，ξ為病菌的傳播率，δ為病菌的死亡率，γ為感染者的復原率，所有的參數都為正數。

模型（3.19）~（3.22）的無病平衡點 DFE 為

$$X_0 = (N, 0, 0, 0)^{\mathrm{T}} \tag{3.23}$$

由 3.1.1 節中的再生矩陣譜半徑的方法求模型的基本再生數。分別根據$\boldsymbol{F}$和$\boldsymbol{V}$的定義計算出：

$$\boldsymbol{F} = \begin{bmatrix} N\beta_h & \dfrac{N\beta_e}{\kappa} \\ 0 & 0 \end{bmatrix}, \quad \boldsymbol{V} = \begin{bmatrix} \gamma + \mu & 0 \\ -\xi & \delta \end{bmatrix}$$

和

$$\boldsymbol{F}\boldsymbol{V}^{-1} = \begin{bmatrix} \dfrac{N\beta_h}{\gamma + \mu} + \dfrac{N\beta_e \xi}{\delta\kappa(\gamma + \mu)} & \dfrac{N\beta_e}{\delta\kappa} \\ 0 & 0 \end{bmatrix}$$

則基本再生數可以求得為

$$R_0 = \frac{N}{\delta\kappa(\gamma + b)}(\xi\beta_e + \delta\kappa\beta_h) = R_e + R_h \tag{3.24}$$

其中 R_e 和 R_h 分別代表環境對人與人和人之間傳播的部分再生數。注意到當 $\beta_e=0$ 時，$R_0=R_h$ 以及當 $\beta_h=0$ 時，$R_0=R_e$，意味著霍亂的兩種傳播方式彼此獨立，或者會一起引發傳染病的傳播。

3.2 地方病平衡點

在上一節介紹的無病平衡點穩定性能決定傳染病的短期傳播狀態，但是對於長期狀態就需要考慮模型的地方病平衡點。地方病指的是傳染病最終流行開來使得最終的易感者和染病者分別趨於一個穩定的數量。一般來說，只有當易感者有補充時，才有可能出現地方病平衡點。

3.2.1 Hartley 的模型

首先考慮 Hartley 的模型（3.6）的地方病平衡點：

$$X^* = (S^*, I^*, R^*, B_H^*, B_L^*) \tag{3.25}$$

各自的元素分別滿足：

$$I^* = \frac{S^*}{\gamma + b}\left(\frac{\beta_L\xi I^*}{\delta_L\kappa_L + \xi I^*} + \frac{\beta_H\xi I^*}{\chi\kappa_H + \xi I^*}\right) \tag{3.26}$$

$$S^* = N - \frac{(\gamma + b)I^*}{b} \tag{3.27}$$

$$R^* = \frac{\gamma I^*}{b} \tag{3.28}$$

$$B_L^* = \frac{\xi I^*}{\delta_L} \tag{3.29}$$

$$B_H^* = \frac{\xi I^*}{\chi} \tag{3.30}$$

首先建立以下定理：

定理 3.3 當 $R_0>1$ 時，模型（3.26）～（3.30）的正地方病平衡點存在且唯一。

證明：通過對方程組（3.26）～（3.30）的簡單計算，可以得出如下方程：

$$I^*[A(I^*)^2 + BI^* + C] = 0 \tag{3.31}$$

其中　$A=-\xi^2(\gamma+b)(\beta_L+\beta_H+b)$

$B=\xi^2 bN(\beta_L+\beta_H)-\xi(\gamma+b)(\beta_L\chi\kappa_H+\beta_H\delta_L\kappa_L+b\delta_L\kappa_L+b\chi\kappa_H)$

$C=\xi(\beta_L\chi\kappa_H+\beta_H\delta_L\kappa_L)(bN-bS_C)$

方程（3.31）的零根對應DFE。兩個非零根 I_1 和 I_2 必須滿足：

$$I_1 I_2=\frac{C}{A} \tag{3.32}$$

$$I_1+I_2=-\frac{B}{A} \tag{3.33}$$

顯然 $A<0$。當 $R_0>1$ 時，為使方程（3.32）的右邊為正，則需 $N<S_C$ 和 $C<0$。接下來證明 $B<0$。由方程（3.13）可知下式成立：

$$\xi^2 bN(\beta_L+\beta_H)<\frac{\xi b(\beta_L+\beta_H)(\gamma+b)\chi\kappa_H\kappa_L\delta_L}{\beta_H\kappa_L\delta_L+\beta_L\chi\kappa_H} \tag{3.34}$$

同時，

$$b(\beta_L+\beta_H)(\gamma+b)\chi\kappa_H\kappa_L\delta_L<(\gamma+b)(\beta_H\kappa_L\delta_L+\beta_L\chi\kappa_H+b\kappa_L\delta_L+b\chi\kappa_H)(\beta_H\kappa_L\delta_L+\beta_L)$$

即是

$$\frac{\xi b(\beta_L+\beta_H)(\gamma+b)\chi\kappa_H\kappa_L\delta_L}{\beta_H\kappa_L\delta_L+\beta_L\chi\kappa_H}<\xi(\gamma+b)(\beta_H\kappa_L\delta_L+\beta_L\chi\kappa_H+b\kappa_L\delta_L+b\chi\kappa_H) \tag{3.35}$$

同時由方程（3.34）和（3.35）可得 $B<0$。因此，方程（3.32）的右邊為負，則方程（3.31）可得兩個負實根或者兩個有負實部的復根。

最後，若 $R_0=1$，則 $C=0$ 且方程（3.31）有且只有一個負的非零根為 $-B/A$。證畢。

定理3.4 當 $R_0>1$ 時，系統（3.30）正地方病平衡點是局部漸近穩定的。

證明：令

$$P=\beta_L\frac{B_L^*}{\kappa_L+B_L^*}+\beta_H\frac{B_H^*}{\kappa_H+B_H^*},\quad Q=\beta_H S^*\frac{\kappa_H}{(\kappa_H+B_H^*)^2}$$

以及 $T=\beta_L S^*\dfrac{\kappa_L}{(\kappa_L+B_L^*)^2}$，$P$，$Q$ 和 T 均為正。則雅克比矩陣（3.33）變為

$$J_B^*=\begin{bmatrix}-P-b & 0 & 0 & -Q & -T\\ P & -(\gamma+b) & 0 & Q & T\\ 0 & \lambda & -b & 0 & 0\\ 0 & \xi & 0 & -\chi & 0\\ 0 & 0 & 0 & \chi & -\delta_L\end{bmatrix}$$

J_B^* 的特徵多項式為

$$\mathrm{Det}(\lambda I - J_B^*) = (\lambda + b)[(\lambda + \delta_L)(\lambda + P + b)(\lambda + \gamma + b)(\lambda + \chi) - \xi Q(\lambda + b)(\lambda + \delta_L) - T\xi\chi(\lambda + b)] \quad (3.36)$$

特徵多項式有一個負根 $\lambda = -b$。將中括號中的式子展開得到

$$\lambda^4 + a_3\lambda^3 + a_2\lambda^2 + a_1\lambda + a_0 = 0 \quad (3.37)$$

其中：$a_3 = 2b + \chi + \delta_L + \gamma + P$

$a_2 = b^2 + \gamma P + 2b\chi + 2b\delta_L + \chi\delta_L + b\gamma + \chi\gamma - Q\xi + \delta_L\gamma + bP + \chi P + \delta_L P$

$a_1 = b^2\chi + b^2\delta_L + b\chi P + b\delta_L P + \chi\delta_L P + \chi\gamma P + \delta_l\gamma P + 2b\chi\delta_L + b\chi\gamma -$

$Qb\xi + b\delta_L\gamma + \chi\delta_L\gamma - Q\delta_L\xi - T\chi\xi$

$a_0 = b^2\chi\delta_L + b\chi\delta_L\gamma - Qb\delta_L\xi - Tb\chi\xi + b\chi\delta_L P + \chi\delta_L\gamma P$

為了保證方程（3.37）的所有根都有負實部，Routh-Hurwitz 穩定性準則必須滿足：

$$\alpha_3 > 0,\ a_1 > 0,\ a_0 > 0,\ a_1(a_2a_3 - a_1) > a_0a_3^2 \quad (3.38)$$

這些條件中 $a_3>0$ 是顯而易見的。方程（3.38）中的另外三個不等式證明如下。

先重寫 a_0 為

$$a_0 = P(\gamma + b)\chi\delta_L + b(\gamma + b)\chi\delta_L - b\xi(\chi T + \delta_L Q) \quad (3.39)$$

將方程（3.29）和（3.30）代入方程（3.26）和（3.27）中，可得

$$(\gamma + b) = \xi S^*\left(\frac{\beta_L}{\delta_L + \xi I^*} + \frac{\beta_H}{\chi\kappa_H + \xi I^*}\right) \quad (3.40)$$

再利用方程（3.36）和（3.40）可得

$$\begin{aligned} a_0 &= P(\gamma + b)\chi\delta_L + b\xi\chi\delta_L S^*\left(\frac{\beta_L}{\kappa_L\delta_L + \xi I^*} + \frac{\beta_H}{\chi\kappa_H + \xi I^*}\right) - \\ &\quad b\xi\chi\delta_L S^*\left[\frac{\beta_L\delta_L\kappa_L}{(\kappa_L\delta_L + \xi I^*)^2} + \frac{\beta_H\chi\kappa_H}{(\chi\kappa_H + \xi I^*)^2}\right] \\ &= P(\gamma + b)\chi\delta_L + b\xi\chi\delta_L S^*\left[\frac{\beta_L\xi I^*}{(\kappa_L\delta_L + \xi I^*)^2} + \frac{\beta_H\xi I^*}{(\chi\kappa_H + \xi I^*)^2}\right] \\ &> 0 \end{aligned}$$

接下來，再來將 a_1 分為三部分：

$$\begin{aligned} a_1 &= (b^2\chi + b\chi\gamma - Qb\xi) + (\chi\delta_L\gamma + b\chi\delta_L - Q\delta_L\xi - T\chi\xi) + \\ &\quad (b\chi P + b\delta_L P + \chi\delta_L P + \chi\gamma P + \delta_L\gamma P + b\chi\delta_L + b\delta_L\gamma) \end{aligned} \quad (3.41)$$

注意到方程（3.41）的最後一個部分是正的。再將方程（3.36）和（3.40）代入，a_1 的前兩個部分變為

$$b^2\chi + b\chi\gamma - Qb\xi = \xi b\chi S^*\left(\frac{\beta_L}{\kappa_L\delta_L + \xi I^*} + \frac{\beta_H}{\chi\kappa_H + \xi I^*}\right) - \xi b\beta_H S^* \frac{\kappa_H}{\left(\kappa_H + \frac{\xi I^*}{\chi}\right)^2}$$

$$= \xi b\chi S^*\left[\frac{\beta_L}{\kappa_L\delta_L + \xi I^*} + \frac{\beta_H}{\chi\kappa_L + \xi I^*} - \frac{\beta_H\kappa_H\chi}{(\chi\kappa_H + \xi I^*)^2}\right]$$

$$= \xi b\chi S^*\left[\frac{\beta_L}{\kappa_L\delta_L + \xi I^*} + \frac{\beta_H\xi I^*}{(\chi\kappa_H + \xi I^*)^2}\right]$$

$$> 0$$

和

$$\delta_L\chi\gamma + \delta_L\chi b - Q\delta_L\xi - T\chi\xi$$

$$= \xi\delta_L\chi S^*\left(\frac{\beta_L}{\kappa_L\delta_L + \xi I^*} + \frac{\beta_H}{\chi\kappa_L + \xi I^*}\right) - \xi\left[\chi\beta_L S^* \frac{\kappa_L}{\left(\kappa_L + \frac{\xi I^*}{\delta_L}\right)^2} + \right.$$

$$\left.\delta_L\beta_H S^* \frac{\kappa_H}{\left(\kappa_H + \frac{\xi I^*}{\chi}\right)^2}\right]$$

$$= \xi\delta_L\chi S^*\left[\frac{\beta_L}{\kappa_L\delta_L + \xi I^*} + \frac{\beta_H}{\chi\kappa_H + \xi I^*} - \frac{\beta_L\kappa_L\delta_L}{(\kappa_L\delta_L + \xi I^*)^2} - \frac{\beta_H\kappa_H\chi}{(\kappa_H\chi + \xi I^*)^2}\right]$$

$$= \xi\delta_L\chi S^*\left[\frac{\beta_L\xi I^*}{(\kappa_L\delta_L + \xi I^*)^2} + \frac{\beta_H\xi I^*}{(\chi\kappa_H + \xi I^*)^2}\right]$$

$$> 0$$

則 $a_1>0$ 可得證。

為了證明方程（3.38）中的最後一個不等式 a_1（$a_2a_3-a_1$）$>a_0a_3^2$，將其分解為以下兩個不等式：

$$a_1a_2a_3 > 2a_1^2 \tag{3.42}$$

$$a_1a_2a_3 > 2a_0a_3^2 \tag{3.43}$$

為了證明式（3.42），將 $a_2a_3-2a_1$ 寫成以下四個部分的和：

$$a_2a_3 - 2a_1 = (P\chi b + P\chi\gamma - PQ\xi) + (\chi^2 b + \chi^2\gamma - Q\chi\xi) +$$
$$(\chi b^2 + \chi\gamma^2 + 2b\gamma\chi - Q\gamma\xi) +$$
$$(3Pb^2 + P^2b + P\chi^2 + P^2\chi + P\delta_L^2 + P^2\delta_L + P\gamma^2 + P^2\gamma + b\chi^2 + 2b^2\chi) +$$
$$2b\delta_L^2 + 3b^2\delta_L + \chi\delta_L^2 + \chi^2\delta_L + b\gamma^2 + 3b^2\gamma + \delta_L\gamma^2 + \delta_L^2\gamma + 2b^3 +$$
$$2Pb\chi + 3Pb\delta_L + P\chi\delta_L + 4Pb\gamma + P\delta_L\gamma + 2b\chi\delta_L + b\chi\gamma + 3b\delta_L\gamma +$$
$$\chi\delta_L\gamma + Q\delta_L\xi + 2T\chi\xi)$$

再次注意上面的表達式的最後一個部分為正。將方程（3.36）和（3.40）代入，上式的第一個部分變為

$$
\begin{aligned}
P\chi b + P\chi\gamma - PQ\xi &= P\left[\xi\chi S^*\left(\frac{\beta_L}{\kappa_L\delta_L + \xi I^*} + \frac{\beta_H}{\chi\kappa_H + \xi I^*}\right) - \xi\beta_H S^* \frac{\kappa_H}{(\kappa_H + \beta_H)^2}\right] \\
&= P\xi\chi S^*\left[\frac{\beta_L}{\kappa_L\delta_L + \xi I^*} + \frac{\beta_H}{\chi\kappa_H + \xi I^*} - \frac{\beta_H\kappa_H\chi}{(\chi\kappa_H + \xi I^*)^2}\right] \\
&= P\xi\chi S^*\left[\frac{\beta_L}{\kappa_L\delta_L + \xi I^*} + \frac{\beta_H\xi I^*}{(\chi\kappa_H + \xi I^*)^2}\right] \\
&> 0 \qquad (3.44)
\end{aligned}
$$

用同樣的方法，可以證明 $\chi^2 b + \chi^2\gamma - Q\chi\xi > 0$ 和 $\chi b^2 + \chi\gamma^2 + 2b\gamma\chi - Q\gamma\xi > 0$。式（3.42）得證。

最後，為了證明式（3.43），將式 $a_1a_2 - 2a_0a_3$ 寫成如下形式：

$$
\begin{aligned}
&a_1a_2 - 2a_0a_3 = (Pb\chi\delta_L^2 + P\chi\gamma\delta_L^2 - TP\chi\xi\delta_L - PQ\xi\delta_L^2) + (\chi\delta_L^2\gamma^2 + b\chi\gamma\delta_L^2) - \\
&T\chi\gamma\xi\delta_L - Q\gamma\xi\delta_L^2) + (P^2\chi^2\delta_L - T\gamma\xi\chi^2 - Q\chi\gamma\xi\delta_L) + (b^4\chi + b^3\chi\gamma - Qb^3\xi) + \\
&(b^3\chi\gamma + b^2\chi\gamma\delta_L + b^2\gamma^2\chi + b\chi\delta_L\gamma^2 - Q\gamma\xi b^2 - Qb\gamma\chi\delta_L) + \\
&(P\chi b^3 + Pb\chi\gamma^2 + 2Pb^2\chi\gamma - PQb^2\xi - PQb\gamma\xi) + \\
&(3b^2\chi^2\delta_L + 3b\chi^2\delta_L\gamma - 3Qb\chi\delta_L\xi) + (2Pb^2\chi^2 + 2Pb\chi^2\gamma - 2PQb\chi\xi) + \\
&(P\chi^2\delta_L^2 + P\chi^2\gamma^2 + P\chi^2\delta_L b - PQ\chi\delta_L\xi) + (2Pb\chi^2\gamma - 2Qb\chi\gamma\xi) + \\
&(Pb^3\chi^2 + 2b^3\chi^2 + 3b^2\chi^2\gamma - 3Qb^3\chi\xi) + (P^2\chi^2\gamma - PQ\chi\gamma\xi) + \\
&(P\chi^2\delta_L\gamma + P\chi^2\delta_L b - TP\chi^2\xi - PQ\chi\delta_L\xi) + (P^2\chi\delta_L\gamma - PQ\delta_L\gamma\xi) + \\
&(P\chi\gamma^2\delta_L + P\chi b\delta_L\gamma - TP\chi\gamma\xi - PQ\delta_L\gamma\xi) + (P^2b^2\chi + P^2b^2\delta_L + P^2b\chi^2 + \\
&(Pb^3\chi\delta_L + Pb\chi\delta_L\gamma - PQb\delta_L\xi) + (\delta_L^2\chi^2\gamma + \delta_L^2\chi^2 b - T\chi^2\delta_L\xi - Q\chi\xi\delta_L^2) + \\
&(\chi^2\delta_L\gamma^2 + \chi^2\delta_L^2 b + \chi^2 b\gamma^2 - Q\chi\delta_L\gamma\xi) + P^2b\chi\delta_L + 2P^2b\chi\gamma + P^2b\delta_L^2 + \\
&2P^2b\delta_L\gamma + P^2\chi\delta_L^2 + P^2\chi\gamma^2 + P^2\delta_L^2\gamma + P^2\delta_L\gamma^2 + Pb^2\chi + 2Pb^3\delta_L + \\
&2Pb^2\chi\delta_L + 2Pb^2\chi\gamma + 3Pb^2\delta_L^2 + 4Pb^2\delta_L\gamma + Pb\chi^2\delta_L + 2Pb\chi\delta_L\gamma + \\
&Pb\chi\gamma^2 + TPb\chi\xi + 4Pb\delta_L\gamma + 2Pb\delta_L\gamma^2 + P\delta_L^2\gamma^2 + Q^2b\xi^2 + Q^2\delta_L\xi^2 + \\
&TQ\chi\xi^2 + b^4\delta_L + 2b^3\chi\delta_L + 2b^3\delta_L^2 + 2b^3\gamma\delta_L + 3b^2\chi\delta_L^2 + 2b^2\chi\delta_L\gamma + \\
&3Tb^2\chi\xi + 3b^3\delta_L^2\gamma + b^2\gamma^2\delta_L + 2b\chi\gamma\delta_L^2 + Tb\chi\gamma\xi + b\delta_L^2\gamma^2
\end{aligned}
$$

接下來結合式（3.42）~式（3.44）再證明 $a_1a_2 - 2a_0a_3 > 0$。上式中部分項可以直接得證，其餘部分項需要由以下計算而來。

$Pb\chi\delta_L^2 + P\chi\gamma\delta_L^2 > PT\chi\delta_L\xi + PQ\xi\delta_L^2$，$\chi\delta_L^2\gamma^2 + b\chi\delta_L^2\gamma > T\chi\delta_L\xi\gamma + Q\delta_L^2\gamma\xi$

$P^3\chi^2\delta_L > P\chi^2\delta_L(\gamma + b) > T\chi^2\gamma\xi + Q\chi\delta_L\gamma\xi$，$b^4\chi + b^3\chi\gamma > Qb^3\xi$

$b^3X\gamma + b^2X\delta_L\gamma + b^2X\gamma^2 + bX\delta_L\gamma^2 > Qb^2\gamma\xi > Qb\delta_L\gamma\xi$，$P^2X^2\gamma > PQX\gamma\xi$

$Pb^3X + PbX\gamma^2 + 2Pb^2X\gamma > PQb^2\xi + PQb\gamma\xi$，$Pb^2X\delta_L + PbX\delta_L\gamma > PQb\delta_L\xi$

$3b^3X^2\delta_L + 3bX^2\delta_L\gamma > 3QbX\delta_L\xi$，$PX^2\delta_L^2 + PX^2\gamma^2 + PX^2\delta_L b > PQX\delta_L\xi$

$2Pb^2X^2 + 2PbX^2\gamma > 2PQbX\xi$，$PX^3\delta_L\gamma + PX^2\delta_L b > TPX^2\xi + PQX\delta_L\xi$

$Pb^2X^2 + 2b^3X^2 + 3b^2X^2\gamma > 3b^3X^2 + 3b^2X^2\gamma > 3Qb^2X\xi$

$P^2X^2\gamma > 2X^2b^2\gamma + 2X^2\gamma^2 b > PQX\gamma\xi$，$PX\gamma^2\delta_L + PXb\delta_L\gamma > TPX\gamma\xi + PQ\delta_L\gamma\xi$

$\delta_L^2X^2(\gamma + b) > TX^2\delta_L\xi + QX\delta_L^2\xi$，$P^2X^2\gamma\delta_L > PQ\delta_l\gamma\xi$

$X^2\delta_L\gamma^2 + \delta_L^2X^2b + X^b\gamma^2 > X^2\delta\gamma^2 + \gamma bX^2\delta_L > QX\delta_L\gamma\xi$

通過以上不等式，則可得證 $a_1a_2-2a_0a_3>0$。具體步驟略。

3.2.2 Mukandavire 的模型

Mukandavire 的模型（3.19）～（3.22）的地方病平衡點為 $X^* = (S^*, I^*, R^*, B^*)$：

$$S^* = N - \frac{(\gamma + \mu)I^*}{\mu} \tag{3.45}$$

$$I^* = \frac{\beta_e S^*}{\gamma + \mu - \beta_K S^*} - \frac{\delta\kappa}{\xi} \tag{3.46}$$

$$R^* = \frac{\gamma I^*}{\mu} \tag{3.47}$$

$$B^* = \frac{\xi I^*}{\delta} \tag{3.48}$$

定理 3.5 當 $R_0>1$ 時，系統（3.19）～（3.22）正地方病平衡點是局部漸近穩定的。

證明：通過求解方程（3.19）～（3.22）可得

$$I^*[A(I^*)^2 + BI^* + C] = 0 \tag{3.49}$$

其中：$A = -\beta_h(\gamma + \mu)\xi$

$B = \beta_h N\mu\xi - (\gamma + \mu)(\beta_e\xi + \beta_h\delta\kappa + \mu\xi)$

$C = \beta_e\xi\mu N - (\gamma + \mu)\mu\delta\kappa + \beta_h N\mu\delta\kappa$

由式（3.49）可知，$I^*=0$ 對應無病平衡點以及一個一元二次方程：

$$A(I^*)^2 + BI^* + C = 0 \tag{3.50}$$

該方程的兩個根必須滿足：

$$I_1^* I_2^* = \frac{C}{A} \tag{3.51}$$

$$I_1^* + I_2^* = -\frac{B}{A} \tag{3.52}$$

再求出基本再生數：

$$R_0 = \frac{N(\xi\beta_e + \delta\kappa\beta_h)}{\delta\kappa(\gamma + \mu)} \tag{3.53}$$

以及閾值：

$$\frac{dB_L}{dt} = \chi B_H - \delta_L B_L \tag{3.54}$$

當 $R_0>1$ 時，$N>S_c$，則有 $A<0$ 和 $C>0$，以及方程（3.51）的右側小於零。因此方程（3.50）有一個唯一正根 I^*。另外，若 $R_0<1$ 意味著 $N<S_c$，則有 $C<0$，以及方程（3.51）的右側大於零，即是當 $B<0$ 時，方程（3.52）的右側小於零。

又因為當 $N<S_c$ 時，有 $(\gamma+\mu)>N\beta_h$，則可推出 $(\gamma+\mu)\mu\xi>N\beta_h\mu\xi$，由此可得出 $B<0$。則方程（3.50）有兩個負根且正的地方病平衡點不存在，矛盾。

為了化簡地方病平衡點的局部穩定性，令

$$P=\frac{\beta_e B^*}{\kappa+B^*}+\beta_h I^*, \qquad Q=\frac{\beta_e S^*\kappa}{(\kappa+B^*)^2}$$

將模型（3.19）~（3.22）的地方病平衡點化簡為

$$J_B^* = \begin{bmatrix} -P-\mu & -\beta_h S & 0 & -Q \\ P & \beta_h S-(\gamma+\mu) & 0 & Q \\ 0 & \gamma & -\mu & 0 \\ 0 & \xi & 0 & \delta \end{bmatrix}$$

J_B^* 的特徵多項式為

$$\begin{aligned}\mathrm{Det}(\lambda I - J_B^*) = (\lambda+\mu)[\lambda+\mu](\lambda-\beta_h S^*+\gamma+\mu)(\lambda+\delta) + \\ P(\lambda+\gamma+\mu)(\lambda+\delta) = \xi Q(\lambda+\mu)\end{aligned} \tag{3.55}$$

特徵多項式（3.47）有一個負根 $\lambda=-\mu$。再將中括號中的式子展開得到

$$a_1\lambda^2 + a_2\lambda + a_3 = 0 \tag{3.56}$$

其中：$a_1 = P+\delta+\gamma+2\mu-\beta_h S^*$

$a_2 = \mu^2 + P\delta + P\mu - Q\xi + \delta\gamma + 2\delta\mu + \gamma\mu - \beta_h S^*\delta - \beta_h S^*\mu$

$a_3 = \delta\mu^2 + P\delta\gamma + P\delta\mu - Q\mu\xi + \delta\gamma\mu - \beta_h S^*\delta\mu$

Routh-Hurwitz 穩定性準則必須滿足：

$$a_3 > 0, \quad a_2 > 0, \quad a_1 > 0, \quad a_1a_2 - a_0a_3 > 0$$

由方程（3.46）可解得

$$\gamma + \mu = \frac{\beta_e S^* \xi\delta\kappa + \beta_e S^* \xi^2 I^*}{(\delta\kappa + \xi I^*)^2} + \beta_h S^*$$

注意到 $Q\xi = \frac{\delta^2 \beta_e S^* \xi\kappa}{(\delta\kappa + \xi I^*)^2} + \beta_h S^*$，可以建立如下兩個不等式：

$$\gamma + \mu > \beta_h S^* \tag{3.57}$$

$$\delta(\gamma + \mu) > Q\xi + \beta_h S^* \delta \tag{3.58}$$

接下來，通過不等式（3.57）先證明 $a_1 > 0$。

$$a_1 = P + \delta + \mu + (\gamma + \mu) - \beta_h S^* > 0 \tag{3.59}$$

再由兩個不等式 $\delta(\gamma + \mu) > Q\xi + \beta_h S^* \delta$ 和 $\mu(\gamma + \mu) > \beta_h S^* \mu$，易得證 $a_2 > 0$。另外，可以通過 $\delta\mu(\gamma + \mu) > Q\xi\mu + \beta_h S^* \delta\mu$ 得證 $a_3 > 0$。

最後證明 $a_1 a_2 - a_0 a_3 > 0$：

$a_2(\mu + \delta) - a_3 = (\delta^2\gamma + \delta^2\mu - Q\delta\xi - \beta_h S^* \delta^2) + (\gamma\mu^2 + \mu^3 + \delta\gamma\mu + \delta\mu^2 - \beta_h S^* \mu - \beta_h S^* \delta\mu) + P\delta^2 + P\mu^2 + \delta\mu^2 + \delta^2\mu + P\delta\mu + P\gamma\mu$

再結合不等式（3.57）和（3.58），可得

$\delta^2(\gamma + \mu) > Q\xi\delta + \beta_h S^* \delta^2$

$\gamma\mu^2 + \mu^2 + \delta\gamma\mu + \delta\mu^2 > \beta_h S^* \mu^2 + \beta_h S^* \mu\delta$

則 a_2（$\mu+\delta$）>0 成立。又因為 $a_1 >$（$\mu+\delta$），最後可得證 $a_1 a_2 > a_3$。

定理 3.5 可得證。

3.2.3 分支圖形

在這部分，主要以 Hartley 的模型為例，利用分支圖形證明其在 $R_0 = 1$ 點發生的穩定性變化。

定理 3.6 系統（3.1）～（3.5）在 $R_0 = 1$ 產生分支。

將模型（3.1）～（3.5）的地方病平衡點的方程 $A(I^*)^2 + BI^* + C = 0$ 寫成：

$$A(I^*)^2 + (DR_0 - E)I^* + F(R_0 - 1) = 0 \tag{3.60}$$

其中：$D = \xi^2 b S_C(\beta_L + \beta_b)$

$E = \xi(\gamma + b)(\beta_L \chi\kappa_H + \beta_H \delta_L \kappa_L) + b\xi(\gamma + b)(\chi\kappa_H + \delta_L \kappa_L)$

$F = \xi b S_C(\beta_L \chi\kappa_H + \beta_H \delta_L \kappa_L)$

則可求得

$$R_0 = 1 + \frac{-A(I^*)^2 + (E - D)I^*}{DI^* + F} \tag{3.61}$$

當 I^* 非常小時，方程（3.61）可近似為一條穿過點 $R_0 = 1$ 的直線。圖 3.1

為系統（3.1）～（3.5）在 $R_0=1$ 處分支圖。

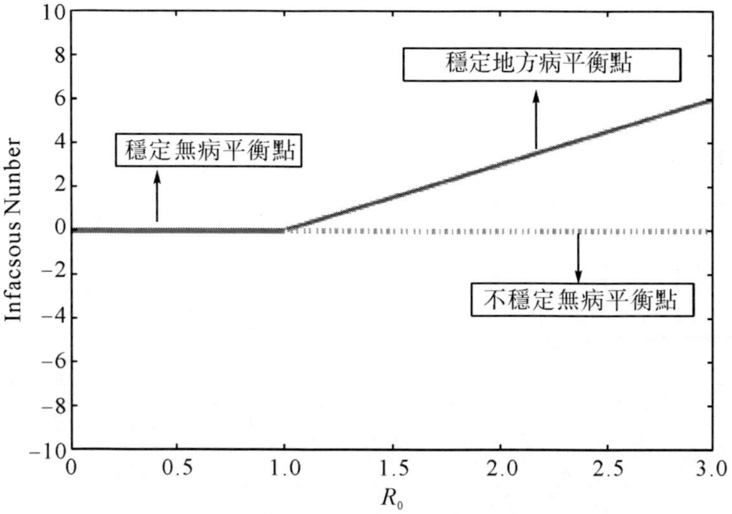

圖 3.1 系統（3.1）～（3.5）在 $R_0=1$ 處分支圖

3.3 數值模擬

在本節中採用 2008—2009 年津巴布韋霍亂為實例進行數值模擬。此次爆發於津巴布韋的霍亂是非洲地區近年來最嚴重的一次疫情，並受到世界各地的廣泛關注。根據世界衛生組織（WHO）發布的數據，津巴布韋的霍亂爆發於 2008 年的 8 月，在爆發初期，受感染者人數急遽增加，2008 年 12 月 1 日有 11,735例染病者，2009 年 2 月 18 日有 79,613 例染病者，2009 年 3 月 17 日有 91,164例染病者。後因各種治療手段的相繼展開以及來自世界各地的醫療救助，到 2009 年 6 月，津巴布韋的霍亂開始得到有效控制。津巴布韋的總人口大約 12,000,000 人，為了計算的方便，按比例減少 1,200 倍系數使得其總人口為1,000。同時經過標準化後，在 10 周約有 10 例染病者，22 周左右約有 66 例染病者，在約 26.5 周時有約 76 例受感染的人口。模型中所用到的其他參數值如表 3.1 所示。

表 3.1　模型參數值

模型參數	參數符號	參數值
HI 吸收率	β_H	變量
LI 吸收率	β_L	變量
LI 半飽和率	κ_L	10^6cells/ml
HI 半飽和率	κ_H	1,428.6 cells/ml
自然出生率/死亡率	b	$(35yr)^{-1}$
病菌傳播率	χ	$(5h)^{-1}$
個體喪失免疫率	ξ	10 cells/ml
病菌死亡率	δ_L	$(30d)^{-1}$
復原率	γ	$(5d)^{-1}$

注意到表 3.1 中 β_H 和 β_L 兩個參數的值未知，且很難被測量並確定，是 ODE 模型中最敏感的兩個參數，為了驗證其敏感性，在表 3.2 中用目前最有效的驗證參數敏感性和不確定性的拉丁超立方體抽樣法（latin hypercube sampling，LHS）方法來驗證這兩個參數。LHS 方法通過計算在［-1，1］的偏等級相關係數（PRCC）來分析參數的敏感性以及不確定性。若 PRCC 的絕對值趨近於零，表示該參數對於整個結果輸出的影響很小，即該值不敏感；相反若 PRCC 的絕對值趨近於 1，表示該參數對於整個結果輸出的影響很大，即該值非常敏感。用受感染的總人數 I 作為 LHS 敏感度測試的輸出結果，取樣本大小為 400，結果表示在表格 3.2 中。若取不同的樣本大小，也可以得到相似的結果。該測試的結果證明了 β_H 和 β_L 的敏感性，同時 β_H 相對於受感染的總人數特別敏感。

表 3.2　LHS 穩定性分析

參數	最小值	最大值	PRCC 值
β_L	0.01	3	0.245,957
β_H	0.01	3	-0.912,184

在模型模擬中，根據實際數據，取初始條件為：$I(0)=1$，$S(0)=9,999$，$R(0)=1,000$，$B_H(0)=B_L(0)=0$。取值 $\beta_L=0.126$，$\beta_H=0.099,5$，模擬結果感染者人數隨時間變化的曲線圖（圖 3.2），模型預測的結

果與實際數據基本完全吻合。再將 β_H 和 β_L 的值代入表達式（3.13）和(3.14)，可以計算出基本再生數的值：

$$R_0 \approx 1.222 \tag{3.62}$$

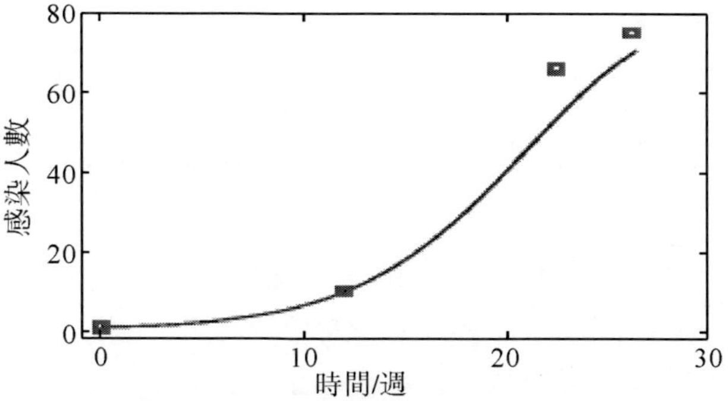

圖 3.2　感染者人數隨時間變化的曲線圖

註：曲線代表模型的預測值，方塊代表津巴布韋霍亂的實際數據

以及關鍵閾值：

$$S_C \approx 8,183 \tag{3.63}$$

再將表 3.1 中的模型參數代入方程（3.31），（3.27）～（3.30），可解得所有的地方病平衡點的值：

$S^* = 7,666$，　$I^* = 0.915,7$，　$R^* = 2,333$，　$B_H^* = 1.908$，　$B_L^* = 274.7$

注意該平衡點的值是在標準化降低 1,200 倍之後得到的，因此模型預測地方病平衡點的被感染者的實際人數為 1,099 人。

為了驗證模型的預測性，將數值模型進行一個較長的時間，約 7,000 周。圖 3.3 和圖 3.4 代表長時間數值模型後，I、S 和 R 分別隨時間的變化趨勢圖。圖 3.3 中第一個峰值即代表本書研究的此次 2008—2009 年爆發的霍亂。I 到達峰值後逐漸下降至約為 0 值，表明大部分被感染者都痊愈並進入移出者倉室，因此在圖 3.4 中可以首先看到一個相應的顯著增加。隨後由於人口的自然死亡，R 又會逐漸降低，S 慢慢增加，直到再一次霍亂爆發。這樣的過程會不停重複，但是每一次霍亂爆發的峰值都會小於前一次的峰值，直到約 5,000 周之後，I 到達其地方病平衡點 $I^* = 0.915,7$，同時，S 和 R 也會收斂於各自的地方病平衡點。

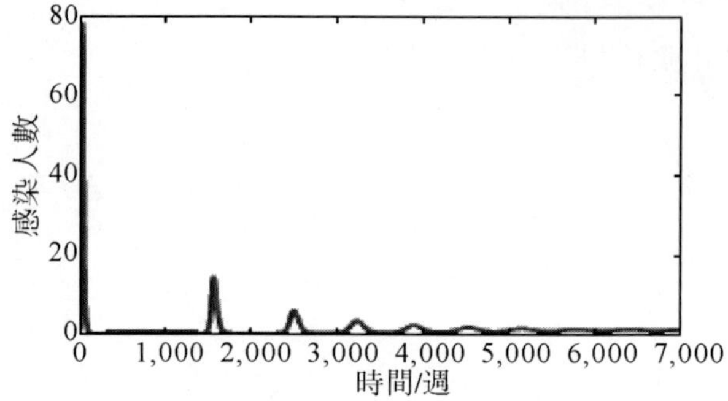

圖 3.3　I 隨時間的變化趨勢圖

註：初始條件 $I(0)=1$，$S(0)=9,999$，$R(0)=1,000$，$B_H(0)=B_L(0)=0$

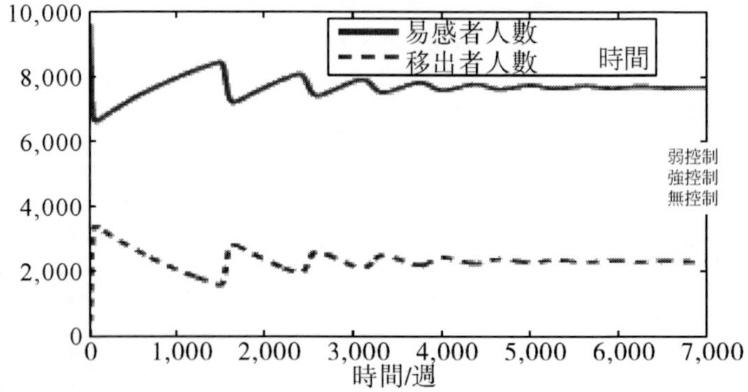

圖 3.4　S 和 R 隨時間的變化趨勢圖

註：初始條件 $I(0)=1$，$S(0)=9,999$，$R(0)=1,000$，$B_H(0)=B_L(0)=0$

圖 3.5 和圖 3.6 代表當取不同初始條件時 I，S 和 R 分別隨時間的變化趨勢圖，$I(0)=500$，$S(0)=8,500$，$R(0)=1,000$，$B_H(0)=B_L(0)=0$。可以觀察到和圖 3.3 和圖 3.4 非常類似的變化趨勢，在約 5,000 周之後，I、S 和 R 分別達到各自的地方病平衡點。再取不同的初始條件，仍然得到相似的變化趨勢（此處相似的圖略）。由此可知地方病平衡點與初始條件無關，可以得出當 $R_0>1$ 時，該模型的地方病平衡點是全局漸近穩定的。

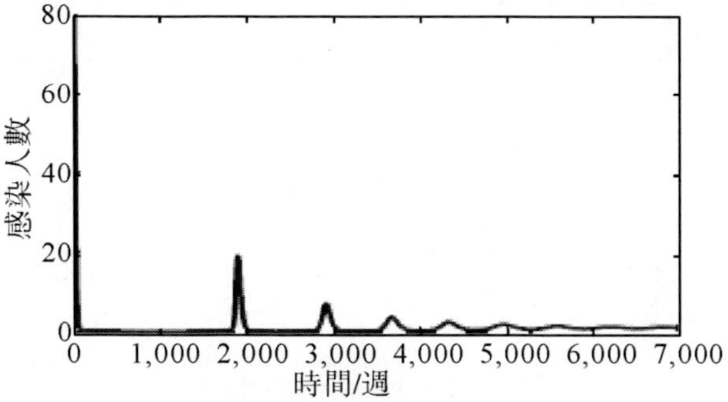

圖 3.5　感染者人數隨時間變化的趨勢圖

註：I 隨時間的變化趨勢圖。初始條件：I（0）＝500，S（0）＝8,500，R（0）＝1,000，B_H（0）＝B_L（0）＝0

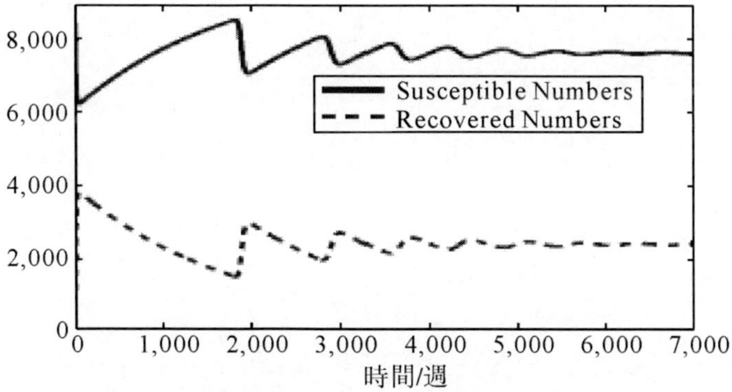

圖 3.6　易感者和移出者人數隨時間變化的趨勢圖

註：S 和 R 隨時間的變化趨勢圖。初始條件：I（0）＝500，S（0）＝8,500，R（0）＝1,000，B_H（0）＝B_L（0）＝0

最後，為了驗證當 $R_0<1$ 時，模型無病平衡點的全局漸近穩定性，模型針對不同的總人數 N 和不同的初始條件進行數值模擬，不同情況下的變化趨勢基本一致，如圖 3.7 所示，被感染者迅速降為約為零值，並一直保持不變。

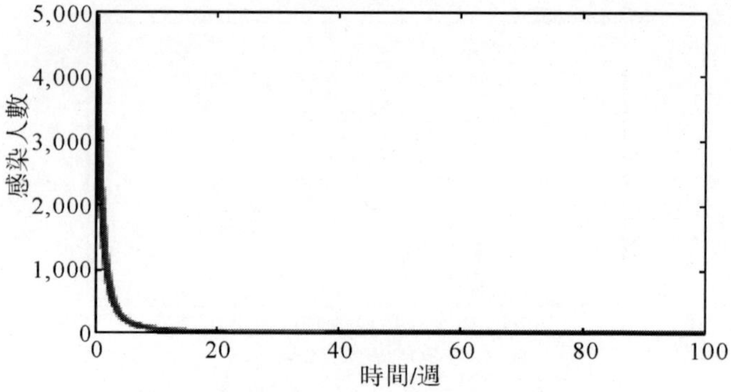

圖 3.7　感染者人數隨時間變化的趨勢圖

註：總人數 $N=5,000$，初始條件：$I(0)=500$，$S(0)=4,500$，$R(0)=1,000$，$B_H(0)=B_L(0)=0$

4 一般霍亂模型

在前三章提到的所有關於霍亂的模型，有兩個主要因素，即不同的發生率（t 時刻在單位時間內被所有病人傳染的人數）以及霍亂弧菌在環境中的傳播因素。因此，本章主要構建一個具一般性的霍亂模型，兼具發生率和水源中的病菌濃度因素，並使得該一般模型可以廣泛應用到所有水源性傳染病模型中。

4.1 模型構造

構建一個一般性的霍亂模型如下：

$$\frac{dS}{dt} = bN - Sf(I, B) - bS \tag{4.1}$$

$$\frac{dI}{dt} = Sf(I, B) - (\gamma + b)I \tag{4.2}$$

$$\frac{dR}{dt} = \gamma I - bR \tag{4.3}$$

$$\frac{dB}{dt} = h(I, B) \tag{4.4}$$

其中 S、I 和 R 分別代表易感者、感染者和移出者倉室，B 為霍亂弧菌在水源中的濃度。總人數 $N=S+I+R$ 為一個常數。參數 b 為死亡率/出生率，γ 為復原率，$f(I, B)$ 為發生率，$h(I, B)$ 為病菌濃度在環境中的變化律。

若令

$$X = (S, I, R, B)^T \tag{4.5}$$

再將方程組（4.1）~（4.4）寫成向量的形式為

$$\frac{dX}{dt} = F(X) \tag{4.6}$$

標註 4.1 允許 B 為一個常數或者向量。例如，可將 B 寫為 $B=[B_H, B_L]$。

則可理解為

$$\frac{\mathrm{d}B}{\mathrm{d}t}=\begin{bmatrix}\dfrac{\mathrm{d}B_H}{\mathrm{d}t}\\ \dfrac{\mathrm{d}B_L}{\mathrm{d}t}\end{bmatrix},\ h(I,\ B)=\begin{bmatrix}h_H(I,\ B)\\ h_L(I,\ B)\end{bmatrix}$$

和

$$\frac{\partial f}{\partial B}=\begin{bmatrix}\dfrac{\partial f}{\partial B_H}\\ \dfrac{\partial f}{\partial B_L}\end{bmatrix},\quad \frac{\partial^2 f}{\partial B^2}=\begin{bmatrix}\dfrac{\partial^2 f}{\partial B_H^2} & \dfrac{\partial^2 f}{\partial B_H B_L}\\ \dfrac{\partial^2 f}{\partial B_L B_H} & \dfrac{\partial^2 f}{\partial B_L^2}\end{bmatrix},\quad \frac{\partial h}{\partial B}=\begin{bmatrix}\dfrac{\partial h_H}{\partial B_H} & \dfrac{\partial h_H}{\partial B_L}\\ \dfrac{\partial h_L}{\partial B_H} & \dfrac{\partial h_L}{\partial B_L}\end{bmatrix}$$

標註 4.2 若向量$\boldsymbol{V}$的每一個元素都$\geqslant 0$（$\leqslant 0$），則向量$\boldsymbol{V}\geqslant 0$（$\leqslant 0$）。若矩陣是半正定（負定）的，則矩陣$\boldsymbol{A}\geqslant 0$（$\leqslant 0$）。

當$I\geqslant 0$，$B\geqslant 0$時，再假設方程f和h滿足以下條件：

(a) $f(0,\ 0)=0$，$h(0,\ 0)=0$。

(b) $f(I,\ B)\geqslant 0$。

(c) $\dfrac{\partial f}{\partial I}(I,\ B)\geqslant 0$，$\dfrac{\partial f}{\partial B}(I,\ B)\geqslant 0$，$\dfrac{\partial h}{\partial I}(I,\ B)\geqslant 0$，$\dfrac{\partial h}{\partial B}(I,\ B)\leqslant 0$。

(d) 矩陣$D^2f=\begin{bmatrix}\dfrac{\partial^2 f}{\partial I^2} & \dfrac{\partial^2 f}{\partial I\partial B}\\ \dfrac{\partial^2 f}{\partial B\partial I} & \dfrac{\partial^2 f}{\partial B^2}\end{bmatrix}$處處負半定。

(e) 矩陣D^2h處處負半定。

假設條件（a）保證系統（4.6）的無病平衡點的存在性，使得

$$X_0=(N,\ 0,\ 0,\ 0,\ 0)^{\mathrm{T}} \tag{4.7}$$

假設條件（b）保證存在正的發生率。假設條件（c）中的前兩個不等式保證增加染病者和病菌濃度能得到更高的發生率，條件（c）中的第三個不等式確保病菌正的死亡率。假設條件（d）是常見條件，可參見文獻［56-58］。在該模型中，f（L，B）作為一個理想的發生率基於以下結果：當感染者人數或者水源中的病菌濃度較高時，發生率比I和B的線性發生率減慢。條件（e）表明在一個平衡水準，病菌的增長率比線性增長率較慢。另外，假設方程h（I，B）$=0$蘊涵一個方程$B=g$（I），即下列條件：

(f) g（I）$\geqslant 0$，g（I）$\leqslant 0$。

條件（f）說明水源中的病菌濃度隨著感染者人數的增加而增加，而當感

染者人數非常大時，病菌增長率又會低於線性增長率。

基於假設條件（b）可知，若（S，I，R）的任何一個元素變為零時，該元素的微分為非負的。同時，由於$\frac{\mathrm{d}}{\mathrm{d}t}$（$S+I+R$）$=0$，$S(t)+I(t)+R(t)$會始終保持為一個常數。

引理 4.1 若 $S(0)\geqslant 0$，$I(0)\geqslant 0$，$R(0)\geqslant 0$，以及 $S(0)+I(0)+R(0)=N$，則 $S(t)\geqslant 0$，$I(t)\geqslant 0$，$R(t)\geqslant 0$，以及 $S(t)+I(t)+R(t)=N$。

標註 4.3 引理 4.1 確保模型（4.1）～（4.4）始終有解。解域為 R^2 中的正不變集：

$$(\bar{D}=\{(S,\ I,\ R)\mid S\geqslant 0,\ I\geqslant 0,\ R\geqslant 0,\ S+I+R=N\}$$

4.2 再生矩陣分析

用第 3 章中採用求再生矩陣譜半徑的方法計算基本再生數，令

$$\begin{bmatrix}\frac{\mathrm{d}I}{\mathrm{d}t}\\ \frac{\mathrm{d}B}{\mathrm{d}t}\end{bmatrix}=\begin{bmatrix}Sf(I,\ B)\\ 0\end{bmatrix}-\begin{bmatrix}(\gamma+b)I\\ -h(I,\ B)\end{bmatrix}=\mathscr{F}-\mathscr{V} \tag{4.8}$$

則再生矩陣為$\boldsymbol{FV}^{-1}$，$\boldsymbol{F}$ 和 $\boldsymbol{V}$ 分別是 2×2 的雅克比矩陣，並定義為

$$\boldsymbol{F}=D\mathscr{F}(X_0)=\begin{bmatrix}N\frac{\partial f}{\partial I}(0,\ 0) & N\frac{\partial f}{\partial B}(0,\ 0)\\ 0 & 0\end{bmatrix}$$

和

$$\boldsymbol{V}=D\mathscr{V}(X_0)=\begin{bmatrix}\gamma+b & 0\\ \frac{\partial h}{\partial I}(0,\ 0) & -\frac{\partial h}{\partial B}(0,\ 0)\end{bmatrix}$$

其中 X_0 是方程（4.7）中定義的 DFE。計算求得

$$\boldsymbol{V}^{-1}=\frac{-1}{\gamma+b}\begin{bmatrix}-1 & 0\\ \left[\frac{\partial h}{\partial B}(0,\ 0)\right]^{-1}\frac{\partial h}{\partial B}(0,\ 0) & \left[\frac{\partial h}{\partial B}(0,\ 0)\right]^{-1}(\gamma+b)\end{bmatrix}$$

由此再生矩陣為

$$\boldsymbol{FV}^{-1}=\frac{-1}{\gamma+b}\begin{bmatrix}-N\left[\frac{\partial f}{\partial I}(0,\ 0)-\frac{\partial f}{\partial B}(0,\ 0)(\frac{\partial h}{\partial B}(0,\ 0))^{-1}\frac{\partial h}{\partial I}(0,\ 0)\right] & N(\gamma+b)(\frac{\partial h}{\partial B}(0,\ 0)^{-1}\frac{\partial f}{\partial B}(0,\ 0)\\ 0 & 0\end{bmatrix}$$

其譜半徑為 $\rho\ (\boldsymbol{FV}^{-1}) = \max_{1\leq i\leq 3} |\lambda_i|$，$\lambda_i$ 為 ith 特徵根。

最後求得基本再生數為

$$R_0 = \frac{N}{\gamma + b}\left[\frac{\partial f}{\partial I}(0,\ 0) - \frac{\partial f}{\partial B}(0,\ 0)\left(\frac{\partial h}{\partial B}(0,\ 0)\right)^{-1}\frac{\partial h}{\partial I}(0,\ 0)\right] \tag{4.9}$$

由前面的假設條件 $h\ (I,\ B) = 0$ 定義一個方程 $B = g\ (I)$，則當 $I \geqslant 0$ 可得到

$$g(I) = -\left(\frac{\partial h}{\partial B}\right)^{-1}\frac{\partial h}{\partial I} \tag{4.10}$$

將式（4.10）代入式（4.9）可得

$$R_0 = \frac{N}{\gamma + b}\frac{\partial f}{\partial I}(0,\ 0) + \frac{N}{\gamma + b}\frac{\partial f}{\partial B}(0,\ 0)g'(0) \triangleq R_0^{hh} + R_0^{eh} \tag{4.11}$$

方程（4.11）揭示了 R_0 依賴於兩個因素：一個是人與人之間的傳播因素（R_0^{hh}），另一個是人與環境之間的傳播因素（R_0^{eh}）。若 $\frac{\partial f}{\partial I}\ (0,\ 0) = 0$，則 $R_0 = R_0^{eh}$；若 $\frac{\partial f}{\partial B}\ (0,\ 0) = 0$，則 $R_0 = R_0^{hh}$。

定理 4.2 當 $R_0<1$ 時，模型（4.1）～（4.4）的無病平衡點是局部漸近穩定的，當 $R_0>1$ 時，無病平衡點不穩定。

4.3 DFE 全局穩定性

定理 4.3 當 $R_0<1$ 時，模型（4.1）～（4.4）的無病平衡點是全局漸近穩定的。

證明：令 $X_1 = (S,\ R)^T$，$X_2 = (I,\ B)^T$，和 $X_1^* = (N,\ 0)^T$。

則未被感染的系統為

$$\frac{\mathrm{d}}{\mathrm{d}t} = \begin{bmatrix} S \\ R \end{bmatrix} = F = \begin{bmatrix} bN - bS - Sf(I,\ B) \\ \gamma I - bR \end{bmatrix} \tag{4.12}$$

被感染的系統為

$$\frac{\mathrm{d}}{\mathrm{d}t} = \begin{bmatrix} I \\ B \end{bmatrix} = G = \begin{bmatrix} Sf(I,\ B) - (\gamma + b)I \\ h(I,\ B) \end{bmatrix} \tag{4.13}$$

當 $I = B = 0\ (X_2 = 0)$ 時，感染的系統（4.12）變為

$$\frac{\mathrm{d}}{\mathrm{d}t} = \begin{bmatrix} S \\ R \end{bmatrix} = \begin{bmatrix} bN - bS \\ -bR \end{bmatrix} \tag{4.14}$$

該方程的解為

$R(t)=R(0)e^{-bt}$,　　和　$S(t)=N-[N-R(0)]e^{-bt}$

易知，當 $t\to\infty$ 時，無論 $R(0)$ 和 $S(0)$ 如何取值，都有 $R(t)\to 0$ 和 $S(t)\to N$。因此可知 $X_1^*=(N,0)$ 是全局漸近穩定的。

接下來，再計算：

$$G=\frac{\partial G}{\partial X_2}(N,0,0,0)X_2-\hat{G}=$$

$$\begin{bmatrix} N\frac{\partial f}{\partial I}(0,0)-(\gamma+b) & N\frac{\partial f}{\partial B}(0,0) \\ \frac{\partial h}{\partial I}(0,0) & \frac{\partial h}{\partial B}(0,0) \end{bmatrix}\begin{bmatrix} I \\ B \end{bmatrix}-$$

$$\begin{bmatrix} N\frac{\partial f}{\partial I}(0,0)I+N\frac{\partial f}{\partial B}(0,0)B-Sf(I,B) \\ \frac{\partial h}{\partial I}(0,0)I+\frac{\partial h}{\partial B}(0,0)B-h(I,B) \end{bmatrix}-$$

$$\begin{bmatrix} N\frac{\partial f}{\partial I}(0,0)I+N\frac{\partial f}{\partial B}(0,0)B-Sf(I,B) \\ \frac{\partial h}{\partial I}(0,0)I+\frac{\partial h}{\partial B}(0,0)B-h(I,B) \end{bmatrix}$$

顯然由假設條件（c）可知，$\boldsymbol{A}=\frac{\partial G}{\partial X_2}(N,0,0,0)$ 是一個 M 矩陣。由假設條件（d）可知 $f(I,B)$ 在任意點 $(I_0,B_0)\geqslant 0$ 都在切線平面以下，即是

$$f(I,B)\leqslant f(I_0,B_0)+\frac{\partial f}{\partial I}(I_0,B_0)(I-I_0)+\frac{\partial f}{\partial B}(I_0,B_0)(B-B_0) \tag{4.15}$$

特別地，設 $(I_0,B_0)=(0,0)$，再結合假設條件（a），對所有 $(I,B)\geqslant 0$，可以得到

$$f(I,B)\leqslant \frac{\partial f}{\partial I}(0,0)I+\frac{\partial f}{\partial B}(0,0)B \tag{4.16}$$

相同的方法可以再結合假設條件（e），可得

$$f(I,B)\leqslant \frac{\partial f}{\partial I}(0,0)I+\frac{\partial f}{\partial B}(0,0)B \tag{4.17}$$

因此，對所有 $I\geqslant 0$，$B\geqslant 0$，可得證 $\hat{G}\geqslant 0$。則 $\mathrm{DFE}X_0=(N,0,0,0)$ 是全局漸近穩定的。

推論 4.1 當 $R_0<1$ 時，模型（4.1）～（4.4）的任意解都有 $\lim_{t\to\infty}X(t)=X_0$。

4.4 地方病平衡點

定理 4.4 當 $R_0>1$ 時，模型（4.1）～（4.4）存在一個正的地方病平衡點；當 $R_0<1$ 時，模型（4.1）～（4.4）不存在正的地方病平衡點。

證明：由前文的假設 $h(I, B)=0$，決定了一個隱函數方程 $B=g(I)$。再令方程（4.1）和（4.2）的右側為零，可以得到

$$S=\frac{bN}{b+f(I, g(I))}, \quad I=\frac{Sf(I, g(I))}{\gamma+b} \tag{4.18}$$

意味著

$$I=\widetilde{H}(I) \triangleq \frac{bNf(I, g(I))}{(\gamma+b)\{b+f(I, g(I))\}} \tag{4.19}$$

現在的問題則是考察 $\widetilde{H}(I)$ 在 $(0, \infty)$ 是否有一個平凡固定點。

很顯然，當 $I\geqslant0$ 時，有 $\widetilde{H}(I)\geqslant0$，以及 $\widetilde{H}(0)=0$。再令 $P(I)=f(I, g(I))$，則有

$$\widetilde{H}(I)=\frac{bN}{\gamma+b}\frac{(b+P(I))P'(I)-P(I)P'(I)}{[b+P(I)]^2}=\frac{bN}{\gamma+b}\frac{bP(I)}{[b+P(I)]^2} \tag{4.20}$$

其中

$$P'(I)=\frac{\partial F}{\partial I}+\frac{\partial f}{\partial B}g'(I)\geqslant 0 \tag{4.21}$$

由假設條件（c）和（e），當 $I\geqslant0$ 時，有 $\widetilde{H}(I)\geqslant0$。特別地

$$\widetilde{H}(0)=\frac{N}{\gamma+b}P'(0)=R_0 \tag{4.22}$$

接下來，再計算 $\widetilde{H}''(I)$ 可得

$$\widetilde{H}''(0)=\frac{b^2N}{(\gamma+b)[b+P(I)]^3}\{[b+P(I)]P^*(I)-2[P'(I)]^2\} \tag{4.23}$$

其中

$$P'(I)=\frac{\partial^2 f}{\partial I^2}+2g'(I)\frac{\partial^2 f}{\partial I\partial B}+(g'(I))^2\frac{\partial^2 f}{\partial B}+\frac{\partial f}{\partial B}g'(I)$$

$$=[1,\ g'(I)]\begin{bmatrix}\dfrac{\partial^2 f}{\partial I^2} & \dfrac{\partial^2 f}{\partial I\partial B}\\ \dfrac{\partial^2 f}{\partial I\partial B} & \dfrac{\partial^2 f}{\partial B^2}\end{bmatrix}\begin{bmatrix}1\\ g'(I)\end{bmatrix}+\frac{\partial f}{\partial B}g'(I) \tag{4.24}$$

由假設條件（d）可知，矩陣$\begin{bmatrix}\dfrac{\partial^2 f}{\partial I^2} & \dfrac{\partial^2 f}{\partial I\partial B}\\ \dfrac{\partial^2 f}{\partial I\partial B} & \dfrac{\partial^2 f}{\partial B^2}\end{bmatrix}$是半負定的。由假設條件（e）可知，$g'(I)\leqslant 0$，則$P'\leqslant 0$。隨之可得，對所有$I\geqslant 0$，都有$\widetilde{H}^*(I)\leqslant 0$。因此，$\widetilde{H}^*(I)$在$(0,\infty)$上是凹的增函數且$\widetilde{H}^*(0)=0$。

若$\widetilde{H}^*(I)=R_0<1$，則$\widetilde{H}$存在唯一一個正的I^*［圖4.1-（a）］。若$\widetilde{H}(I)=R_0>1$，則$\widetilde{H}$不存在正的I^*［如圖4.1-（b）］。

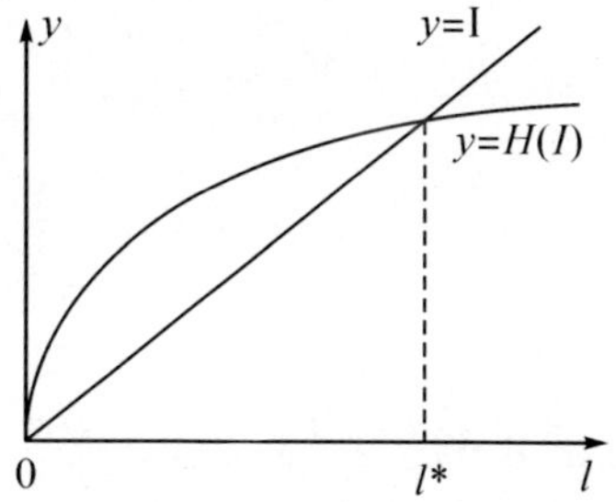

（a）當$\widetilde{H}'(0)>1$，$I>0$，曲線$y=\widetilde{H}(I)$與直線$y=I$存在唯一一個交點

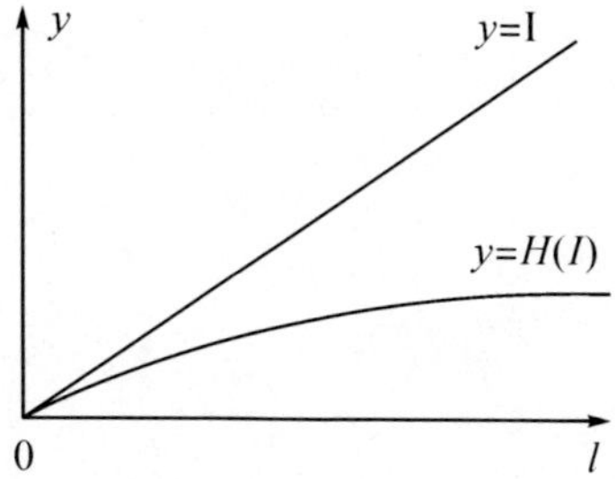

（b）當$\widetilde{H}'(0)<1$，曲線$y=\widetilde{H}(I)$與直線$y=I$不存在任何交點

圖4.1　曲線與直線存在交點條件

標註4.5 當$\boldsymbol{B}$為向量時$\boldsymbol{B}=[B_H,\ B_L]$也有同樣的結果。令$g(I)=[g_H(I),\ g_L(I)]^{\mathrm{T}}$和$g'(I)=[g_H'(I),\ g_L'(I)]^{\mathrm{T}}$。可以驗證得到

$$P'(I)=\frac{\partial f}{\partial I}+\left[\frac{\partial f}{\partial B_H},\ \frac{\partial f}{\partial B_L}\right]\begin{bmatrix} g_H' \\ g_L' \end{bmatrix}=\frac{\partial f}{\partial I}+\frac{\partial f}{\partial B}g'(I)\geqslant 0$$

再求得

$$P'(I)=\frac{\partial^2 f}{\partial I^2}+2\left[\frac{\partial^2 f}{\partial I\partial B_H},\ \frac{\partial^2 f}{\partial I\partial B_L}\right]\begin{bmatrix} g_H' \\ g_L' \end{bmatrix}+$$

$$[g_H'\quad g_L']\begin{bmatrix} \frac{\partial^2 f}{\partial B_H^2} & \frac{\partial^2 f}{\partial B_H\partial B_L} \\ \frac{\partial^2 f}{\partial B_L\partial B_H} & \frac{\partial^2 f}{\partial B_L^2} \end{bmatrix}\begin{bmatrix} g_H' \\ g_L' \end{bmatrix}+\left[\frac{\partial f}{\partial B_H},\ \frac{\partial f}{\partial B_L}\right]\begin{bmatrix} g_H'' \\ g_L'' \end{bmatrix}$$

$$=[1,\ g_H',\ g_L']\begin{bmatrix} \frac{\partial^2 f}{\partial I^2} & \frac{\partial^2 f}{\partial I\partial B_H} & \frac{\partial^2 f}{\partial I\partial B_L} \\ \frac{\partial^2 f}{\partial I\partial B_H} & \frac{\partial^2 f}{\partial B_H^2} & \frac{\partial^2 f}{\partial B_H\partial B_L} \\ \frac{\partial^2 f}{\partial I\partial B_L} & \frac{\partial^2 f}{\partial B_H\partial B_L} & \frac{\partial^2 f}{\partial B_L^2} \end{bmatrix}\begin{bmatrix} 1 \\ g_H' \\ g_L' \end{bmatrix}+\left[\frac{\partial f}{\partial B_H},\ \frac{\partial f}{\partial B_L}\right]\begin{bmatrix} g_H' \\ g_L' \end{bmatrix}$$

4.5 地方病平衡點的穩定性

4.5.1 局部穩定性

模型（4.1）~（4.4）的雅克比矩陣為

$$\boldsymbol{J}_B=\begin{bmatrix} -b-f(I,\ B) & -S\frac{\partial f}{\partial I}(I,\ B) & 0 & -S\frac{\partial f}{\partial B}(I,\ B) \\ f(I,\ B) & S\frac{\partial f}{\partial I}(I,\ B)-(\gamma+b) & 0 & S\frac{\partial f}{\partial B}(I,\ B) \\ 0 & \gamma & -b & 0 \\ 0 & \frac{\partial h}{\partial I}(I,\ B) & 0 & \frac{\partial h}{\partial B}(I,\ B) \end{bmatrix} \tag{4.25}$$

地方病平衡點 $X^*=(S^*,\ I^*,\ R^*,\ B^*)$ 的各元素滿足：

$$I^*=\frac{1}{\gamma+b}\frac{bNf(I^*,\ B^*)}{b+f(I^*,\ B^*)} \tag{4.26}$$

$$S^* = \frac{bN}{b + f(I^*, B^*)} \tag{4.27}$$

$$R^* = \frac{\gamma I^*}{b} \tag{4.28}$$

$$0 = h(I^*, B^*) \tag{4.29}$$

為了計算的方便，令

$$F = f(I^*, B^*), \quad E = \frac{\partial f}{\partial I}(I^*, B^*), \quad P = \frac{\partial f}{\partial B}(I^*, B^*)$$

$$Q = \frac{\partial h}{\partial B}(I^*, B^*), \quad T = \frac{\partial h}{\partial I}(I^*, B^*)$$

由假設條件（b）和（c），有 $F \geqslant 0$，$E \geqslant 0$，$P \geqslant 0$，$T \geqslant 0$，$Q \leqslant 0$。地方病平衡點的雅克比矩陣（4.25）變為

$$\boldsymbol{J}_B^* = \begin{bmatrix} -F-b & -S^*E & 0 & -S^*P \\ F & S^*E-(\gamma+b) & 0 & S^*P \\ 0 & \gamma & -b & 0 \\ 0 & T & 0 & Q \end{bmatrix}$$

$\boldsymbol{J}_B^*$ 的特徵多項式為

$$\mathrm{Det}(\lambda I - J_B^*) = (\lambda + b)[(\lambda + b)(\lambda - S^*E + \gamma + b)(\lambda - Q) + F(\lambda + \gamma + b)]$$
$$(\lambda - Q) - (\lambda + b)S^*PT]$$

地方病平衡點 X^* 是局部漸近穩定的當且僅當特徵多項式多有的根都有負實部。很明顯 $\lambda = -b$ 為一個負根。為了研究剩餘的三個根，將特徵多項式方括號中的一元三次方程展開得

$$a_0\lambda^3 + a_1\lambda^2 + a_2\lambda + a_3 = 0 \tag{4.30}$$

其中

$$a_0 = 1 \tag{4.31}$$

$$a_1 = F - Q + 2b + \gamma - ES^* \tag{4.32}$$

$$a_2 = b^2 - FQ + Fb + F\gamma - 2Qb - Q\gamma + b\gamma + EQS^* - PTS^* - EbS^* \tag{4.33}$$

$$a_3 = -Qb^2 - FQb - FQ\gamma - Qb\gamma + EQbS^* - PTbS^* \tag{4.34}$$

Routh-Hurwitz 穩定性準則必須滿足：

$$a_3 > 0,\ a_2 > 0,\ a_1 > 0,\ a_1a_2 - a_0a_3 > 0 \tag{4.35}$$

為了證明（4.35），先建立以下引理：

引理 4.2 在地方病平衡點 X^*，有以下不等式：

$$b + \gamma - ES^* \geqslant 0 \tag{4.36}$$

$$-Q(b + \gamma) \geqslant PTS^* - EQS^* \tag{4.37}$$

證明：由假設條件（d），可知對任意點（I_0，B_0）$\geqslant 0$，不等式（4.15）都是成立的。特別地，若令（I_0，B_0）=（I^*，B^*），可得

$$f(I, B) \leqslant f(I^*, B^*) + \frac{\partial f}{\partial I}(I^*, B^*)(I - I^*) + \frac{\partial f}{\partial B}(I^*, B^*)(B - B^*) \tag{4.38}$$

再將 $B=B^*$，$I=0$ 代入，式（4.38）變為

$$0 \leqslant f(0, B^*) \leqslant f(I^*, B^*) - \frac{\partial f}{\partial I}(I^*, B^*)I^* \tag{4.39}$$

結合方程（4.26），（4.27）和不等式（4.39）可得

$$\begin{aligned} b + \gamma - ES^* &= (b + \gamma) - \frac{\partial f}{\partial I}(I^*, B^*)S^*, \\ &= \frac{bNf(I^*, B^*)}{[b + f(I^*, B^*)]I^*} - \frac{\partial f}{\partial I}(I^*, B^*)\frac{bN}{b + f(I^*, B^*)} \\ &= \frac{bNf(I^*, B^*)}{[b + f(I^*, B^*)]I^*}\left[f(I^*, B^*) - \frac{\partial f}{\partial I}(I^*, B^*)I^*\right] \\ &\geqslant 0 \end{aligned} \tag{4.40}$$

接下來，基於假設條件（e），可得

$$h(I, B) \leqslant h(I^*, B^*) + \frac{\partial h}{\partial I}(I^*, B^*)(I - I_0) + \frac{\partial h}{\partial B}(I^*, B^*)(B - B^*) \tag{4.41}$$

注意到 h（I^*，B^*）= 0，h（0，0）= 0。再將 h（0，0）代入方程（4.41）可得

$$\frac{\partial h}{\partial I}(I^*, B^*)I^* + \frac{\partial h}{\partial B}(I^*, B^*)B^* \leqslant 0 \tag{4.42}$$

又由假設條件（c）可知$\frac{\partial h}{\partial I}$（$I^*$，$B^*$）$\leqslant 0$，不等式（4.42）意味著：

$$\bar{B} \triangleq B^* + \frac{\frac{\partial h}{\partial I}(I^*, B^*)}{\frac{\partial h}{\partial B}(I^*, B^*)}I^* \geqslant 0 \tag{4.43}$$

再將點（I，B）=（0，$\bar{B}$）代入不等式（4.38），可得

$$0 \leqslant f(0, \bar{B}) \leqslant f(I^*, B^*) - \frac{\partial f}{\partial I}(I^*, B^*)I^* + \frac{\partial f}{\partial B}(I^*, B^*) \frac{\frac{\partial h}{\partial I}(I^*, B^*)}{\frac{\partial h}{\partial B}(I^*, B^*)} I^* \tag{4.44}$$

結合不等式（4.44）和 $S^* f(I^*, B^*) = (\gamma+b) I^*$，$\frac{\partial h}{\partial B}(I^*, B^*)$，可得

$$\begin{aligned} -Q(\gamma+b) &= -\frac{\partial h}{\partial B}(I^*, B^*)(\gamma+b) \\ &\geqslant \frac{\partial f}{\partial B}(I^*, B^*)\frac{\partial h}{\partial I}(I^*, B^*)S^* - \\ &\quad \frac{\partial f}{\partial I}(I^*, B^*)\frac{\partial h}{\partial B}(I^*, B^*)S^* \\ &= PTS^* - EQS^* \end{aligned} \tag{4.45}$$

引理 4.3 在地方病平衡點 X^*，（4.35）的四個不等式都成立。

證明：首先利用不等式（4.36）有

$$\begin{aligned} a_1 &= F - Q + 2b + \gamma - ES^* \\ &= f(I^*, B^*) - \frac{\partial h}{\partial B}(I^*, B^*) + 2b + \gamma - \frac{\partial f}{\partial I}(I^*, B^*)S^* \\ &> (b+\gamma) - \frac{\partial f}{\partial I}(I^*, B^*)S^* \\ &> 0 \end{aligned} \tag{4.46}$$

再利用不等式（4.36）和（4.37），可得

$$\begin{aligned} a_2 &= b^2 - FQ + Fb + F\gamma - 2Qb - Q\gamma + b\gamma + EQS^* - PTS^* - EbS^* \\ &= b(b+\gamma-ES^*) + (-Qb - Q\gamma + EQS^* - PTS^*) + (Fb + F\gamma - FQ - Qb) \\ &> 0 \end{aligned} \tag{4.47}$$

同理可得

$$\begin{aligned} a_3 &= -Qb^2 - FQb - FQ\gamma - Qb\gamma + EQbS^* - PTbS^* \\ &= b(-Qb - Q\gamma + EQS^* - PTS^*) + (-FQb - FQ\gamma) \\ &> 0 \end{aligned} \tag{4.48}$$

最後，注意到 $a_1 = F-Q+2b+\gamma-ES^* > -Q > 0$，以及

$$\begin{aligned} (-Q)a_2 - a_0 a_3 &= (Q^2 b + Q^2\gamma - EQ^2 S^* + PTQS^*) + (FQ^2 + bQ^2 + PTbS^*) \\ &> 0 \end{aligned} \tag{4.49}$$

由以上可證得 $a_1a_2-a_0a_3>0$。

因此由 Routh-Hurwitz 穩定性準則可以建立如下結論：

定理 4.5 當 $R_0>1$ 時，模型（4.1）～（4.4）的地方病平衡點是局部漸近穩定的。

4.5.2　圖形分支

定理 4.6 基於假設條件（a）～（f），模型（4.1）～（4.4）在點 $R_0=1$ 有一個前向分支。

標註 4.6 由定理 14 可知，模型（4.1）～（4.4）不會有後向分支，並且地方病水準和 R_0 持續相關。當 R_0 的值略大於 1 時，只會引起較低的地方病狀態。長期來講，令 R_0 保持小於 1 可以有效地消除霍亂的流行。

模型（4.1）～（4.4）在 R_0 點的分支圖如圖 4.2 所示。在無病平衡點，當 $R_0<1$ 時，$I=0$ 是穩定的，當 $R_0>1$ 時，$I=0$ 是不穩定的。而在地方病平衡點，

$$I=\widetilde{H}(I)=\widetilde{H}(0)=\widetilde{H}(0)I+Q(I) \tag{4.50}$$

其中

$$Q(I)=\sum_{m=2}^{\infty}\frac{\widetilde{H}^{m}(0)}{m!}I^{m} \tag{4.51}$$

又因為 $\widetilde{H}(0)=0$，$\widetilde{H}'(0)=R_0$，可得

$$I=R_0I+Q(I) \quad \text{或者} \quad R_0=1-\frac{Q(I)}{I} \tag{4.52}$$

基於（4.52），當 I 很小時，$R_0\approx 1-\frac{\widetilde{H}''(0)}{2}I$，即約為一條穿過分支點（$R_0$，$I$）=（1，0）的直線。當 $I\to\infty$ 時，$\frac{dR_0}{dI}\to\infty$，地方病平衡點的直線越來越趨於水準。

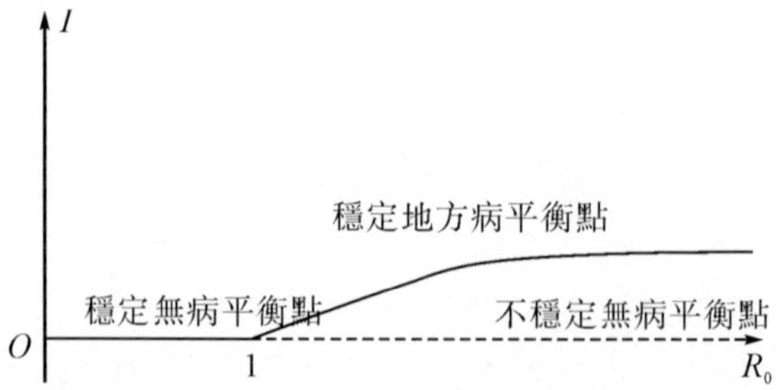

圖 4.2　模型（4.1）～（4.4）在 R_0 點的前向分支圖

4.6 舉例應用

模型（4.1）～（4.4）可以廣泛應用在目前很多霍亂模型中，接下來挑選三個具有代表性的模型進行一一驗證。

Codeco 的模型

Codeco 的模型由下列 ODE 系統構成：

$$\frac{\mathrm{d}S}{\mathrm{d}t} = n(H - S) - a\frac{B}{\kappa + B}S \tag{4.53}$$

$$\frac{\mathrm{d}I}{\mathrm{d}t} = a\frac{B}{\kappa + B}S - rI \tag{4.54}$$

$$\frac{\mathrm{d}B}{\mathrm{d}t} = eI - (mb - nb)B \tag{4.55}$$

其中參數 n 代表死亡率/出生率，γ 為復原率，κ 為半飽和率，nb 和 mb 為病菌死亡率，e 為個體喪失免疫率。在該模型中只考慮了環境與人之間的傳播途徑，發生率為 $f(I, B) = a\frac{B}{\kappa+B}$，且病菌方程為 $h(I, B) = eI-(mb-nb)B$。

可以很容易驗證所有的假設條件（a）～（e）對於系統（4.53）～（4.55）都滿足。因此，上一節所有的分析結果都能應用到該模型中。基本再生數也可求得為

$$R_0 = \frac{N}{\gamma + b}\left[\frac{\partial f}{\partial I}(0, 0) + \frac{\partial f}{\partial B}(0, 0)g'(0)\right] = \frac{Nae}{\kappa(\gamma + b)(mb - nb)} \tag{4.56}$$

此結果與 Codeco 在其文獻中得出的結論一致。

Mukandavire 等人的模型

Mukandavire 等人的模型（3.19）～（3.22）已在前文中給出。其中發生率為 $f(I, B) = \beta_e\frac{B}{\kappa+B}+\beta_h I$ 以及 $h(I, B) = \xi I-\delta B$。同樣，可以很容易驗證所有的假設條件（a）～（e）對於該模型都滿足。

$$D^2 f = \begin{bmatrix} 0 & 0 \\ 0 & \dfrac{-2\kappa\beta_e}{(\kappa + B)^3} \end{bmatrix} \quad 以及 \quad D^2 h = \begin{bmatrix} 0 & 0 \\ 0 & 0 \end{bmatrix}$$

都是負半定的。再基於方程（4.11），基本再生數求得為

$$R_0=\frac{N}{\gamma+b}\left(\beta_h+\frac{\beta_e}{\kappa}\frac{\xi}{\delta}\right)=\frac{N}{\delta\kappa(\gamma+b)}(\kappa\delta\beta_h+\xi\beta_e)$$

這與前文方程（3.24）中得到的結論一致。

Hartley 等人的模型

Hartley 等人的模型如前文（3.1）~（3.5）。其中 $B=[B_H, B_L]$，$f(I, B)=\beta_L\frac{B_L}{\kappa_L+B_L}+\beta_H S\frac{B_H}{\kappa_H+B_H}$，以及 $h(I, B)=\begin{bmatrix}\xi I-\chi B_H\\ \chi B_H-\delta_L B_L\end{bmatrix}$。

同理，可以驗證所有的假設條件（a）~（e）對於該模型都滿足。例如：

$$\frac{\partial f}{\partial B}=\left[\frac{\beta_H\kappa_H}{(\kappa_H+B_H)^2}, \frac{\beta_L\kappa_L}{(\kappa_L+B_L)^2}\right]>0,\qquad \frac{\partial h}{\partial B}=\begin{bmatrix}-\chi, & 0\\ \chi & -\delta_L\end{bmatrix}<0。$$

同時有

$$D^2 f=\begin{bmatrix}0 & 0 & 0\\ 0 & \frac{-2\kappa_H\beta_H}{(\kappa_H+B_H)^3} & 0\\ 0 & 0 & \frac{-2\kappa_L\beta_L}{(\kappa_L+B_L)^3}\end{bmatrix}$$

和 $D^2h=0$ 都是半負定的。基本再生數可得

$$R_0=\frac{N}{\gamma+b}\left[\frac{\partial f}{\partial B}(0, 0)g'(0)\right]$$

$$=\frac{N}{\gamma+b}\left[0+\left(\frac{\beta_H}{\kappa_H}, \frac{\beta_L}{\kappa_L}\right)\begin{pmatrix}\frac{\xi}{\chi}\\ \frac{\xi}{\delta_L}\end{pmatrix}\right]=\frac{N\xi}{\gamma+b}\left(\frac{\beta_H}{\kappa_H\varphi}+\frac{\beta_L}{\kappa_L\delta_L}\right)$$

此結果與（3.17）的結論一致。

以上三個模型中所採用的總人口數 $N=1,000$，初始條件為：$I(0)=1$，$S(0)=N-1$，$R(0)=B(0)=0$。圖 4.3 所示為三種模型對易感者的數值模擬。圖中的每條曲線的第一個峰值代表為由初始條件引發的霍亂爆發。三個模型中，Hartley 等人的模型因為同時考慮到霍亂弧菌的高度傳播，因此表現出最大的感染者人數；而 Codeco 的模型因為只考慮到了環境與人之間唯一的傳播途徑，所以數值模型顯示出只有最小的感染者人數。當第一個峰值之後三個模型的感染者人數都慢慢降低，隨之又出現幾次越來越小的震盪，直到最後趨於它們各自分別的地方病平衡點。又因為 Mukandavire 等人的模型同時包含環境與人和人與人之間的兩種傳播途徑，所以展現出較多的震盪。最後，可以通

過計算求得 Codeco 的模型，Mukandavire 等人的模型，Hartley 等人的模型對感染者人數的地方病平衡點分別為：$I^{*}=0.88$，0.75，0.92。

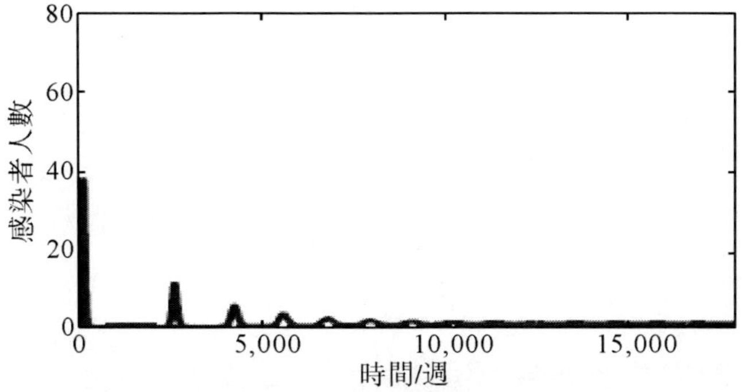

（a）Codeco 的模型

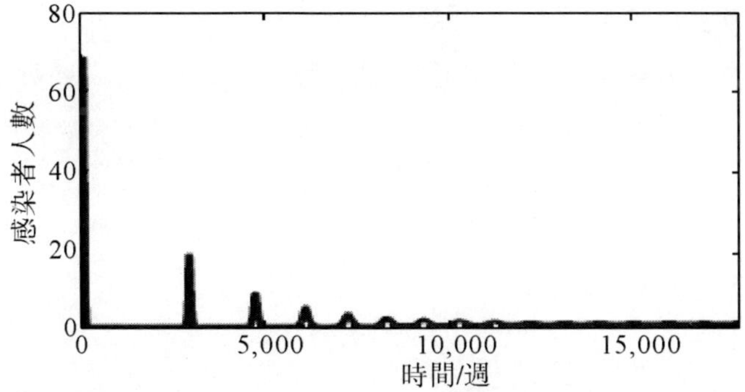

（b）Mukandavive 等人的模型

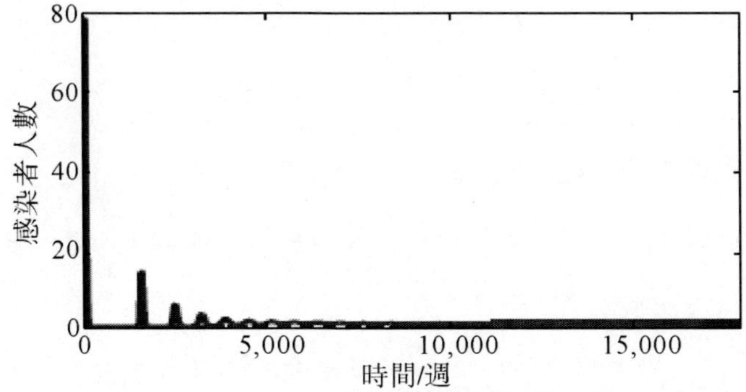

（c）Havtley 等人的模型

圖 4.3　三種模型對易感者的數值模擬

5 全局穩定性分析

5.1 地方病平衡點的穩定性

兩個簡單的例子

為了證明地方病平衡點的全局穩定性，關鍵是證明不存在週期軌跡。對於四階以上的高階模型系統，常用的 Poincare–Bendixson 方法不再適用。本節先由兩個簡單的例子證明地方病穩定點的全局穩定性。

首先，假設發生率 $f(I, B) = C$，其中 C 為大於零的常數。考慮一個二階模型如下：

$$\frac{dS}{dt} = bn - (C + b)S \tag{5.1}$$

$$\frac{dI}{dt} = CS - (\gamma - b)I \tag{5.2}$$

系統（5.1）～（5.2）有一個正的地方病平衡點（S^*，I^*）如下：

$$S^* = \frac{bN}{C + b} \quad 和 \quad I^* = \frac{bCN}{(C + b)(\gamma + b)} \tag{5.3}$$

首先可以很直接觀察到下式成立：

$$\frac{\partial}{\partial S}[bN - (C + b)S] + \frac{\partial}{\partial I}[CS - (\gamma + b)I] = (\gamma + 2b + C) < 0$$

模型的可行域為：

$$D = \{(S, I) \mid S > 0, I > 0, S + I < N\} \tag{5.4}$$

此時不存在週期軌跡。

實際上，因為系統（5.1）和（5.2）是線性的，系統的解可以求得為：

$$S(t) = \frac{bN}{C + b} + \left[S(0) - \frac{bN}{C + b}\right]e^{-(C+b)t}$$

$$I(t)=\frac{bCN}{(C+b)(\gamma+b)}+k_1e^{-(C+\delta)t}+k_1e^{-(\gamma+b)t}$$

其中

$$k_1=\frac{C}{\gamma-C}[S(0)]-\frac{bN}{C+b},$$

$$k_2=I(0)-\frac{bCN}{(C+b)(\gamma+b)}-\frac{C}{\gamma-C}\left[S(0)-\frac{bN}{C+b}\right]$$

易知，不論當 S 和 I 的初始條件如何，都有當 $t\to\infty$ 時，$S(t)\to S^*$ 和 $I(t)\to I^*$。因此地方病平衡點（S^*，I^*）是全局漸近穩定的。

在第二個例子中，令 $f(I, B)=CI$，其中 C 為大於零的常數。簡化後的二階模型如下：

$$\frac{dS}{dt}=b(N-S)-CIS \tag{5.5}$$

$$\frac{dI}{dt}=CIS-(\gamma+b)I \tag{5.6}$$

系統（5.1）和（5.2）可以代表傳統的 SI 模型，其地方病平衡點如下：

$$(S^*,\ I^*)=\left(\frac{\gamma+b}{C},\ \frac{bN}{\gamma+b}-\frac{b}{C}\right) \tag{5.7}$$

令 $P(S, I)=\frac{1}{I}$，可得

$$\frac{\partial}{\partial S}(PF_1)+\frac{\partial}{\partial I}(PF_2)=-\left(C+\frac{b}{I}\right)<0$$

在 D 中處處成立。因此無週期解，地方病平衡點（S^*，I^*）是全局漸近穩定的。

5.2 組合模型

接下來考慮一個含環境元素 B 的霍亂模型，與傳統的 SIR 模型結合，構成如下 SIRB 模型：

$$\frac{\mathrm{d}S}{\mathrm{d}t}=\mu-\beta_1S\frac{B}{1+\alpha_1B}-\beta_2S\frac{I}{1+\alpha_2I}-\mu S \tag{5.8}$$

$$\frac{\mathrm{d}I}{\mathrm{d}t}=\beta_1S\frac{B}{1+\alpha_1B}+\beta_2S\frac{I}{1+\alpha_2I}-(\gamma+\mu)I \tag{5.9}$$

$$\frac{dB}{dt} = \xi I - \delta B \tag{5.10}$$

$$\frac{dR}{dt} = \gamma I - \mu R \tag{5.11}$$

注意到式（5.11）獨立於式（5.8）和式（5.9），因此為一個三階自治模型。總人數固定為 $S+I+R=1$。B 為霍亂病菌濃度，參數 μ 為出生率/死亡率，γ 為感染者的復原率，ξ 為病菌的傳播率，δ 為病菌的死亡率，β_1 和 β_2 分別代表病菌在環境與人和在人與人之間分別的傳播率，所有的參數都為正數。當 $\beta_1=0$ 時，模型不再含有直接的環境與人之間的傳播模式，變為一個普通的 B 獨立的 SIR 模型。當 $\beta_2=0$ 時，模型中不含有直接的人與人的傳播模式。係數 α_1 和 α_2 分別代表不同傳播模式的發生率。當 $\alpha_2=0$ 時，對應的發生率簡化為標準雙線性形式，這是目前大部分傳染病模型使用的發生率。

定理 5.1 模型（5.8）～（5.10）的基本再生數為

$$R_0 = \frac{N}{\gamma + b}\left(\beta_2 + \beta_1 \frac{\xi}{\delta}\right) \tag{5.12}$$

當 $R_0<1$ 時，存在唯一的無病平衡點（DFE）$X_0=(1, 0, 0)$ 是局部漸近穩定和全局漸近穩定的；當 $R_0>1$ 時，DFE 變得不穩定，且存在唯一的地方病平衡點是局部漸近穩定的。

模型（5.8）～（5.10）的全局穩定性的證明將採用 Lyapunov 方程和 Volterra-Lyapunov 穩定矩陣相結合的方法。首先模型的可行域為

$$\Delta = \{(S, I, B) \mid S \geqslant 0, I \geqslant 0, S + I, B \geqslant 0\}$$

在地方病平衡點 $X^* = (S^*, I^*, B^*)$，有如下方程：

$$\mu - \beta_1 S^* \frac{B^*}{1 + \alpha_1 B^*} - \beta_2 S^* \frac{I^*}{1 + \alpha_2 I^*} - \mu S^* = 0 \tag{5.13}$$

$$\beta_1 S^* \frac{B^*}{1 + \alpha_1 B^*} + \beta_2 S^* \frac{I^*}{1 + \alpha_1 I^*} - (\gamma + \mu) I^* = 0 \tag{5.14}$$

$$\xi I^* - \delta B^* = 0 \tag{5.15}$$

由方程（5.14）和（5.15），容易推得

$$\begin{aligned}(\gamma + \mu)\delta &= \frac{\beta_1 S^* \xi}{1 + \alpha_1 B^*} + \frac{\beta_2 S^* \delta}{1 + \alpha_2 I^*} \\ &> \frac{\beta_1 S^* \xi}{(1 + \alpha_1 B)(1 + \alpha_1 B^*)} + \frac{\beta_2 S^* \delta}{(1 + \alpha_2 I)(1 + \alpha_2 I^*)}\end{aligned} \tag{5.16}$$

構建 Lyapunov 方程如下：

$$V=\omega_1(S-S^*)^2+\omega_2(I-I^*)^2+\omega_3(B-B^*)^2 \tag{5.17}$$

其中 ω_1，ω_2 和 ω_3 都為正的常數。則有

$$\frac{\mathrm{d}V}{\mathrm{d}t}=2\omega_1(S-S^*)\frac{\mathrm{d}S}{\mathrm{d}t}+2\omega_2(I-I^*)\frac{\mathrm{d}I}{\mathrm{d}t}+2\omega_3(B-B^*)\frac{\mathrm{d}B}{\mathrm{d}t} \tag{5.18}$$

很顯然的是當 $X=X^*$，$\frac{\mathrm{d}V}{\mathrm{d}t}$。接下來需要證明當 $X\neq X^*$ 時，在可行域處處都有 $\frac{dV}{dt}<0$。再將方程（5.8）～（5.11）和方程（5.13）與（5.14）代入式（5.18）可得

$$\frac{\mathrm{d}V}{\mathrm{d}t}=2\omega_1(S-S^*)\left(-\frac{\beta_1}{1+\alpha_1B}SB-\frac{\beta_2}{1+\alpha_2I}SI-\mu S+\frac{\beta_1}{1+\alpha_1B^*}S^*B^*+\right.$$
$$\left.\frac{\beta_2}{1+\alpha_2I^*}+\mu S^*\right)+2\omega_2(I-I^*)\left[\frac{\beta_1}{1+\alpha_1B}SB+\frac{\beta_2}{1+\alpha_2I}SI-\right.$$
$$\left.(\gamma+\mu)I-\frac{\beta_1}{1+\alpha_1B^*}S^*B^*-\frac{\beta_2}{1+\alpha_2I^*}S^*I^*+(\gamma+\mu)I^*\right]+$$
$$2\omega_3(B-B^*)(\xi I-\delta B-\xi I^*+\delta B^*)$$
$$=2\omega_1(S-S^*)\left[-\beta_1\left(\frac{SB}{1+\alpha_1B}-\frac{S^*B^*}{1+\alpha_1B^*}-\frac{S^*B}{1+\alpha_1B}+\frac{S^*B}{1+\alpha_1B}\right)-\right.$$
$$\left.\beta_2(\frac{SI}{1+\alpha_2I}-\frac{S^*I^*}{1+\alpha_2I^*}-\frac{S^*I}{1+\alpha_2I}+\frac{S^*I}{1+\alpha_2I})-\mu(S-S^*)\right]+$$
$$2\omega_2(I-I^*)\left[\beta_1\left(\frac{SB}{1+\alpha_1B}-\frac{S^*B^*}{1+\alpha_1B^*}-\frac{S^*B}{1+\alpha_1B}+\frac{S^*B}{1+\alpha_1B}\right)+\right.$$
$$\left.\beta_2\left(\frac{SI}{1+\alpha_2I}-\frac{S^*I^*}{1+\alpha_2I^*}-\frac{S^*I}{1+\alpha_2I}+\frac{S^*I}{1+\alpha_2I}\right)-(\gamma+\mu)(S-S)\right]+$$
$$2\omega_3(B-B^*)[\xi(I-I^*)-\delta(B-B^*)]$$
$$=-2\omega_1\left(\frac{\beta_1B}{1+\alpha_1B}+\frac{\beta_2I}{1+\alpha_2I}+\mu\right)(S-S^*)^2-2\omega_1\frac{\beta_2S^*}{(1+\alpha_2I)(1+\alpha_2I^*)}$$
$$(S-S^*)(I-I^*)-2\omega_2\frac{\beta_1S^*}{(1+\alpha_1B)(1+\alpha_1B^*)}(S-S^*)(B-B^*)+$$
$$2\omega_2\left(\frac{\beta_1B}{1+\alpha_1B}+\frac{\beta_2I}{1+\alpha_2I}\right)(I-I^*)(S-S^*)+2\omega_2\left[\frac{\beta_2S^*}{(1+\alpha_2I)(1+\alpha_2I^*)}\right]-$$
$$(\gamma+\mu)(I-I^*)^2+2\omega_2\frac{\beta_1S^*}{(1+\alpha_1B)(1+\alpha_1B^*)}(I-I^*)(B-B^*)+$$

$2\omega_3\xi(I - I^*)(B - B^*) - 2\omega_3\delta(B - B^*)^2$

$= \boldsymbol{Y}(\boldsymbol{WA} + \boldsymbol{A}^{\mathrm{T}}\boldsymbol{W}^{\mathrm{T}})\boldsymbol{Y}^{\mathrm{T}}$

其中 $Y = [S-S^*, I-I^*, B-B^*]$，$W = \mathrm{diag}(\omega_1, \omega_2, \omega_3)$，

$$\boldsymbol{A} = \begin{bmatrix} -\frac{\beta_1 B}{1+\alpha_1 B} - \frac{\beta_2 I}{1+\alpha_2 I} - \mu & -\frac{\beta_2 S^*}{(1+\alpha_2 I)(1+\alpha_2 I^*)} & -\frac{\beta_1 S^*}{(1+\alpha_1 B)(1+\alpha_1 B^*)} \\ \frac{\beta_1 B}{1+\alpha_1 B} + \frac{\beta_2 I}{1+\alpha_2 I} & \frac{\beta_2 S^*}{(1+\alpha_2 I)(1+\alpha_2 I^*)} - (\gamma+\mu) & \frac{\beta_1 S^*}{(1+\alpha_1 B)(1+\alpha_1 B^*)} \\ 0 & \xi & -\delta \end{bmatrix} \tag{5.19}$$

若能證明矩陣$\boldsymbol{A}$是 Volterra-Lyapunov 穩定的，就能證明出 X^* 的全局穩定性。由方程（5.19）可得其逆矩陣：

$$A^{-1} = \frac{1}{\det A}\begin{bmatrix} A_{11} & A_{12} & -\frac{\beta_1 S^*(\gamma+\mu)}{(1+\alpha_1 B)(1+\alpha_1 B^*)} \\ (\frac{\beta_1 B}{1+\alpha_1 B} + \frac{\beta_2 I}{1+\alpha_2 I})\delta & (\frac{\beta_1 B}{1+\alpha_1 B} + \frac{\beta_2 I}{1+\alpha_2 I} + \mu)\delta & \frac{\beta_1 S^*\mu}{(1+\alpha_1 B)(1+\alpha_1 B^*)} \\ (\frac{\beta_1 B}{1+\alpha_1 B} + \frac{\beta_2 I}{1+\alpha_2 I})\xi & (\frac{\beta_1 B}{1+\alpha_1 B} + \frac{\beta_2 I}{1+\alpha_2 I} + \mu)\xi & A_{33} \end{bmatrix}$$

其中：$A_{11} = (\gamma+\mu)\delta - \frac{\beta_1 S^*\xi}{(1+\alpha_1 B)(1+\alpha_1 B^*)} - \frac{\beta_2 S^*\delta}{(1+\alpha_2 I)(1+\alpha_2 I^*)}$，

$A_{12} = \frac{\beta_1 S^*\xi}{(1+\alpha_1 B)(1+\alpha_1 B^*)} - \frac{\beta_2 S^*\delta}{(1+\alpha_2 I)(1+\alpha_2 I^*)}$，

$A_{33} = (\frac{\beta_1 B}{(1+\alpha_1 B)} + \frac{\beta_2 I}{1+\alpha_2 I} + \mu)(\gamma+\mu) - \frac{\beta_2 S^*\delta}{(1+\alpha_2 I)(1+\alpha_2 I^*)}$，

再計算出：

$$\det A = -\left(\frac{\beta_1 B}{1+\alpha_1 B} + \frac{\beta_2 I}{1+\alpha_2 I} + \mu\right)\left[(\gamma+\mu)\delta + \frac{\beta_1 S^*\xi}{(1+\alpha_1 B)(1+\alpha_1 B^*)}\right] - \frac{\beta_2 S^*\delta}{(1+\alpha_2 I^*)(1+\alpha_2 I^*)}\Bigg] - \left(\frac{\beta_1 B}{1+\alpha_1 B} + \frac{\beta_2 I}{1+\alpha_2 I}\right)\left[\frac{\beta_1 S^*\xi}{(1+\alpha_1 B)(1+\alpha_1 B^*)} + \frac{\beta_2 S^*\delta}{(1+\alpha_2 I)(1+\alpha_2 I^*)}\right]$$

由不等式（5.16），易知 $\det A<0$。接下來證明如下引理：

引理 5.1 令$\boldsymbol{D} = -\boldsymbol{A}$和$\boldsymbol{E} = (-\boldsymbol{A})^{-1}$，則存在一個正的 2×2 對角矩陣$\widetilde{\mathbf{W}}$ =

diag（ω_1，ω_2）使得$\widetilde{\boldsymbol{W}}\widetilde{\boldsymbol{D}}+(\widetilde{\boldsymbol{W}}\widetilde{\boldsymbol{D}})^{\mathrm{T}}>0$和$\widetilde{\boldsymbol{W}}\widetilde{\boldsymbol{E}}+(\widetilde{\boldsymbol{W}}\widetilde{\boldsymbol{E}})^{\mathrm{T}}>0$。

證明：由不等式（5.16）和 $\det A<0$，可以明顯看到矩陣$\boldsymbol{A}^{-1}$的（1，1），（2，2）和（2，1）列都為負，（1，2）列為正，$\widetilde{\mathbf{A}}^{-1}$也是 Volterra-Lyapunov 穩定的。因此，存在一個正的 2×2 對角矩陣$\widetilde{\boldsymbol{W}}=\mathrm{diag}(\omega_1,\omega_2)$使得$\widetilde{\boldsymbol{W}}\widetilde{\boldsymbol{A}}^{-1}+(\widetilde{\boldsymbol{A}}^{-1})^{\mathrm{T}}\widetilde{\boldsymbol{W}}^{\mathrm{T}}<0$。因為 $E=(-A)^{-1}$，可得$\widetilde{\boldsymbol{W}}\widetilde{\boldsymbol{E}}+(\widetilde{\boldsymbol{W}}\widetilde{\boldsymbol{E}})^{\mathrm{T}}>0$。特別地，有

$$\widetilde{\boldsymbol{W}}\widetilde{\boldsymbol{E}}+(\widetilde{\boldsymbol{W}}\widetilde{\boldsymbol{E}})^{T}=\frac{1}{-\det A}\boldsymbol{Q}$$

其中 2×2 的正定矩陣$\boldsymbol{Q}$為

$$\boldsymbol{Q}=\begin{bmatrix}Q_{11} & Q_{12}\\ Q_{21} & Q_{22}\end{bmatrix}$$

$$Q_{11}=2\omega_1\left[(\gamma+\mu)\delta-\frac{\beta_1 S^*\xi}{(1+\alpha_1 B)(1+\alpha_1 B^*)}-\frac{\beta_2 S^*\delta}{(1+\alpha_2 I)(1+\alpha_2 I^*)}\right]$$

$$Q_{12}=Q_{21}=\omega_2\delta\left(\frac{\beta_1 B}{1+\alpha_1 B}+\frac{\beta_2 I}{1+\alpha_2 I}\right)-\omega_1\left[\begin{array}{l}\dfrac{\beta_1 S^*\xi}{(1+\alpha_1 B)(1+\alpha_1 B^*)}\\ -\dfrac{\beta_1 S^*\delta}{(1+\alpha_1 I)(1+\alpha_2 I^*)}\end{array}\right]$$

$$Q_{22}=2\omega_2\delta\left(\frac{\beta_1 B}{1+\alpha_1 B}+\frac{\beta_2 I}{1+\alpha_2 I}+\mu\right)$$

同時，還有

$$\widetilde{\boldsymbol{W}}\widetilde{\boldsymbol{D}}+(\widetilde{\boldsymbol{W}}\widetilde{\boldsymbol{D}})^{\mathrm{T}}=\boldsymbol{P}$$

2×2 的矩陣$\boldsymbol{P}$為

$$\boldsymbol{P}=\begin{bmatrix}2\omega_1\left(\dfrac{\beta_1 B}{1+\alpha_1 B}+\dfrac{\beta_2 I}{1+\alpha_2 I}+\mu\right) & P_{12}\\ P_{21} & 2\omega_2\left[(\gamma+\mu)-\dfrac{\beta_1 S^*}{(1+\alpha_2 I)(1+\alpha_2 I^*)}\right]\end{bmatrix}$$

其中 $P_{12}=P_{21}=\omega_1\dfrac{\beta_2 S^*}{(1+\alpha_2 I)(1+\alpha_2 I^*)}-\omega_2\left(\dfrac{\beta_1 B}{1+\alpha_1 B}+\dfrac{\beta_2 I}{1+\alpha_2 I}\right)$。

接下來證明$\boldsymbol{P}>0$。事實上，因為$\boldsymbol{Q}>0$有 $\det\boldsymbol{Q}>0$。

$$\det Q=\delta^2\Bigg\{4\omega_1\omega_2(\gamma+\mu)\left[\frac{\beta_2 S^*\delta}{(1+\alpha_2 I)(1+\alpha_2 I^*)}+\mu\right]-$$

$$2\omega_1\omega_2\left(\frac{\beta_1 B}{1+\alpha_1 B}+\frac{\beta_2 I}{1+\alpha_2 I}\right)\frac{\beta_2 S^*\delta}{(1+\alpha_2 I)(1+\alpha_2 I^*)}-$$

$$4\omega_1\omega_2 \frac{\beta_2 S^* \mu}{(1+\alpha_2 I)(1+\alpha_2 I^*)} -$$

$$\left.\omega_1^2\left[\frac{\beta_2 S^* \mu}{(1+\alpha_2 I)(1+\alpha_2 I^*)}\right]^2 - \omega_2^2\left[\frac{\beta_1 B}{1+\alpha_1 B}+\frac{\beta_2 I}{1+\alpha_2 I}\right]^2\right\} -$$

$$\left\{2\omega_1\omega_2\delta\left(\frac{\beta_1 B}{1+\alpha_1 B}+\frac{\beta_2 I}{1+\alpha_2 I}\right)\frac{\beta_2 S^* \xi}{(1+\alpha_1 B)(1+\alpha_1 B^*)}+\right.$$

$$4\omega_1\omega_2\delta\mu \frac{\beta_1 S^* \xi}{(1+\alpha_1 B)(1+\alpha_1 B^*)} + \omega_1^2\left[\frac{\beta_1 S^* \xi}{(1+\alpha_1 B)(1+\alpha_1 B^*)}\right]+$$

$$\left.2\omega_1^2 \frac{\beta_1 S^* \xi}{(1+\alpha_1 B)(1+\alpha_1 B^*)} \frac{\beta_2 S^* \delta}{(1+\alpha_2 I)(1+\alpha_2 I^*)}\right\}$$

$$= \delta^2(\det P) - T$$

其中 T 顯然是正的，並且

$$\det P = 4\omega_1\omega_2(\gamma+\mu)\left[\frac{\beta_2 S^*}{(1+\alpha_2 I)(1+\alpha_2 I^*)}+\mu\right]-$$

$$2\omega_1\omega_2\left(\frac{\beta_1 B}{1+\alpha_1 B}+\frac{\beta_2 I}{1+\alpha_2 I}\right)\frac{\beta_2 S^* \delta}{(1+\alpha_2 I)(1+\alpha_2 I^*)} -$$

$$4\omega_1\omega_2 \frac{\beta_2 S^* \mu}{(1+\alpha_2 I)(1+\alpha_2 I^*)} -$$

$$\omega_1^2\left[\frac{\beta_2 S^* \mu}{(1+\alpha_2 I)\ (1+\alpha_2 I^*)}\right]^2 - \omega_2^2\left(\frac{\beta_1 B}{1+\alpha_1 B}+\frac{\beta_2 I}{1+\alpha_2 I}\right)^2$$

則 $\det P>0$。注意到矩陣 $\boldsymbol{P}$ 的（1，1）列是正的，因此可得 $\boldsymbol{P}>0$。

引理 5.2 方程（5.19）中定義的矩陣 $\boldsymbol{A}$ 是 Volterra-Lyapunov 穩定的。

證明：由引理，存在一個正的 3×3 對角矩陣 $\boldsymbol{W}$ 使得 $\boldsymbol{W}(-\boldsymbol{A}) + (-\boldsymbol{A})^{\mathrm{T}}\boldsymbol{W}^{\mathrm{T}}>0$。因此，$\boldsymbol{WA}+\boldsymbol{A}^{\mathrm{T}}\boldsymbol{W}^{\mathrm{T}}<0$。

據此，可以建立如下定理：

定理 5.2 當 $R_0>1$ 時，模型（5.8）~（5.10）的地方病平衡點是全局漸近穩定的。

定理 5.3 當 $R_0>1$ 時，Mukandavire 的模型（3.19）~（3.22）的地方病平衡點是全局漸近穩定的。

5.3 Hartley 的模型

在 5.2 節中介紹的模型是三維的，本節用 Hartley 的四維模型（3.1）~

(3.5) 為例將 5.2 節中證明全局穩定性的方法應用到高維模型中。

定理 5.4（參見第 3 章）Hartley 的模型（3.1）～（3.5）的基本再生數為

$$R_0 = \frac{N\xi}{\gamma + b}\left(\frac{\beta_H}{\chi\kappa_H} + \frac{\beta_L}{\kappa_L\delta_L}\right) \tag{5.20}$$

當 $R_0<1$ 時，模型存在唯一的無病平衡點（DFE）$X_0=(1,\ 0,\ 0)$ 是局部漸近穩定的和全局漸近穩定的；當 $R_0>1$ 時，DFE 不穩定，模型的地方病平衡點 $X^*=(S^*,\ I^*,\ B^*)$ 是局部漸近穩定的。

可行域為

$$\Delta = \{(S,\ I,\ B) \mid S \geqslant 0,\ I \geqslant 0,\ S + I < 1,\ B_H \geqslant 0,\ B_L \geqslant 0\}$$

在地方病平衡點的方程為

$$b - \beta_L S^* \frac{B_L^*}{\kappa_L + B_L^*} - \beta_H S^* \frac{B_H^*}{\kappa_H + B_H^*} - bS^* = 0 \tag{5.21}$$

$$\beta_L S^* \frac{B_L^*}{\kappa_L + B_L^*} + \beta_H S^* \frac{B_H^*}{\kappa_H + B_H^*} - (\gamma + b)I^* = 0 \tag{5.22}$$

$$\xi I^* - \chi B_H^* = 0 \tag{5.23}$$

$$\chi B_H^* - \delta_L B_L^* = 0 \tag{5.24}$$

由上述方程可得到

$$(\gamma + b)\chi\delta_L = \frac{\beta_L S^* \xi\chi}{\kappa_L + B_L^*} + \frac{\beta_H S^* \xi\delta_L}{\kappa_H + B_H^*} > \frac{\xi\delta_L}{P} + \frac{\xi\chi}{Q} \tag{5.25}$$

其中

$$\frac{\beta_H S^* \kappa_H}{(\kappa_H + B_H^*)(\kappa_H + B_H)} = \frac{1}{P}, \qquad \frac{\beta_L S^* \kappa}{(\kappa_L + B_L^*)(\kappa_L + B_L)} = \frac{1}{Q}$$

構建 Lyapunov 方程如下：

$$V = \omega_1(S - S^*)^2 + \omega_2(I - I^*)^2 + \omega_3(B_H - B_H^*)^2 + \omega_4(B_L - B_L^*)^2 \tag{5.26}$$

其中 ω_1，ω_2 和 ω_3 都為正的常數。則有

$$\frac{dV}{dt} = 2\omega_1(S - S^*)\frac{dS}{dt} + 2\omega_2(I - I^*)\frac{dI}{dt} + 2\omega_3(B - B^*)\frac{dB_H}{dt} + 2\omega_4(B_L - B_L^*)\frac{dB_L}{dt}$$

$$= 2\omega_1(S - S^*)\left[-\beta_L\left(\frac{SB_L}{\kappa_L + B_L} - \frac{S^*B_L^*}{\kappa_L + B_L^*} - \frac{S^*B_L}{\kappa_L + B_L} + \frac{S^*B_L}{\kappa_L + B_L}\right)\right] -$$

$$\beta_H\left[\left(\frac{SB_H}{\kappa_H + B_H} - \frac{S^*B_H^*}{\kappa_H + B_H^*} - \frac{S^*B_H}{\kappa_H + B_H} + \frac{S^*B_H}{\kappa_H + B_H}\right) - b(S - S^*)\right] +$$

$$2\omega_2(I-I^*)\left[\beta_L\left(\frac{SB_L}{\kappa_L+B_L}-\frac{S^*B_L^*}{\kappa_L+B_L^*}-\frac{S^*B_L}{\kappa_L+B_L}+\frac{S^*B_L}{\kappa_L+B_L}\right)\right]+$$

$$\beta_H\left[\left(\frac{SB_H}{\kappa_H+B_H}-\frac{S^*B_H^*}{\kappa_H+B_H^*}-\frac{S^*B_H}{\kappa_H+B_H}+\frac{S^*B_H}{\kappa_H+B_H}\right)-(\gamma+b)(I-I^*)\right]+$$

$$2\omega_3(B_H-B_H^*)[\xi(I-I^*)-\chi(B_H-B_H^*)]+$$

$$2\omega_4(B_L-B_L^*)[\chi(B_H-B_H^*)-\delta_L(B_L-B_L^*)]$$

$$=2\omega_1(S-S^*)\left\{-\beta_L\left[\frac{B_L}{\kappa_L+B_L}(S-S^*)-\frac{S^*\kappa_L}{(\kappa_L+B_L^*)(\kappa_L+B_L)}(B_L^*-B_L)\right]+\right.$$

$$\left.\beta_H\left[\frac{B_H}{\kappa_H+B_H}(S-S^*)-\frac{S^*\kappa_H}{(\kappa_H+B_H^*)(\kappa_H+B_H)}(B_H^*-B_H)\right]-b(S-S^*)\right\}+$$

$$2\omega_2(I-I^*)\left\{\beta_L\left[\frac{B_L}{\kappa_L+B_L}(S-S^*)-\frac{S^*\kappa_L}{(\kappa_L+B_L^*)(\kappa_L+B_L)}(B_L^*-B_L)\right]+\right.$$

$$\left.\beta_H\left[(\frac{SB_H}{\kappa_H+B_H}-\frac{S^*B_H^*}{\kappa_H+B_H^*}-\frac{S^*B_H}{\kappa_H+B_H}+\frac{S^*B_H}{\kappa_H+B_H})-(\gamma+b)(I-I^*)\right\}+$$

$$2\omega_3\xi(I-I^*)(B_H-B_H^*)-2\omega_3\chi(B_H-B_H^*)^2+$$

$$2\omega_4\chi(B_L-B_L^*)(B_H-B_H^*)-2\omega_4\delta_L(B_L-B_L^*)^2$$

$$=-2\omega_1\frac{\beta_LB_L}{\kappa_L+B_L}(S-S^*)^2-2\omega_1\frac{\beta_LS^*\kappa_L}{(\kappa_L+B_L^*)(\kappa_L+B_L)}(S-S^*)(B_L-B_L^*)-$$

$$2\omega_1\frac{\beta_HB_H}{\kappa_H+B_H}(S-S^*)^2-2\omega_1\frac{\beta_HS^*\kappa_H}{(\kappa_H+B_H^*)(\kappa_H+B_H)}(S-S^*)(B_H-B_H^*)-$$

$$2\omega_1b(S-S^*)^2+$$

$$2\omega_2\frac{\beta_LB_L}{\kappa_L+B_L}(I-I^*)(S-S^*)+2\omega_2\frac{\beta_LS^*\kappa_L}{(\kappa_L+B_L^*)(\kappa_L+B_L)}(I-I^*)(B_L-B_L^*)+$$

$$2\omega_2\frac{\beta_HB_H}{\kappa_H+B_H}(I-I^*)(S-S^*)+2\omega_2\frac{\beta_HS^*\kappa_H}{(\kappa_H+B_H^*)(\kappa_H+B_H)}(I-I^*)(B_H-B_H^*)-$$

$$2\omega_2(\gamma+b)(I-I^*)^2+2\omega_3\xi(I-I^*)(B_H-B_H^*)-2\omega_3\chi(B_H-b_H^*)^2+$$

$$2\omega_4\chi(B_L-B_L^*)(B_H-B_H^*)-2\omega_1\delta_L(B_L-B_l^*)^2$$

$$=\boldsymbol{Y}(\boldsymbol{WA}+\boldsymbol{W}^{\mathrm{T}}\boldsymbol{W}^{\mathrm{T}})\boldsymbol{Y}^{\mathrm{T}} \tag{5.27}$$

其中$\boldsymbol{Y}=[S-S^*, I-I^*, B_H-B_H^*, B_L-B_L^*]$，$\boldsymbol{W}=\mathrm{diag}(\omega_1, \omega_2, \omega_3, \omega_4)$，

$$A=\begin{bmatrix} -\frac{\beta_L B_L}{\kappa_L+B_L}-\frac{\beta_H B_H}{\kappa_H+B_H}-b & 0 & \frac{\beta_H S^*\kappa_H}{(\kappa_H+B_H^*)(\kappa_H+B_H)} & -\frac{\beta_L S^*\kappa_L}{(\kappa_L+B_L^*)(\kappa_L+B_L)} \\ \frac{\beta_L B_L}{\kappa_L+B_L}+\frac{\beta_H B_H}{\kappa_H+B_H} & -(\gamma+b) & \frac{\beta_H S^*\kappa_H}{(\kappa_H+B_H^*)(\kappa_H+B_H)} & \frac{\beta_L S^*\kappa_L}{(\kappa_L+B_L^*)(\kappa_L+B_L)} \\ 0 & \xi & -\chi & 0 \\ 0 & 0 & \chi & -\delta L \end{bmatrix} \tag{5.28}$$

若能證明（5.28）中定義的矩陣$\boldsymbol{A}$是 Volterra-Lyapunov 穩定的，即可證明地方病平衡點 X^* 是全局漸近穩定的。證明的方法和 5.2 中的證明方法一致，因此在此省略掉一些計算過程，計算步驟如下：

步驟 1：首先證明矩陣$\boldsymbol{U}=\overline{\boldsymbol{A}^{-1}}$是 Volterra-Lyapunov 穩定的。3×3 的矩陣$\boldsymbol{U}$可寫為

$$\boldsymbol{U}=\frac{1}{\det A}\begin{bmatrix} -[\gamma+b]\chi\delta_L-\frac{\xi\delta_L}{P}-\frac{\xi\chi}{Q} & \frac{\xi\delta_L}{P}+\frac{\xi\chi}{Q} & (\gamma+b)(\frac{\delta_1}{P}+\frac{\chi}{P}) \\ -T\chi\delta_L & -(T+b)\chi\delta_1 & -b(\frac{\delta_L}{P}+\frac{\chi}{P}) \\ -T\xi\delta & -(T+b)\xi\delta_L & -(T+b)(\gamma+b)\delta_L \end{bmatrix} \tag{5.29}$$

其中 $T=\frac{\beta_L B_L}{\kappa_L+B_L}+\frac{\beta_H B_H}{\kappa_H+B_H}$

$$\det A=\chi\delta_L(\gamma+b)(T+b)+b\left(\frac{\xi\delta_L}{P}+\frac{\xi\chi}{Q}\right)>0$$

容易觀察到 2×2 的矩陣$\overline{\boldsymbol{U}}$是 Volterra-Lyapunov 穩定的。因此，存在一個 2×2 的正對角矩陣$\overline{\boldsymbol{M}}=\mathrm{diag}$（$m_1$，$m_2$），使得$\boldsymbol{MU}$+（$\boldsymbol{MU}$）$^{\mathrm{T}}<0$。再令$\boldsymbol{D}=-\boldsymbol{U}$和$\boldsymbol{E}=\boldsymbol{D}^{-1}=-\boldsymbol{U}^{-1}$，也可得$\overline{\boldsymbol{ME}}$+（$\overline{\boldsymbol{ME}}$）$^{T}>0$。因此，至少存在一個 3×3 的正對角矩陣$\boldsymbol{M}=\mathrm{diag}$（$m_1$，$m_2$，$m_3$）使得

$$\boldsymbol{M}(-\boldsymbol{U})+(-\boldsymbol{U})^{\mathrm{T}}\boldsymbol{M}^{\mathrm{T}}>0 \tag{5.30}$$

同時也意味著$\boldsymbol{MU}+\boldsymbol{U}^{\mathrm{T}}\boldsymbol{M}^{\mathrm{T}}<0$。即可得證$\boldsymbol{U}$是 Volterra-Lyapunov 穩定的。

步驟 2：證明在（5.30）中定義的矩陣$\boldsymbol{M}$滿足：

$$\boldsymbol{M}(\overline{-\boldsymbol{A}})+(\overline{-\boldsymbol{A}})^{\mathrm{T}}\boldsymbol{M}^{\mathrm{T}}>0 \tag{5.31}$$

證明（5.31）的關鍵是證明$\boldsymbol{M}$（$\overline{-\boldsymbol{A}}$）+（$\overline{-\boldsymbol{A}}$）$^{\mathrm{T}}\boldsymbol{M}^{\mathrm{T}}>0$ 的行列式是正的。經過一些計算可得：

$$
\begin{aligned}
&\det\{(\det A)[\boldsymbol{M}(-\boldsymbol{U})+(-\boldsymbol{U})^{\mathrm{T}}\boldsymbol{M}^{\mathrm{T}}]\} \\
&=\left\{T\chi\delta_L^3(\gamma+b)+b\delta_L^2\left[\chi\delta_L(\gamma+b)-\frac{\xi\delta_L}{P}-\frac{\xi\chi}{Q}\right]\right\}\det[M(-U)+(-U)^T M^T]- \\
&2m_1m_2^2b^2\left(\frac{\delta_L}{P}+\frac{\chi}{Q}\right)^2\left[\chi\delta_L(\gamma+b)-\frac{\xi\delta_L}{P}-\frac{\xi\chi}{Q}\right]-2m_1m_2^2Tb\chi\delta_L(\gamma+b)\left(\frac{2\delta_L\chi}{PQ}+\frac{\chi^2}{Q^2}\right)- \\
&4m_1m_2m_3Tb\xi\frac{\delta_L^2}{P}(T+b)\left[\chi\delta_L(\gamma+b)-\frac{\xi\delta_L}{P}-\frac{\xi\chi}{Q}\right]-6m_1m_2m_3T^2\xi\chi\frac{\delta_L^2}{P}(\gamma+b)- \\
&2m_1m_2m_3Tb\xi\chi\frac{\delta_L^3}{P}(\gamma+b)-2m_1m_2m_3Tb\xi^2\delta_L\left(\frac{\delta_L}{P}+\frac{\chi}{Q}\right)^2- \\
&4m_1m_2m_3Tb\xi\chi\delta_L^2\frac{\chi}{Q}(\gamma+b)-4m_1m_2m_3b\xi\delta_L\frac{\chi}{Q}(T+b)\left[\chi\delta_L(\gamma+b)-\frac{\xi\delta_L}{P}-\frac{\xi\chi}{Q}\right]- \\
&2m_1^2m_2T\chi\delta_L(\gamma+b)^2\left(\frac{2\delta_L\chi}{PQ}+\frac{\chi^2}{Q^2}\right)-8m_1m_2m_3T\xi\delta_L^2(T+b)(\gamma+b)- \\
&2m_1^2m_2(T+b)(\gamma+b)\left(\frac{2\delta_L\chi}{PQ}+\frac{\chi^2}{Q^2}\right)\left[\chi\delta_L(\gamma+b)-\frac{\chi\delta_L}{P}-\frac{\xi\chi}{Q}\right]
\end{aligned}
$$

又由於$\boldsymbol{M}(-\boldsymbol{U})+(-\boldsymbol{U})^{\mathrm{T}}\boldsymbol{M}^{\mathrm{T}}>0$ 和 $\det A>0$，可得

$$\det\{(\det A)[\boldsymbol{M}(-\boldsymbol{U})+(-\boldsymbol{U})^{\mathrm{T}}\boldsymbol{M}^{\mathrm{T}}]\}>0$$

結合不等式（5.25），易得

$$\det[\boldsymbol{M}(\overline{-\boldsymbol{A}})+(\overline{-\boldsymbol{A}})^{\mathrm{T}}\boldsymbol{M}^{\mathrm{T}}]>0$$

步驟 3：證明在（5.28）中定義的矩陣$\boldsymbol{A}$是 Volterra-Lyapunov 穩定的。

由式（5.30）和式（5.31），存在一個 $m_4>0$，使得對$\boldsymbol{W}=\mathrm{diag}(\omega_1, \omega_2, \omega_3, \omega_4)$，$\omega_i=m_i$（$1\leqslant i\leqslant 4$），都有$\boldsymbol{W}(-\boldsymbol{A})+(-\boldsymbol{A})^{\mathrm{T}}\boldsymbol{W}^{\mathrm{T}}>0$，也即$\boldsymbol{W}\boldsymbol{A}+\boldsymbol{A}^{\mathrm{T}}\boldsymbol{W}^{\mathrm{T}}<0$。

最後，將上面的三個步驟所得結論總結成如下定理：

定理 5.5 當 $R_0>1$ 時，模型（3.1）～（3.5）的地方病平衡點是全局漸近穩定的。

5.4 數值模擬

本節為證明地方病平衡點的全局穩定性進行數值模擬。首先考慮典型的三維模型，如 Codeco 的模型（4.53）～（4.55）。計算可得基本再生數為 $R_0=1.51$，且地方病平衡點為 $I^*\approx 16.98$，$S^*\approx 660,6$。同時，再考慮另外一個三維模型，如 Mukandavire 的模型（3.19）～（3.22）。計算可得基本再生數為

$R_0=1.23$，且地方病平衡點為 $I^*\approx1.16$，$S^*\approx10,732$。圖 5.1 和圖 5.2 描述了 Codeco 模型和 Mukandavire 模型在各自地方病平衡點分別的全局穩定性。在數值模擬中分別取五個不同的初始條件：$I(0)=1$，100，200，600，1,000，分別畫出五條數值模擬曲線。由圖 5.1 和圖 5.2 可以清楚看出五條軌線都收斂於各自的地方病平衡點，可以證明各自的全局漸近穩定性。

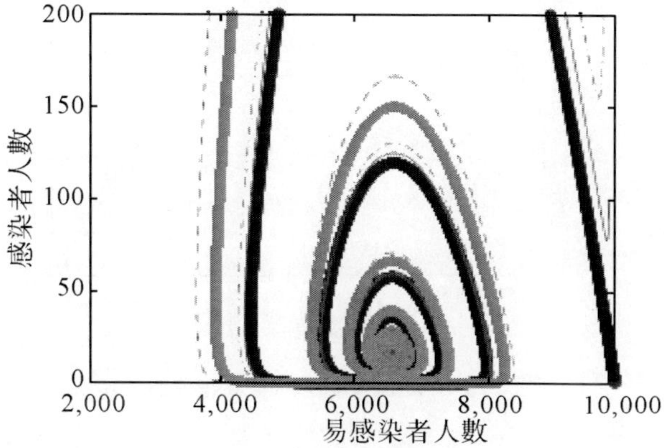

圖 5.1　Codeco 模型的全局穩定性

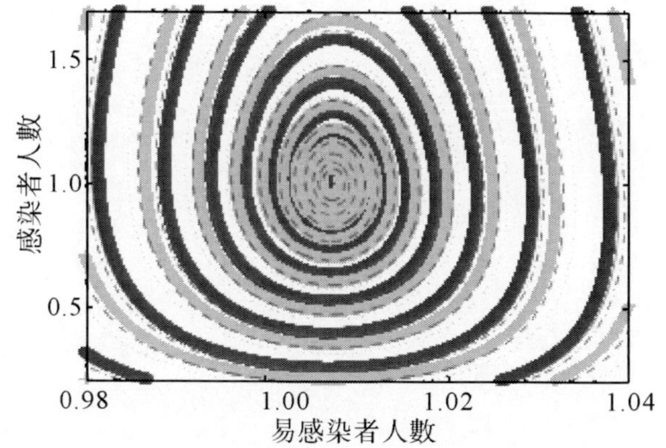

圖 5.2　Mukandavire 模型的全局穩定性

接下來再對 Hartley 等人的四維模型進行數值模擬。計算可得基本再生數為 $R_0=18.83$，且地方病平衡點為 $I^*\approx4.33$，$S^*\approx534$。和圖 5.1 和圖 5.2 一樣，取五個不同的初始條件：$I(0)=1$，100，200，600，1,000，如圖 5.3 所示，也可以清晰觀察出五條軌線都收斂於地方病平衡點，全局漸近穩定性得證。同時，又由於該模型結合了病菌高傳播狀態，在同樣的參數設定下，

Hartley 等人的模型有很高的感染者人數，約占總人口的 36%，這也可以解釋為何該模型有極高的基本再生數。因此該模型適合於嚴重的，傳播較快的霍亂疫情，而 Codeco 的模型適合描述較輕微的霍亂疫情。

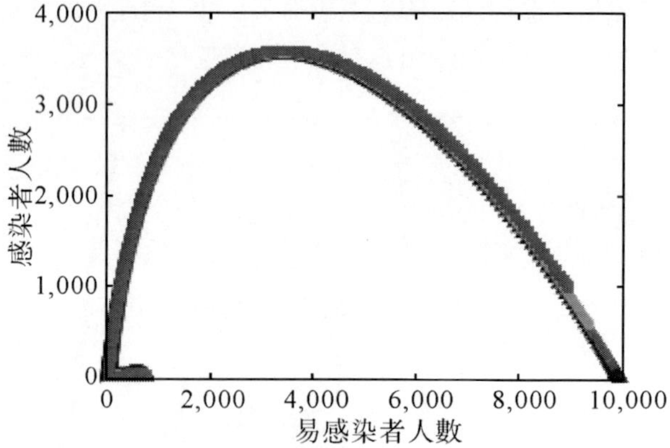

圖 5.3　Hartley 模型的全局穩定性

6　帶時滯模型

具有時間滯後（時滯）的數學模型反應了在 t 時刻的運動變化規律，不僅取決於 t 時刻本身，還受到 t 時刻以前的某些狀況或因素的影響，所以考慮時滯因素往往能更準確地反應自然客觀事實。本書研究的霍亂模型中霍亂弧菌有一定的潛伏期，一般為幾小時到十幾天不等。在大部分的霍亂研究中，為了計算的簡便，並沒有考慮時滯的因素。但只有引入時滯，才能更好地描述霍亂模型。

6.1　單時滯霍亂模型

6.1.1　時滯模型

為了進一步控制水源性傳染病的流行，首先考慮霍亂弧菌在不潔水源中會存活一段較長的時間，即增加對時滯的考量；其次考慮預防接種和利用消毒劑消毒不潔水源都是控制霍亂傳播的有效手段，建立並研究一個同時含有預防接種和消毒不潔水源雙重控制策略的霍亂時滯模型如下：

$$\frac{dS}{dt}=\mu N-\beta_W WS-\beta_1 SI-(\mu+\phi)S+\psi V \tag{6.1}$$

$$\frac{dI}{dt}=\beta_W WS+\beta_I SI-(\gamma+\mu+u_1)I+\sigma\beta_1 VI \tag{6.2}$$

$$\frac{dV}{dt}=\phi S-\sigma\beta_I VI-(\mu+\psi)V \tag{6.3}$$

$$\frac{dW}{dt}=\pi I-\xi W-dNW-\chi WT \tag{6.4}$$

$$\frac{dT}{dt}=\theta W(t-\tau)-\alpha T-\eta WT \tag{6.5}$$

$$\frac{dR}{dt}=\gamma T-\mu R \tag{6.6}$$

設總人數 $N=S+I+V+R$，且總人口數與飲水的供給和成正比，S、I、V 和 R 分別表示易感染者、染病者、接種疫苗者和移出者，W 為霍亂病菌濃度，T 為消毒劑在水源中的濃度。消毒劑可以很有效地殺死水源中的霍亂弧菌並且控制其傳播，本書假設消毒劑的濃度與失效率成正比，也與水源中霍亂病菌濃度成正比。再假設消毒劑的自然喪失率與其濃度成比例，且消毒劑攝取了霍亂弧菌後，其吸收率是與病毒的密度以及消毒劑的濃度成比例的。模型中其他的參數 β_I 和 β_W 分別表示環境與人之間傳播和人與人之間傳播的傳染率系數，μ_1 和 μ 分別表示感染者和非感染者不同的死亡率，ϕ 為疫苗接種率，α 為消毒劑的失效率，π 為霍亂病菌的增長率，ξ 為霍亂病菌的自然喪失率，d 為作為安全用水提供給住戶的水源中霍亂病菌的喪失率，χ 為當使用了消毒劑後霍亂病菌濃度的喪失率，θ 為使用消毒劑的濃度，η 為消毒劑在水源中的有效吸收率，γ 為染病者的復原率，τ 表示病菌在不潔水源中的潛伏期。σ 表示疫苗的有效率，當 $\sigma=0$ 為該疫苗完全有效，$\sigma=1$ 意味著疫苗沒有效果。所有的參數都為正數。

模型的初始條件如下：

$$S\geqslant 0,\ I\geqslant 0,\ V\geqslant 0,\ W\geqslant 0,\ I\geqslant 0,\ R\geqslant 0$$

注意到系統方程中 R 的獨立性［在方程組（6.1）～（6.6）中均不含有 R］，所以為了簡化計算，在後面的分析中只考慮方程（6.1）～（6.5）即可。

6.1.2 無病平衡點的穩定性

將方程組（6.1）～（6.5）寫成向量的形式為

$$\frac{\mathrm{d}X}{\mathrm{d}t}=F(X) \tag{6.7}$$

且

$$X=(S,\ I,\ V,\ W,\ T)^{\mathrm{T}} \tag{6.8}$$

可以很直接地看出模型（6.1）～（6.5）有唯一一個正無病平衡點（DFE）：

$$X_0=\left(\frac{N(\mu+\psi)}{\mu+\psi+\phi},\ 0,\ \frac{N\phi}{\mu+\psi+\phi},\ 0,\ 0\right)^{\mathrm{T}} \tag{6.9}$$

基本再生數可求得為：

$$R_0=\frac{\beta_1 N(\mu+\psi+\sigma+\phi)}{(\mu+\psi+\phi)(\gamma+\mu)}+\frac{\beta_W\pi N(\mu+\psi)}{(\mu+\psi+\phi)(\gamma+\mu)(\xi+dN)} \tag{6.10}$$

由表達式（6.10）可知，R_0'（ϕ）<0，即 R_0 依賴於免疫系數 ϕ。這意味

著系數 ϕ 在控制基本再生數的大小中起著重要作用。並且當 $\phi=0$ 時，基本再生數變為

$$R_0=\frac{\beta_I N}{(\gamma+\mu)}+\frac{\beta_W \pi N}{(\gamma+\mu)(\xi+dN)} \tag{6.11}$$

接下來先討論當 $\tau=0$ 時，模型的穩定性。首先計算模型在地方病平衡點的雅克比矩陣如下：

$$\boldsymbol{J}_0=\begin{bmatrix} -\mu-\phi & -\beta_I S_0 & \psi & -\beta_W S_0 & 0 \\ 0 & Q & 0 & \beta_W S_0 & 0 \\ \phi & -\beta_I S_0 & -\mu-\psi & 0 & 0 \\ 0 & \xi & 0 & -\xi-dN & 0 \\ 0 & 0 & 0 & \theta & -\alpha \end{bmatrix}$$

其中 $Q=\gamma+\mu-\beta_I S_0-\sigma\beta_I V_0$，當 $R_0<1$ 時，易知 $Q>0$。$\boldsymbol{J}_0$的特徵多項式為

$$\mathrm{Det}(\lambda I-J_0)=(\lambda+\alpha)(\lambda^4+a_3\lambda^3+\alpha_2\lambda^2+a_2\lambda+a_0) \tag{6.12}$$

其中 $a_3=(2\mu+\phi+\psi)+(\xi+dN)+Q$,

$a_2=\mu(\mu+\phi+\psi)+(\xi+dN)(2\mu+\phi+\psi)+Q(2\mu+\phi+\psi)+$
$Q(\xi+dN)-\beta_W\pi S$,

$a_1=\mu(\mu+\phi+\psi)+(\xi+dN)+\mu Q(\mu+\phi+\psi)+Q(2\mu+\phi+\psi)(\xi+dN)-$
$\beta_W\pi S(2\mu+\phi+\psi)$,

$a_0=\mu Q(\mu+\phi+\psi)(\xi+dN)-\beta_W\pi S\mu(\mu+\phi+\psi)$。

特徵多項式（6.12）有一個負根 $\lambda=-\alpha$。為了證明剩下的四個根都有負實部，由 Routh-Hurwitz 準則，穩定的充要條件為

$$a_3>0,\ a_1>0,\ a_0>0,\ a_1(a_2a_3-a_1)>a_0a_3^2 \tag{6.13}$$

由 $R_0<1$，易推得 $Q(\xi+dN)>\beta_W\pi S$。因此（6.13）的四個條件都可以很容易計算出（此處省略計算）。則建立以下定理：

定理 6.1 當 $R_0<1$ 時，模型（6.1）~（6.5）的無病平衡點是局部漸近穩定的。

接下來證明當 $R_0<1$ 時，模型（6.1）~（6.5）的無病平衡點是全局漸近穩定的。C. M. Kribs-Zaleta 的文獻中介紹了如下引理：

引理 6.1 給定一個非負的一致有界的可測序列 f_n，有

$$\int \liminf f_n \leqslant \int \liminf \int f_n \leqslant \limsup \int f_n \leqslant \int \limsup f_n$$

再建立如下定理：

定理 6.2 當 $R_0<1$ 時，模型（6.1）~（6.5）的無病平衡點是全局漸近穩

定的。

證明：由方程（6.4）可得

$$W(t)=\int_{-\infty}^{t}(\pi I-\chi WT)e^{(-\xi-dN)(t-s)}ds \tag{6.14}$$

先作替換 $x=t-s$，再在方程（6.14）的左右兩邊對 $W(t)$ 同時取 lim sup，並運用引理 6.1 可得

$$\begin{aligned}\limsup_{t\to\infty}W(t)&=\limsup_{t\to\infty}\int_{0}^{\infty}[\pi I(t-x)-\chi W(t-x)T(t-x)]e^{(-\xi-dN)x}dx\\&\leqslant\int_{0}^{\infty}\limsup_{t\to\infty}\pi I(t-x)e^{(-\xi-dN)x}dx\\&\leqslant\limsup_{t\to\infty}\pi I(t)\int_{0}^{\infty}e^{(-\xi-dN)x}dx\\&=\frac{\pi}{\xi+dN}\limsup_{t\to\infty}I(t)\end{aligned} \tag{6.15}$$

同理，對 $I(t)$ 採取同樣的方法可得

$$\begin{aligned}I(t)&=\int_{-\infty}^{t}(\beta_W WS+\beta_I SI+\sigma\beta_1 VI)e^{-(\gamma+\mu)(t-s)}ds\\&\leqslant\limsup_{t\to\infty}\int_{0}^{\infty}[\beta_W W(t-x)(N-V(t-x))+\beta_I I(t-x)N\\&\quad-\beta_I V(t-x)I(t-x)(1-\sigma)]e^{-(\gamma+\mu)x}dx\\&\leqslant\limsup_{t\to\infty}\int_{0}^{\infty}[\beta_W W(x)N+\beta_I I(t)N]e^{-(\gamma+\mu)x}dx\\&\leqslant\frac{\frac{\beta_W\pi N}{\xi+dN}+\beta_I N}{\gamma+\mu}\limsup_{t\to\infty}I(t)\end{aligned} \tag{6.16}$$

如果$\frac{\frac{\beta_W\pi N}{\xi+dN}+\beta_I N}{\gamma+\mu}<1$，不等式（6.16）成立當且僅當 $\limsup_{t\to\infty}I(t)=0$。由此，DFE 的全局穩定性得證。

6.1.3 當 $\tau=0$ 時，地方病平衡點穩定性

模型（6.1）~（6.5）的地方病平衡點 X^* 由以下方程確定：

$$\mu N-\beta_W W^*S^*-\beta_I S^*I^*-(\mu+\phi)S^*+\psi V^*=0 \tag{6.17}$$

$$\beta_W W^*S^*+\beta_1 S^*I^*-(\gamma+\mu+u_1)I^*+\sigma\beta_1 V^*I^*=0 \tag{6.18}$$

$$\phi S^*-\sigma\beta_1 V^*I^*-(\mu+\psi)V^*=0 \tag{6.19}$$

$$\pi I^*-\xi W^*-dNW^*+\chi W^*T^*=0 \tag{6.20}$$

$$\theta W^* - \alpha T^* - \chi W^* T^* = 0 \tag{6.21}$$

為了簡化計算，先令 $a_{11}^* = -\beta_W W^* - \beta_I I^* - (\mu+\phi)$，$a_{45}^* = \theta - \eta T^*$，$a_{11}^* = \beta_W W^* + \beta_I I^*$，$a_{22}^* = \beta_I S^* + \sigma\beta_1 V^* - (\gamma+\mu)$，$a_{55}^* = -\alpha - \eta W^*$，$a_{33}^* = -\alpha\beta_I I^* - (\mu+\psi)$，$a_{44}^* = -\xi - dN - \chi T^*$，雅克比矩陣為

$$\begin{bmatrix} a_{11}^* & -\beta_I S^* & \psi & -\beta_W S^* & 0 \\ a_{21}^* & a_{22}^* & \sigma\beta_I V^* & \beta_W S^* & 0 \\ \phi & \sigma\beta_I V^* & a_{33}^* & 0 & 0 \\ 0 & \pi & 0 & a_{44}^* & -\chi W^* \\ 0 & 0 & 0 & a_{45}^* & a_{55}^* \end{bmatrix}$$

其特徵多項式為

$$Det(\lambda I - J_B^*) = \lambda^5 + a_4\lambda^4 + a_3\lambda^3 + a_2\lambda^2 + a_1\lambda + a_0$$

其中：$a_1 = -a_{11}^* - a_{22}^* - a_{33}^* - a_{44}^* - a_{55}^*$

$$a_2 = a_{11}^*a_{22}^* + a_{11}^*a_{33}^* + a_{11}^*a_{44}^* + a_{11}^*a_{55}^* + a_{22}^*a_{33}^* + a_{22}^*a_{44}^* + a_{22}^*a_{55}^* + a_{33}^*a_{44}^* + a_{33}^*a_{55}^* + a_{44}^*a_{55}^* + \beta_I a_{21} S^* + \chi a_{45}^* W^* + \sigma^2\beta_I^2 I^* V^* - \beta_W \pi S^* - \psi\phi$$

$$a_3 = -a_{11}^*a_{22}^*a_{33}^* - a_{11}^*a_{22}^*a_{44}^* - a_{11}^*a_{22}^*a_{55}^* - a_{11}^*a_{33}^*a_{44}^* - a_{11}^*a_{33}^*a_{55}^* - a_{11}^*a_{44}^*a_{55}^* - a_{22}^*a_{33}^*a_{44}^* - a_{22}^*a_{33}^*a_{44}^* - a_{22}^*a_{33}^*a_{55}^* - a_{22}^*a_{44}^*a_{55}^* + \sigma\beta_I^2\phi I^* S^* - \sigma^2\beta_I^2 I^* V^*(a_{11}^* + a_{44}^* + a_{55}^*) - \beta_I a_{21} S^*(a_{33}^* + a_{44}^* + a_{55}^*) + \psi\phi\beta_I a_{21}^* V^*$$

$$a_4 = a_{11}^*a_{22}^*a_{33}^*a_{44}^* + a_{11}^*a_{22}^*a_{33}^*a_{55}^* + a_{11}^*a_{22}^*a_{44}^*a_{55}^* + a_{11}^*a_{33}^*a_{44}^*a_{55}^* + a_{22}^*a_{33}^*a_{44}^*a_{55}^* + \sigma^2\beta_I^2 I^* V^*(a_{11}^*a_{44}^* + a_{11}^*a_{55}^* + a_{44}^*a_{55}^*) + \beta_I a_{21} S^*(a_{33}^*a_{44}^* + a_{35}^*a_{55}^* + a_{44}^*a_{55}^*) + \chi a_{45} W^*(a_{11}^*a_{22}^* + a_{11}^*a_{33}^* + a_{22}^*a_{33}^* + \sigma^2\beta_I^2 I^* V^* + \beta_I a_{21} S^* - \psi\phi) - \sigma\beta_I(\psi a_{21}^* V^* + \phi\beta_I S^*)(a_{44}^* + a_{55}^*) - \psi\phi(a_{22}^*a_{44}^* + a_{22}^*a_{55}^* + a_{44}^*a_{55}^*)$$

$$a_5 = -a_{11}^*a_{22}^*a_{33}^*a_{44}^*a_{55}^* - \chi a_{11}^*a_{22}^*a_{33}^*a_{45}^* W^* + \chi\psi\beta_I a_{21}^* a_{45}^* V^* W^*(\sigma + \phi) - \chi\beta_I a_{21} a_{33}^* a_{45}^* S^* W^* + \chi\psi\phi a_{22}^* a_{45}^* W^* + \beta_W \pi a_{33}^* a_{55}^* S^*(a_{11}^* + a_{21}^*) - \beta_W \pi\psi\phi a_{55}^* S^* - \beta_I\beta_W\pi\sigma\phi a_{55}^* I^* S^* - \sigma^2\beta_1^2 a_{11}^* a_{44}^* a_{55}^* I^* V^* - \beta_I a_{21} a_{33}^* a_{44}^* a_{55}^* S^* + \sigma\beta_I a_{44}^* a_{55}^*(\phi I^* S^* + \psi a_{21}^* V^*) + \psi\phi a_{22}^* a_{44}^* a_{55}^*$$

則由 Routh-Hurwitz 準則，穩定的充要條件為

$$a_5 > 0,\ a_1a_2 - a_3 > 0,\ a_3(a_1a_2 - a_3) - a_1(a_1a_4 - a_5) > 0$$
$$a_4[a_3(a_1a_2 - a_3) - a_1(a_1a_4 - a_5)] - a_5[a_2(a_1a_2 - a_3) - (a_1a_4 - a_5)] > 0 \tag{6.22}$$

通過計算得證以上不等式，(計算略)，並建立如下定理：

定理 6.3 當 $R_0>1$ 時，模型（6.1）～（6.5）的地方病平衡點是局部漸近

穩定的。

6.1.4 當 $\tau \neq 0$ 時，地方病平衡點穩定性

首先令：$s=S-S^*$，$v-V-V^*$，$i=I-I^*$，$w=W-W^*$，以及 $f=T-T^*$，其中 s，i，v，w 和 f 是圍繞 X^* 的微小擾動。在地方病平衡點的特徵方程可計算得

$$\lambda^5 + A_1\lambda^4 + A_2\lambda^3 + A_3\lambda^2 + A_4\lambda + A_5 + (B_1\lambda^3 + B_2\lambda^2 + B_3\lambda + B_4)e^{-\lambda\tau} = 0 \tag{6.23}$$

其中

$A_1 = -a_{11}^* - a_{22}^* - a_{33}^* - a_{44}^* - a_{55}^*$,

$A_2 = a_{11}^*a_{22}^* + a_{11}^*a_{33}^* + a_{11}^*a_{44}^* + a_{11}^*a_{55}^* + a_{22}^*a_{33}^* + a_{22}^*a_{44}^* + a_{22}^*a_{55}^* + a_{44}^*a_{55}^* + \beta_I a_{21}^*S^* + \sigma^2\beta_I^2 I^*V^* - \chi\eta W^*T^* - \beta_W\pi S^* - \psi\phi$,

$A_3 = -a_{11}^*a_{22}^*a_{33}^* - a_{11}^*a_{22}^*a_{44}^* - a_{11}^*a_{22}^*a_{55}^* - a_{11}^*a_{33}^*a_{44}^* - a_{11}^*a_{33}^*a_{55}^* - a_{11}^*a_{44}^*a_{55}^* - a_{22}^*a_{33}^*a_{44}^* - a_{22}^*a_{33}^*a_{55}^* - a_{22}^*a_{44}^*a_{55}^* - a_{33}^*a_{44}^*a_{55}^* + \chi\eta W^*T^*(a_{11}^* + a_{22}^* + a_{33}^*) + \psi\phi(a_{22}^* + a_{44}^* + a_{55}^*) + \beta_W\pi S^*(a_{11}^* + a_{33}^* + a_{55}^* + a_{21}^*) + \sigma\phi\beta_I^2 I^*S^* - \sigma^2\beta_I^2 I^*V^*(a_{11}^* + a_{44}^* + a_{55}^*) - \beta_I a_{21}^*S^*(a_{33}^* + a_{44}^* + a_{55}^*) + \sigma\psi\beta_I\beta_I^2 a_{21}^*V^*$

$A_4 = a_{11}^*a_{22}^*a_{33}^*a_{44}^* + a_{11}^*a_{22}^*a_{33}^*a_{55}^* + a_{11}^*a_{22}^*a_{44}^*a_{55}^* + a_{11}^*a_{33}^*a_{44}^*a_{55}^* + a_{22}^*a_{33}^*a_{44}^*a_{55}^* - \chi\eta W^*T^*(a_{11}^*a_{22}^* + a_{11}^*a_{33}^* + a_{22}^*a_{33}^*) + \sigma^2\beta_I^2 I^*V^*(a_{11}^*a_{44}^* + a_{11}^*a_{55}^* + a_{44}^*a_{55}^*) - \beta_W\pi S^*(a_{11}^*a_{33}^* + a_{11}^*a_{55}^* + a_{33}^*a_{55}^* + a_{21}^*a_{33}^* + a_{21}^*a_{55}^*) + \chi\eta\sigma^2\beta_I^2 I^*V^*W^*T^* + \beta_I a_{21}^*S^*(a_{33}^*a_{44}^* + a_{33}^*a_{55}^* + a_{44}^*a_{55}^*) + \psi\phi(\chi\eta^*W^*I^* + \beta_W\pi S^*) - \sigma\phi\beta_I^2 S^*I^*(a_{44}^* + a_{55}^*) + \beta_I\sigma\psi a_{21}^*V^*(a_{44}^* + a_{55}^*) + \beta_I\beta_W\sigma\psi\pi S^*I^* - \psi\phi(a_{22}^*a_{44}^* + a_{22}^*a_{55}^* + a_{44}^*a_{55}^*) - \beta_I\chi\eta a_{21}^*S^*W^*T^*$

$A_5 = -a_{11}^*a_{22}^*a_{33}^*a_{44}^*a_{55}^* + \chi\eta a_{11}^*a_{22}^*a_{33}^*W^*T^* + \beta_W\pi S^*a_{33}^*a_{55}^*(a_{11}^* + a_{21}^*) + (a_{44}^*a_{55}^* - \chi\eta W^*T^*)(\sigma^2\beta_I^2 I^*V^* - \beta_I a_{21}^*a_{33}^*S^* + \sigma\beta_I^2\phi I^*S^* - \sigma\beta_I\psi a_{21}^*V^* + \psi\phi a_{22}^*) - \beta_I\beta_W\sigma\phi\pi a_{55}^*S^*I^* - \psi\phi\beta_W\pi a_{55}^*S^*$

以及

$B_1 = \chi\theta W^*$

$B_2 = -\chi\theta W^*(a_{11}^* + a_{22}^* + a_{33}^*)$

$B_3 = \chi\theta W^*(a_{11}^*a_{22}^* + a_{11}^*a_{33}^* + a_{22}^*a_{33}^* + \beta_I a_{21}^*S^* + \sigma\beta_I^2 I^*V^* - \psi\phi)$

$B_4 = \chi\theta W^*(-a_{11}^*a_{22}^*a_{33}^* + \sigma^2\beta_I^2 a_{11}^*I^*V^* - \beta_I a_{21}^*a_{33}^*S^* + \sigma\phi\beta_I I^*S^* - \sigma\psi\beta_I a_{21}^*V^* + \psi\phi a_{22}^*)$

設 $\lambda=i\omega$ 是方程（6.23）的一個根，將 λ 代入方程並分離實部和虛部後，

可得到下面的兩個方程：

$$A_1\omega^4 - A_3\omega^2 + (-B_1\omega^3 + B_3\omega)\sin(\omega\tau) - (B_2\omega^2 - B_4)\cos(\omega\tau) + A_5 = 0 \tag{6.24}$$

$$\omega^5 - A_2\omega^3 + A_4\omega + (B_2\omega^2 - B_4)\sin(\omega\tau) + (-B_1\omega^3 + B_3\omega)\cos(\omega\tau) = 0 \tag{6.25}$$

將方程（6.24）和（6.25）平方相加：

$$(A_1\omega^4 - A_3\omega^2 + A_5)^2 + (\omega^5 - A_2\omega^3 + A_4\omega)^2 - (B_2\omega^2 - B_4)^2 + (-B_1\omega^3 + B_3\omega)^2 = 0$$

再令 $\omega^2=x$ 得到

$$F(x) = x^5 + C_4x^4 + C_3x^3 + C_2x^2 + C_1x + + C_0 = 0 \tag{6.26}$$

其中，$C_1 = A_4^2 - 2A_3A_5 + 2B_2B_4 - B_3^2$，$C_2 = A_3^2 + 2A_1A_5 + 2B_1B_3 - B_2^2 - 2A_2A_4$，$C_3 = A_2^2 + 2A_4 - 2A_1A_3 - B_1^2$，$C_4 = A_1^2 - 2A_2$，$C_0 = A_5^2 - B_4^2$。

如果系數 C_1 滿足 Routh-Hurwitz 條件，則方程（6.26）不會有任何正根，因此我們不會得到滿足方程（6.24）和（6.25）的正 ω。在這種情況下有以下定理：

定理 6.4 當 $R_0>1$，$\tau>0$ 時，如果 Routh-Hurwitz 條件滿足，模型（6.1）~（6.5）的地方病平衡點是局部漸近穩定的。

另外，若系數 C_1 不滿足 Routh-Hurwitz 條件，設 $F(0) = C_0<0$ 成立，以及 $\lim\limits_{t\to\infty}F(x) = \infty$ 可以確保方程（6.26）存在一個正的實根，使得方程（6.23）必有一對純虛根 $\pm i\omega_0$。從方程（6.24）和（6.25）可解得時滯臨界值 τ_n 的表達式如下：

$$\tau_n = \frac{1}{\omega_0}\arccos\frac{\omega_0^2(B_2 - A_1B_1) - A_2B_2}{B_1^2\omega_0^2 + B_2^2} + \frac{2n\pi}{\omega_0} \tag{6.27}$$

對方程（6.23）左右兩邊同時求 λ 關於 τ 的導數得到

$$(5\lambda^4 + 4A_1\lambda^3 + 3A_2\lambda^2 + 2A_3\lambda + A_4)\frac{d\lambda}{d\tau} + e^{-\lambda\tau}(3B_1\lambda^2 + 2B_2\lambda + B_3)\frac{d\lambda}{d\tau} + e^{-\lambda\tau}(B_1\lambda^3 + B_2\lambda^2 + B_3\lambda + B_4)\left(-\tau\frac{d\lambda}{d\tau} - \lambda\right) = 0 \tag{6.28}$$

化簡可得

$$\left(\frac{d\lambda}{d\tau}\right)^{-1} = \frac{(5\lambda^4 + 4A_1\lambda^3 + 3A_2\lambda^2 + 2A_3\lambda + A_4)e^{\lambda\tau}}{(B_1\lambda^3 + B_2\lambda^2 + B_3\lambda + B_4)\lambda} + \frac{3B_1\lambda^2 + 2B_2\lambda + B_3}{(B_1\lambda^3 + B_2\lambda^2 + B_3\lambda + B_4)\lambda} - \frac{\tau}{\lambda} \tag{6.29}$$

因此可以計算求得

$$
\begin{aligned}
\theta &= \operatorname{sign}\left[\frac{d(\operatorname{Re}(\lambda))}{d\tau}\right]_{\lambda=i\omega_0} \\
&= \operatorname{sign}\left[\operatorname{Re}\frac{d\lambda}{d\tau}\right]_{\lambda=i\omega_0} \\
&= \operatorname{sign}\frac{1}{H}[(B_3\omega_0 - B_1\omega_0^3)\sin(\omega_0\tau) + B_2\omega_0^2 - B_4)\cos(\omega_0\tau)(4A_1\omega_0^2 - 2A_3) - \\
&\quad (B_3\omega_0^2 - B_1\omega_0^4)\cos(\omega_0\tau) + (B_2\omega_0^2 - B_4)\sin(\omega_0\tau)(5\omega_0^3 - 3A_2\omega_0 + A_4) - \\
&\quad 2B_2(B_2\omega_0^2 - B_4) - (B_3 - 3B_1\omega_0^2)(B_3\omega_0^2 - B_1\omega_0^4)] \\
&= \operatorname{sign}\frac{1}{H}[(A_1\omega_0^4 - A_3\omega_0^2 + A_5)(4A_1\omega_0^2 - 2A_3) = (\omega_0^5 - A_2\omega_0^3 + A_4\omega_0)(5\omega_0^3 - \\
&\quad 3A_2\omega_0 + A_4)] - 2B_2(B_2\omega_0^2 - B_4) - (B_3 - 3B_1\omega_0^2)(B_3\omega_0^2 - B_1\omega_0^4)] \\
&= \operatorname{sign}\frac{1}{H}[-3\omega_0^2(-\omega_0^2 + a_2) + a_2(-\omega_0^2 + a_2) - 2a_1(-a_1\omega_0^2 + a_3) - b_1^2] \\
&= \operatorname{sign}\frac{1}{H}[5x^4 + 4C_4x^3 + 3C_3x^2 + 2C_2x + C_1] \\
&= \operatorname{sign}\frac{1}{H}F'(x) \qquad (6.30)
\end{aligned}
$$

其中 $H=(B_1\omega_0^3-B_3\omega_0)^2+(B_4-B_2\omega_0^2)^2$。又由前面的假設條件 $C_0<0$ 可知，$F'(x)>0$，則上述方程一定大於 0。即意味著當 $\tau>\tau_0$ 時，至少存在一個根有一個正實部並且從左向右穿過虛軸。因此當 $\tau=\tau_0$ 時，Hopf 分支產生，並在 $\tau=\tau_0$ 附近產生一簇週期解。由 Hopf 分支定理，可以得到下面的定理。

定理 6.5 當 $R_0>1$，時滯 $\tau\in[0, \tau_0]$ 時，如果 Routh-Hurwitz 條件滿足，系統（6.1）~（6.5）的地方病平衡點是局部漸近穩定的；當時滯 $\tau>\tau_0$ 時，系統（6.1）~（6.5）不穩定。當 $\tau=\tau_0$ 時，系統在地方病平衡點產生 Hopf 分支，並在 $\tau=\tau_0$ 附近產生一簇週期解。

6.1.5 數值模擬

本節採用世界衛生組織（WHO）發布的 2008—2009 年津巴布韋霍亂的數據進行模型的數值模擬。津巴布韋的總人口大約 1,200 萬人，為了計算的方便，本節按比例減少 1,200 倍系數使得其總人口為 1,000 人，模型中所用到的其他參數值為 $N=1,000$，$\mu=0.000,442$，$\pi=70$，$\xi=0.233,33$，$d=0.000,014$，$\chi=0.99$，$\alpha=1$，$\theta=0.001$，$\gamma=1.4$，$\sigma=0.2$，$\phi=0.003$，$\beta_I=0.000,12$，$\beta_W=0.000,000,42$，$\eta=0.000,4$，$\psi=0.05$。初始條件為：$S_0=9,890$，$I_0=10$，$V_0=100$，$T_0=10$ 和 $W_0=0$。

當 $\tau=0$ 時

把所有的參數代入 R_0 的表達式，可求得 $R_0=1.7$，即在這種情況下，霍亂會在津巴布韋流行開來，並且最終的地方病平衡點的值也可求得為（S^*，I^*，V^*，R^*）=（4,938.65，0.442，2,960.5，2,100.2），這與津巴布韋的霍亂傳播實際情況相符合。圖 6.1 和圖 6.2 表示 S^*，I^*，V^* 和 R^* 隨時間的變化趨勢。從圖 6.1 可以觀察到染病者人數在 27 周的時候達到最高峰 72（除以 1,200 倍系數後的值），然後直接下降到接近於 0，說明在進行有效的防疫之後，此次疫情已消除。考慮長期的情況，從圖 6.2 可知，在第一次疫情爆發結束之後，還會有若干次疫情再度爆發，但最高峰值會越來越小，直到 384 年後 S^*，V^* 和 R^* 最終達到自己穩定值分別為 4,938.65，2,960.5 和 2,100.2，此時在津巴布韋的霍亂才最終徹底消除。

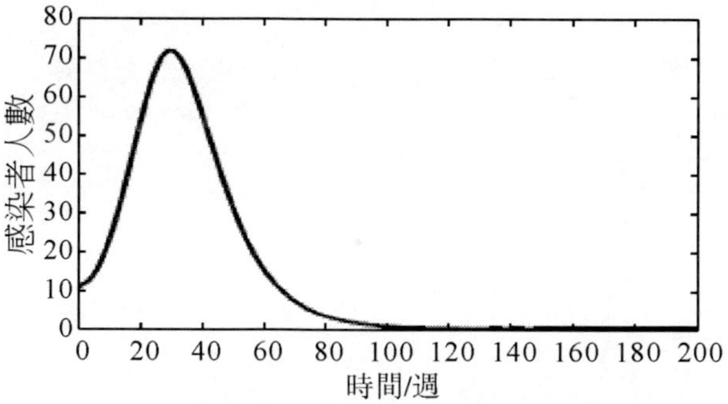

圖 6.1　當 $\tau=0$ 時，I^* 隨時間變化趨勢圖

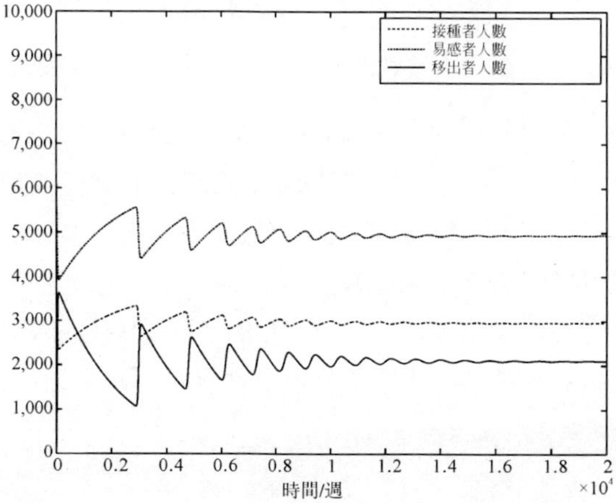

圖 6.2　當 $\tau=0$ 時，S^*，V^* 和 R^* 隨時間變化的趨勢圖

圖 6.3 和圖 6.4 分別表示在沒有預防接種和沒有進行水源消毒的情況下染病者人數隨時間變化趨勢。可以明顯看出，在缺失預防接種或者水源消毒後，染病者人數明顯高於圖 6.1 中的染病者人數，說明這兩種預防控制措施非常有效，都可以極大地降低霍亂傳播。

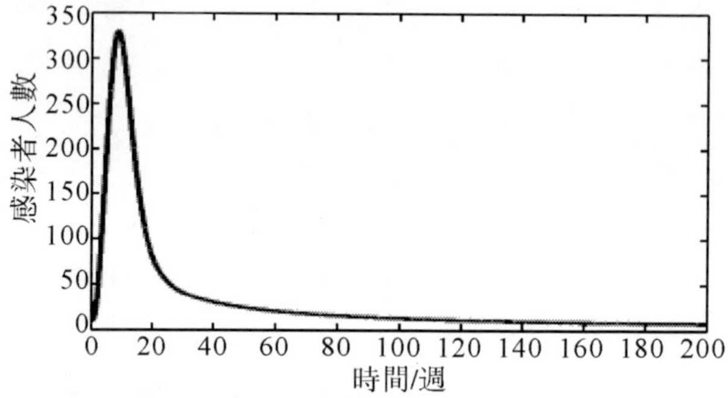

圖 6.3　缺失預防接種時，I^* 隨時間變化的趨勢圖

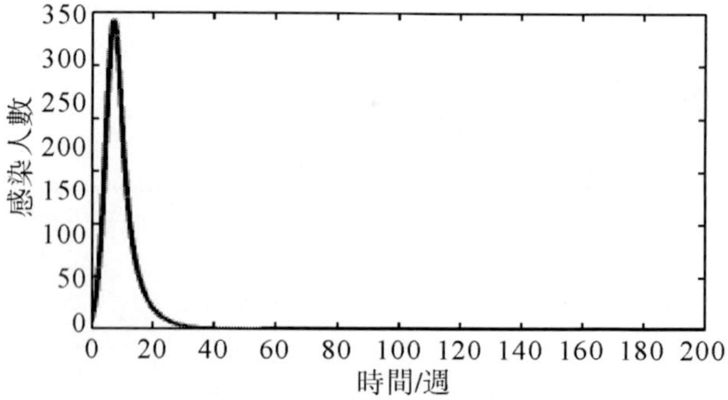

圖 6.4　缺失水源消毒時，I^* 隨著時間變化的趨勢圖

在本節採用和上節同樣的參數值和初始條件對 $\tau\neq0$ 的情況進行數值模擬，此時時滯臨界值 τ_0 可求得為 2.88。從圖 6.5 可知，當取 $\tau=2$ 時，I^* 和 R^* 的振動逐漸降低，並最終趨於它們分別的穩定值，同時 S^* 和 V^* 也同樣最終趨於它們的平衡點。然後當時滯大於閾值時，系統的穩定性會發生變化。圖 6.6 中，時滯取值為 4 時，可以看出 S^*，I^*，V^* 和 R^* 都開始發生不穩定的變化。說明對傳染病進行模擬和預測時，在時滯變大的情況下，對未來的預測會變得更加困難。

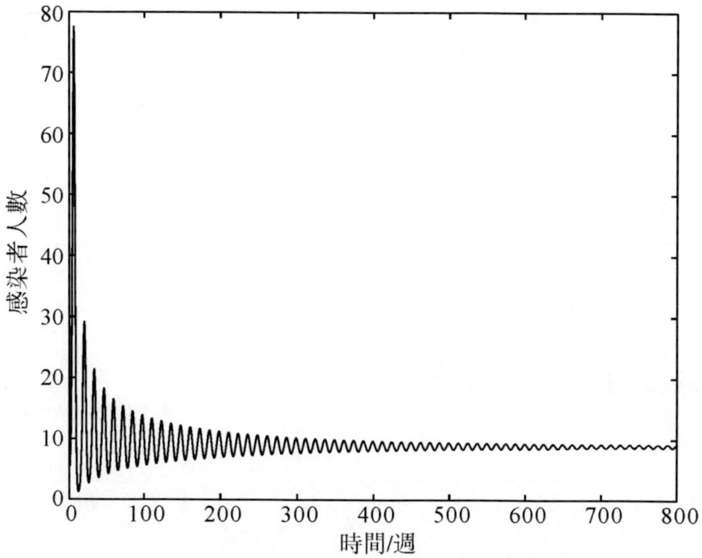

（a）$\tau=2$ 時，S^* 隨時間變化的趨勢圖

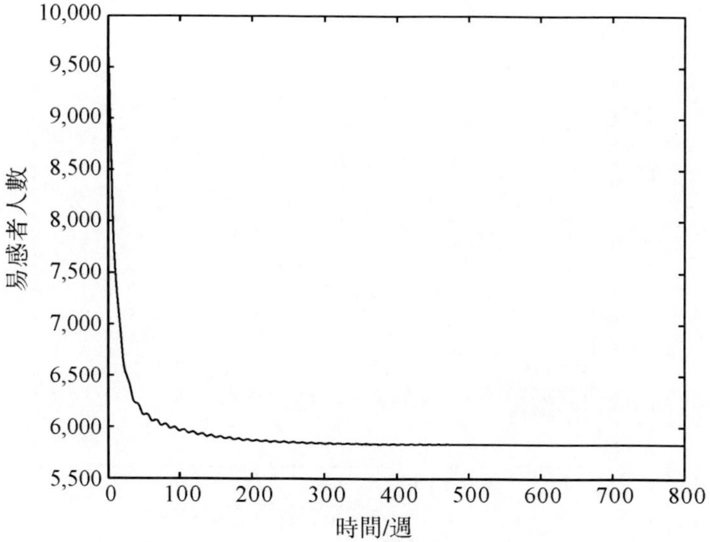

（b）$\tau=2$ 時，I^* 隨時間變化的趨勢圖

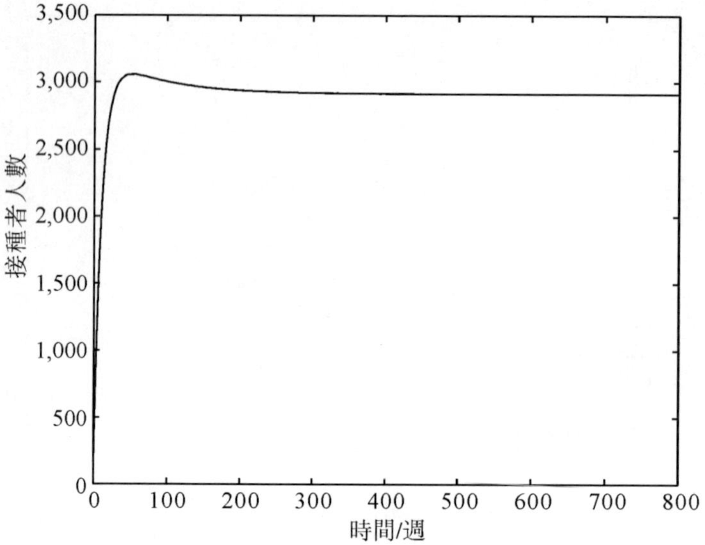

（c）$\tau=2$ 時，V^* 隨時間變化的趨勢圖

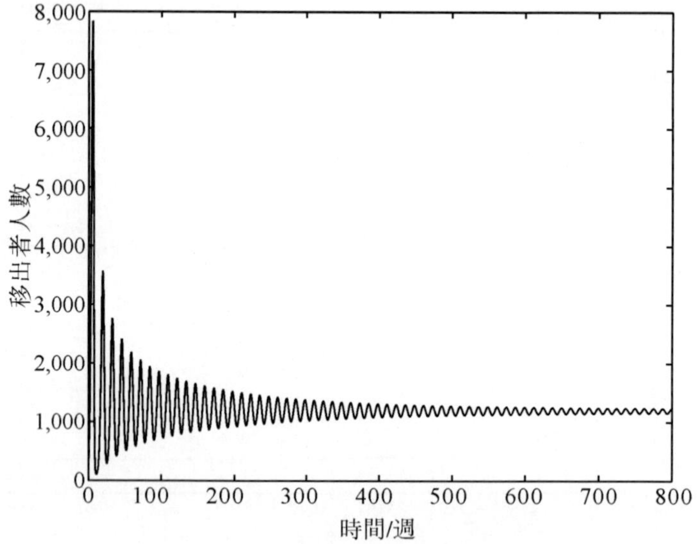

（d）$\tau=2$ 時，R^* 隨時間變化的趨勢圖

圖 6.5

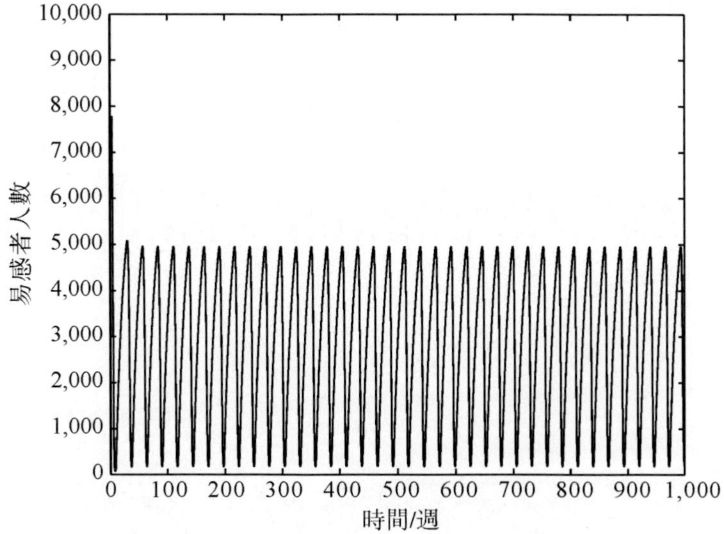

（a）$\tau=4$ 時，S^* 隨時間變化的趨勢圖

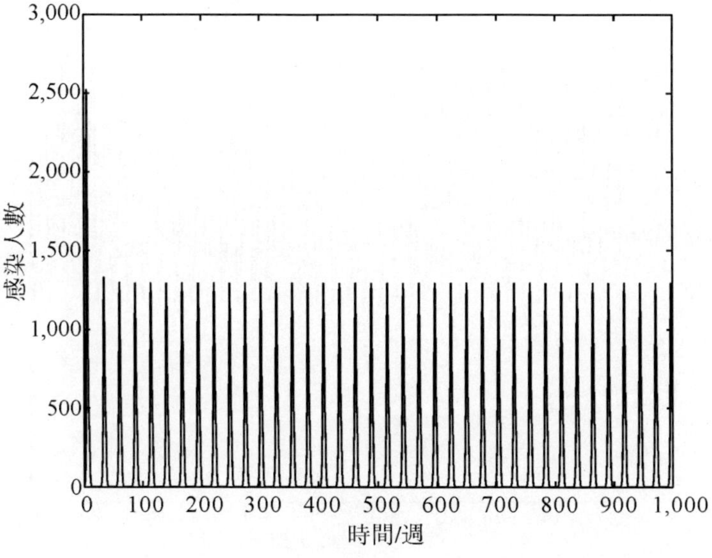

（b）$\tau=4$ 時，I^* 隨時間變化的趨勢圖

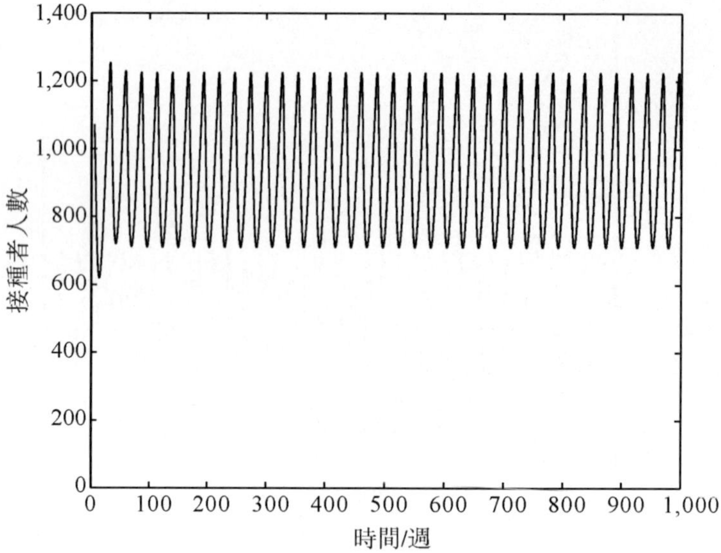

（c）$\tau=4$ 時，V^* 隨時間變化的趨勢圖

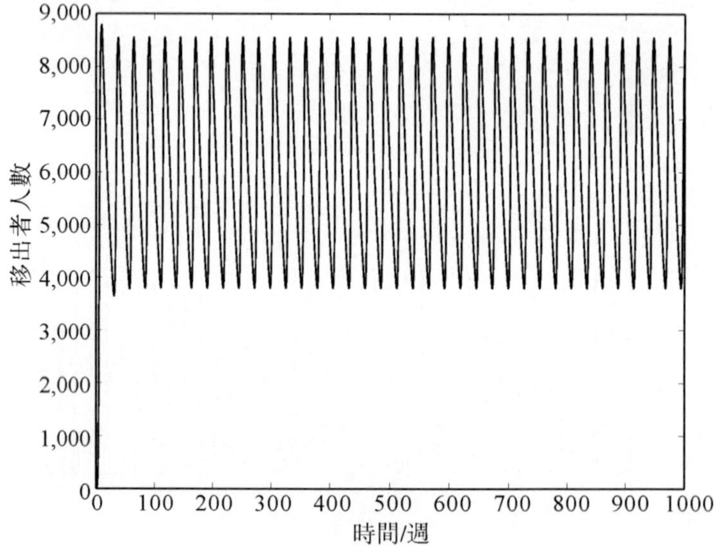

（d）$\tau=4$ 時，R^* 隨時間變化的趨勢圖

圖 6.6

小結

本節建立並分析了一個同時含有預防接種和水源消毒的霍亂時滯模型。首先研究了模型地方病平衡點的穩定性，並通過分析相應特徵方程根的分佈，得出結論：當時滯大小超過一個閾值的時候，穩定性發生變化，產生了 Hopf 分支，系統產生波動。此結論說明了時滯模型比一般的 ODE 模型具有更大的現實意義，但計算上也更加困難。最後要注意儘管大劑量地進行水源殺毒可以在短時間內有效地控制霍亂疫情的流行，但在現實生活中，使用大劑量的殺毒劑又會對人體健康造成巨大危害，因此政策制定者要同時考慮到對人體健康的影響和安全的因素，合理控制殺毒劑的使用。

6.2 雙時滯霍亂模型

近年來隨著社會的不斷進步，科學技術的不斷發展，大眾媒體如電視、廣播、網絡、手機、數字媒體等也隨之蓬勃發展起來。一些研究者注意到媒體效應在傳染病防控中起到了舉足輕重的作用。媒體傳播以其獨有的傳播優勢幫助人們不受時間和空間的限制，以最快的速度和最高的效率傳遞信息與知識，加速人與人之間的交流。當傳染病爆發時，不管身處何地，人們都能迅速通過媒體途徑瞭解傳染病的相關信息，包括感染原因、傳播方式、預防方法等，這些正確的信息可以引導人們積極防範疾病、規避風險、穩定情緒，從而控制傳染病的流行。例如，H1N1 流感自 2009 年從墨西哥爆發後，公共媒體對感染症狀、感染者數量、死亡病例數量和預防措施等信息及時進行報導，人們的行為和習慣因此受到影響，自發地開始戴口罩、勤洗手、盡量少去人多的公眾場合等，從而減少疾病傳播的有效接觸率，直接降低了感染者的數量。所以研究媒體信息傳播對傳染病的預防控制具有重要意義。

2007 年 Liu 首次引入媒體報導這一因素建立一個 EIH 模型，引入媒體影響因子函數 $f(E, I, H) = e^{-a_1E-a_2I-a_3H}$，研究媒體報導對傳染病多次爆發或持續週期震盪帶來的影響。但該模型並沒有考慮到總人口數量的變化。Misra 等建立了利用媒體效應來控制傳染病的 SISM 模型，考慮到了易感者在媒體宣傳作用下成為一類有防控意識的易感者，感染者人數先慢慢降低，但隨著時間推移，一些採取自我保護措施的易感者的預防意識會淡化，並逐漸轉化為無防範意識的易感者，因而感染者又會隨之增加。Cui 改進了模型，也就媒體報導對傳染病控制的影響進行了系統的研究，並考慮到當傳染病爆發時，由於媒體獲取信息需要一段時間，從而建立時滯模型。其研究結果表明媒體影響會導致疾病傳播的震盪減弱，從而減少感染者人數。Collinson 等在 H1N1 模型中引入媒體報導因素，確認隨著媒體的深入報導和正面引導會極大降低病毒的接觸率。但當媒體宣傳慢慢疲勞減弱的時候，又會抑制這些正面影響。Misra 等也是考慮到了執行媒體宣傳時的時滯影響，從而建立一個具有媒體效應的時滯模型。該文的研究結果表明媒體效應起到很重要的防控作用，且時滯會引起 Hopf 分支。劉玉英和肖燕妮建立了一個受媒體影響且具有分段感染率的傳染病模型，用一個非光滑函數刻畫媒體影響因子，當染病者人數低於函數臨界值時，影響因子函數隨著染病者人數的增加成指數遞減的趨勢；但當染病者數量達到或超過臨界值時，影響因子始終為一固定值。最後該文還根據基本再生數的大小分析了各平衡態的局部和全局漸近穩定性。Sun 等討論了儘管媒體宣傳並不是控制傳染病流行的決定性因素，但還是起著不可忽視的重要作用。張素霞和周義倉研究了由於媒體影響而導致易感性不同的一個 SEI 傳染病模型並分析了模型可能出現的後向分支及其平衡點的穩定性和持久性，以及討論媒體的宣傳作用對易感者人群進行影響的最優控制策略。最近，Greenhalgh 等建立了多時滯模型，分析了其穩定性並採用肺炎為例進行數值模擬。

6.2.1 雙時滯模型

在本節模型中，將易感者分為有防範意識的人群和無防範意識的人群，並只考慮個體與個體之間直接傳播的傳染方式。在傳染病爆發初期，隨著媒體越來越多的報導，原本無意識的易感者接受的正面預防疾病的信息越來越多並逐漸變成有意識的易感者，從而避免和染病者進行直接接觸，這樣可以大大降低傳染病的傳播率。但經過時間的推移，加之對傳染病的信息獲取不是永久性的，部分有意識的個體在信息耗散之後又會轉變回無意識者。

另外，考慮媒體執行的現實情況，媒體獲得信息再執行宣傳需要一段時間，這會產生時滯，記為 τ_2；同時人們開始接受媒體信息並產生自我保護也需要一定的時間，也產生時滯，記為 τ_1。故建立如下帶有媒體引發的意識累積密度的雙時滯模型：

$$\frac{\mathrm{d}S}{\mathrm{d}t} = \Lambda - \beta_W WS - \beta_I SI - \eta SM(t - \tau_1) - \mu S + vI + \alpha A \tag{6.31}$$

$$\frac{dI}{dt}=\beta_W WS+\beta_I SI-(\mu+\mu_1+v)I \tag{6.32}$$

$$\frac{dA}{dt}=\eta SM(t-\tau_1)-(\mu+\alpha)A \tag{6.33}$$

$$\frac{dM}{dt}=\theta I-\phi M \tag{6.34}$$

$$\frac{dW}{dt}=\xi I(t-\tau_2)-\delta W \tag{6.35}$$

$$\frac{dR}{dt}=\gamma I-\mu R \tag{6.36}$$

其中 $S(t)$，$I(t)$，$M(t)$ 和 $R(t)$ 分別表示在 t 時刻無意識的易感染者、染病者和有意識的易感染者、復原者。$M(t)$ 表示在 t 時刻該地區由媒體引發的意識程序的累積密度，總人口 $N(t)$ 隨時間變化且 $N(t)=S(t)+I(t)+A(t)+R(t)$。Λ 表示總人口潛入率，β_W 和 β_I 分別代表 HI 和 LI 的吸收率，μ 為自然死亡率，u_1 為因病死亡率，v 為感染者的康復率，α 為有意識個體到無意識個體的轉移率，η 為意識的傳播率，ξ 為媒體項目的貫徹率，ϕ 為媒體由於無效的耗散率，γ 為復原率。所有的參數均為正。

同理，因為定義 Banach 空間中的連續函數 ψ：$[-\tau, 0]\to R_+^4$，且模為：

$$\|\psi\|=\sup_{-\tau\leqslant\theta\leqslant 0}\{|\psi_1(\theta)|, |\psi_2(\theta)|, |\psi_3(\theta)|, |\psi_4(\theta)|, |\psi_5(\theta)|\} \tag{6.37}$$

其中 $\tau=\max\{\tau_1, \tau_2\}$ 且 $\psi=(\psi_1, \psi_2, \psi_3, \psi_4, \psi_5)$。系統（6.31）~（6.35）的初始條件為

$$S(\rho)=\psi_1(\rho),\ I(\rho)=\psi_2(\rho),\ A(\rho)=\psi_3(\rho),\ M(\rho)=\psi_4(\rho),$$
$$W(\rho)=\psi_5(\rho),\ \rho\in[-\tau, 0] \tag{6.38}$$

其中 $\psi_1(\rho)$，$\psi_2(\rho)$，$\psi_3(\rho)$，$\psi_4(\rho)$，$\psi_5(\rho)\in C$，使得 $\psi_1(\rho)\geqslant 0$（$\tau\leqslant\rho\leqslant 0$，$j=1, 2, 3, 4, 5$）。

模型（6.31）~（6.35）的可行域為

$$D=\{(S, I, A, M, W)\in R_+^5 : 0\leqslant I, A, R\leqslant\frac{\Lambda}{\mu}, 0\leqslant M\leqslant\frac{\theta\Lambda}{\mu\phi}\} \tag{6.39}$$

模型（6.31）~（6.35）的基本再生數為

$$R_0=\frac{\beta_I\Lambda}{\mu(\mu+u_1+v)}+\frac{\beta_W\xi\Lambda}{\mu\delta(\mu+u_1+v)} \tag{6.40}$$

可以很直接地看出模型（6.31）~（6.35）有唯一一個正無病平衡點

(DFE)：$E_0=(\frac{\Lambda}{\mu},0,0,0,0)$。地方病平衡點 $E^*(S^*, I^*, A^*, M^*, W^*)$ 可由以下方程組確定：

$$I^*=\frac{\Lambda\phi(\mu+\alpha)(\beta_W\xi+\beta_I\delta)-\mu\phi\delta(\mu+\alpha)(\mu+u_1+v)}{\mu\phi(\mu+u_1)(\mu+\alpha)(\beta_W\xi+\beta_1\delta)+\mu\eta\theta\delta(\mu+u_1+v)} \tag{6.41}$$

$$S^*=\frac{\delta(\mu+u_1+v)}{\beta_W\xi+\beta_I\delta} \tag{6.42}$$

$$A^*=\frac{\eta\theta S^*I^*}{(\mu+\alpha)\phi} \tag{6.43}$$

$$M^*=\frac{\theta I^*}{\phi} \tag{6.44}$$

$$W^*=\frac{\xi I^*}{\delta} \tag{6.45}$$

為了簡化計算，令 $\beta_W W^*+\beta_I I^*=P_1$，$\mu+u_1+v=P_2$ 和 $\beta_W S^*=P_3$，則地方病平衡點的特徵多項式為

$$\lambda^5+a_1\lambda^4+a_2\lambda^3+a_3\lambda^2+a_4\lambda+a_5+(b_1\lambda^2+b_2\lambda+b_3)e^{-\tau_1\lambda}$$
$$+(c_1\lambda^3+c_2\lambda^2+c_3\lambda+c_4)e^{-\tau_2\lambda}=0 \tag{6.46}$$

其中：$a_1=-\beta_I S^*+P_1+P_2+\eta M^*+2\mu+\alpha+\phi+\delta$，

$a_2=-\eta\alpha M^*+(-\beta_1 S^*+P_2)(P_1+\eta M^*+\mu+\phi-\delta)+P_1(\beta_I S^*-v)+(\mu+\alpha)(-\beta_I S^*+P_2+P_1+\eta M^*+\mu+\phi+\delta)+(P_1+\eta M^*+\mu)(\phi+\delta)$

$a_3=-\eta\alpha M^*(-\beta_I S^*+P_2+\phi+\delta)+(-\beta_I S^*+P_2)(P_1+\eta M^*+\eta+\phi+\delta)(\mu+\alpha)+\phi(P_1+\eta M^*+\mu)(-\beta_I S^*+P_2+\mu+\alpha)+\delta(P_1+\eta M^*+\mu)(-\beta_I S^*+P_2)+\delta(\mu+\alpha)(P_1+\eta M^*+\mu)+P_1(\beta_1 S^*-v)(\mu+\alpha+\phi+\delta)$

$a_4=-\eta\alpha M^*(-\beta_I S^*+P_2)(\phi+\delta)+\delta\phi P_1(\beta_I S^*-v)+(\mu+\alpha)(P_1+\eta M^*+\mu)(-\beta_I S^*+P_2)(\phi+\delta)-\eta\alpha\delta\phi M^*+P_1(\mu+\alpha)(\beta_I S^*-v)(\phi+\delta)$

$a_5=-\eta\alpha\delta\phi M^*(-\beta_I S^*+P_2)+\delta\phi P_1(\mu+\alpha)(\beta_I S^*-v)$，

$b_1=\theta\eta P_1 S^*$，

$b_2=\theta\eta P_1 S^*(\mu+\delta)$，

$b_3=\theta\eta\delta P_1 S^*(\mu+\alpha-\theta)$，

$c_1=-\xi P_3$，

$c_2=-\xi P_3(\eta M^*+2\mu+\alpha+\phi)$，

$c_3=-\xi\mu P_3(\eta M^*+\mu)-\xi\alpha\mu P_3-\xi\phi P_3(\eta M^*+2\mu+\alpha)$，

$c_4=-\xi\mu\phi P_3(\eta M^*+\mu+\alpha)$。

6.2.2 穩定性分析和 Hopf 分支

在本節根絕地方病平衡點對應的特徵方程來討論其穩定性和 Hopf 分支。但若同時採用時滯參數 τ_1 和 τ_2 作為分支參數計算會比較困難，因此考慮以下不同情況：

情況 1：$\tau_1=\tau_2=0$

該條件下，模型（6.31）～（6.35）直接化簡為一下 ODE 系統：

$$\frac{dS}{dt}=\Lambda-\beta_W WS-\beta_I SI-\eta SM-\mu S+vI+\alpha A \tag{6.47}$$

$$\frac{dI}{dt}=\beta_W WS+\beta_I SI-(\mu+u_1+v)I \tag{6.48}$$

$$\frac{dA}{dt}=\eta SM-(\mu+\alpha)A \tag{6.49}$$

$$\frac{dM}{dt}=\theta I-\phi M \tag{6.50}$$

$$\frac{dW}{dt}=\xi I-\delta W \tag{6.51}$$

將 E_0 的值代入 DFE，可得 DFE 的特徵多項式：

$$(\lambda+\mu)(\lambda+\mu+\alpha)(\lambda+\phi)(\lambda^2+b\lambda+c)=0 \tag{6.2.21}$$

其中 $b=\delta+\mu+u_1+v-\beta_I\dfrac{\Lambda}{\mu}$，$c=\delta\left(\mu+u_1+v-\beta_I\dfrac{\Lambda}{\mu}\right)-\dfrac{\beta_W\Lambda}{\xi\mu\kappa}$。易知方程（6.52）有三個負根分別為：$-\mu$，$-(\mu+\alpha)$ 和 $-\phi$。並且由 $R_0<1$ 可推得 $\beta_I\dfrac{\Lambda}{\mu}<\mu+u_1+v$ 以及 $\beta_W\xi\Lambda+\beta_I\delta\Lambda<\delta(\mu+u_1+v)$。可證得 $b>0$ 和 $c>0$。由此建立以下定理：

定理 6.6 當 $R_0<1$ 時，系統（6.47）～（6.51）的無病平衡點是局部漸近穩定的。

接下來證明以下定理：

定理 6.7 當 $R_0<1$ 時，系統（6.47）～（6.51）的無病平衡點是全局漸近穩定的。

證明：由方程（6.48）和（6.51）可得

$$I(t)=\int_{-\infty}^{t}(\beta_W WS+\beta_I SI)e^{-(\mu+u_1+v)(t-s)}ds \tag{6.53}$$

$$W(t)=\int_{-\infty}^{t}\xi Ie^{-\delta(t-s)}dS \tag{6.54}$$

作替換 $x=t-s$ 並在方程（6.54）兩側同時取 lim sup 可得

$$\limsup_{t\to\infty} W(t) = \limsup_{t\to\infty}\int_0^{\infty}\xi I(t-x)e^{-\delta x}dx$$
$$\leqslant \limsup_{t\to\infty}\xi I(t)\int_0^{\infty}e^{-\delta x}dx$$
$$= \frac{\xi}{\delta}\limsup_{t\to\infty} I(t) \tag{6.55}$$

同理，在方程（6.53）兩側同時取 lim sup 可得

$$I(t) \leqslant \limsup_{t\to\infty}\int_0^{\infty}\left[\beta_W W(t-x)\frac{\Lambda}{\mu}+\beta_I S(t-x)\frac{\Lambda}{\mu}\right]dx$$
$$\leqslant \limsup_{t\to\infty}\int_0^{\infty}\left[\beta_W W(t)\frac{\Lambda}{\mu}+\beta_I I(t)\frac{\Lambda}{\mu}\right]e^{-\delta x}dx$$
$$\leqslant \frac{\beta_W\frac{\xi}{\delta}\Lambda+\beta_I\Lambda}{\mu(\mu+u_1+v)}\limsup_{t\to\infty} I(t) \tag{6.56}$$

若$\frac{\beta_W\frac{\xi}{\delta}\Lambda+\beta_I\Lambda}{\mu\ (\mu+u_1+v)}<1$，不等式（6.56）成立當且僅當$\limsup_{t\to\infty} I\ (t)\ =0$。該定理 6.7 得證。

地方病平衡點 J_B^* 的特徵多項式為

$$\lambda^5+A_1\lambda^4+A_2\lambda^3+A_3\lambda^2+A_4\lambda+A_5=0 \tag{6.57}$$

其中：$A_1=2\mu+\alpha+\phi+\eta M^*+P_1$，

$A_2=\xi P_3+(\mu+P+\eta M^*)(\mu+\alpha+\phi)+\phi(\mu+\alpha)-\eta\alpha M^*+P_1(\beta_I S^*-v)$，

$A_3=\xi P_3(\eta M^*+2\mu+\alpha+\phi)+\phi(P_1+\eta M^*+\mu)(\mu+\alpha)+\theta\eta P_1 S^*=\eta\alpha M^*(\varphi+\delta+P_1-\beta_I S^*)+P_1(\mu+\alpha+\phi+\delta)(\beta_I S^*-v)$，

$A_4=\xi P_3(\eta M^*+\mu)(\mu+\alpha+\phi)-\eta\alpha M^*(\xi P_3+\delta\phi)+\xi\phi P_3(\mu+\alpha)-\eta\alpha M^*(P_2-\beta_I S^*)(\delta+\phi)+\theta\eta P_1 S^*(\mu+\delta)+\delta\phi P_1(\beta_I S^*-v)+P_1(\beta_I S^*-v)(\mu+\alpha)(\delta+\phi)$，

$A_5=-\xi\eta\alpha\phi M^* P_3+\xi\phi P_3(\mu+\alpha)(\eta M^*+\mu)-\eta\alpha\delta\phi M^*(P_2-\beta_I S^*)-\theta\delta\eta\alpha P_1 S^*+\theta\delta\eta P_1 S^*(\mu+\alpha)+\delta\phi P_1(\mu+\alpha)(\beta_I S^*-v)$。

由 Routh-Hurwitz 準則，穩定的充要條件為

$$A_1>0,\quad A_4>0,\quad A_1A_2-A_3>0,\quad A_1A_2A_3-A_1^2A_4-A_3^2-A_1A_5>0 \tag{6.58}$$

此處略去計算，直接建立以下定理：

定理 6.8 當 $R_0>1$ 時，若條件（6.58）滿足，系統（6.47）~（6.51）的

地方病平衡點是局部漸近穩定的。

情況 2：$\tau_1>0$，$\tau_2=0$

採用 τ_1 為分支參數，則在地方病平衡點的特徵方程化簡為

$$\lambda^5 + a_1\lambda^4 + (a_2 + c_1)\lambda^3 + (a_3 + c_2)\lambda^2 + (a_4 + c_3)\lambda + (a_5 + c_4) + (b_1\lambda^2 + b_2\lambda + b_3)e^{-\tau_1\lambda} = 0 \tag{6.59}$$

設 λ 為方程（6.59）的根，將 $\lambda=i\omega$（$\omega>0$）代入（6.59）後，分離其實部和虛部可得下面兩個方程：

$$a_1\omega^4 - (a_3 + c_2)\omega^2 + (a_5 + c_4) = -(b_3 - b_1\omega^2)\sin(\omega\tau_1) - b_2\omega\sin(\omega\tau_1) \tag{6.60}$$

$$\omega^5 - (a_2 + c_1)\omega^3 + (a_4 + c_3)\omega = -b_2\omega\cos(\omega\tau_1) + (b_3 - b_1\omega^2)\sin(\omega\tau_1) \tag{6.61}$$

將方程（6.60）和（6.61）左右兩邊分別平方再相加，並令 $\omega^2 = X_1$，可得關於 X_1 的一元五次方程：

$$F_1(X_1) = X_1^5 + d_1X_1^4 + d_2X_1^3 + d_3X_1^2 + d_4X_1 + d_5 = 0 \tag{6.62}$$

其中 $d_1 = a_1^2 - a_2 - c_1$，$d_2 = -2a_1(a_3 + c_2) + 2(a_4 + c_3) + (a_2 + c_1)^2$，

$d_3 = 2a_1(a_5 + c_4) + (a_3 + c_2)^2 - 2(a_2 + c_1)(a_4 + c_3) - b_1^2$，

$d_4 = -2(a_3 + c_2)(a_5 + c_4) + (a_4 + c_3)^2 - b_2^2 + 3b_1b_3$，$d_5 = (a_5 + c_4)^2 - b_3^2$。

若系數 d_i（$i=1, 2, 3, 4, 5$）滿足 Routh-Hurwitz 準則，方程（6.62）沒有正根，即方程（6.59）無純虛根，可以得證地方病平衡點是局部漸近穩定的。另外，若 $d_5<0$，即 $F_1(0) = d_5<0$ 和 $\lim_{x\to\infty}F_1(X_1) = \infty$，因此方程（6.59）有一對純虛根 $\pm i\omega_2$。由方程（6.60）和（6.61）可求解時滯臨界值：

$$\tau_{2_n} = \cos^{-1}\frac{(b_3 - b_1\omega_2^2)[-a_1\omega_2^4 + (a_3 + c_2)\omega_2^2 - (a_5 + c_4)]}{(b_3 - b_1\omega_2^2)^2 + (b_2\omega_2)^2} + \frac{-b_2\omega_2^6 + b_2(a_2 + c_1)\omega_2^4 - b_2(a_4 + c_3)\omega_2^2}{(b_3 - b_1\omega_2^2)^2 + (b_2\omega_2)^2} + \frac{2n\pi}{\omega_2},\quad n = 0, 1, 2, \cdots \tag{6.63}$$

令 $\tau_{2_0}=\min\{\tau_{2_n}\}$，（$n=1, 2, \cdots$），相應得到 ω_2，再對方程（6.59）左右兩邊同時求 λ 關於 τ_1 的導數並化簡可得

$$\operatorname{sgn}\left[\frac{d(Re(\lambda))}{d\tau_1}\right]_{\lambda=i\omega_2}^{\tau_1=\tau_{2_0}} = \operatorname{sgn}\left[Re\left(\frac{d\lambda}{d\tau_1}\right)\right]_{\lambda=i\omega_2}^{\tau_1=\tau_{2_0}}$$

$$= \operatorname{sgn}\left[\frac{A_{11}e^{\lambda\tau_1}}{\lambda(b_1\lambda^2 + b_2\lambda + b_3)} + \frac{A_{12}}{\lambda(b_1\lambda^2 + b_2\lambda + b_3)} - \frac{\tau_1}{\lambda}\right]_{\lambda=i\omega_2}^{\tau_1=\tau_{2_0}}$$

$$= \operatorname{sgn}\left[\frac{5\omega_2^{10} + A_{13}\omega_2^8 + A_{14}\omega_2^6 + A_{15}\omega_2^4 + A_{16}\omega_2^2}{(b_1\omega_2^3 - b_3\omega_1)^2 + (b_2\omega_2^2)^2}\right]$$

$$= \operatorname{sgn}\left[\frac{F_1'\omega_2^2}{(b_1\omega_2^3 - b_3\omega_1)^2 + (b_2\omega_2^2)^2}\right] \tag{6.64}$$

其中 $A_{11} = 5\lambda^4 + 4a_1\lambda^3 + 3(a_2 + c_1)\lambda^2 + 2(a_3 + c_2)\lambda + (a_4 + c_3)$，$A_{12} = 2b_1\lambda + b_2$，$A_{13} = -4(a_2 + c_1) + 4b_1^2$，$A_{14} = -4(a_2 + c_1)$，$A_{15} = 6(a_4 + c_3) - 6a_1(a_3 + c_2) + 3(a_2 + c_1)^2$，$A_{16} = -4(a_2 + c_1)(a_4 + c_3) + 4a_1(a_5 + c_4) + 2(a_3 + c_2)^2$。

根據假設 $d_5<0$，可得 $F_1'\omega_2^2>0$，因此方程（6.64）大於零。意味著當 $\tau_1>\tau_{2_0}$ 時至少存在一個根有正實部並且從左向右穿過虛軸。因此當 $\tau_1=\tau_{2_0}$ 時，Hopf 分支產生，並在 $\tau_1=\tau_{2_0}$ 附近產生一簇週期解。由 Hopf 分支定理，可以得到下面的定理。

定理 6.9 當 $\tau_2=0$，$\tau_1>\tau_{2_0}$ 時，若 Routh-Hurwitz 準則滿足，則模型的地方病平衡點是局部漸近穩定的，$\tau_1>\tau_{2_0}$ 時則變得不穩定。而當 $\tau_1=\tau_{2_0}$ 時，系統在地方病平衡點產生 Hopf 分支，並在 $\tau_1=\tau_{2_0}$ 附近產生一簇週期解。

情況 3：$\tau_1=0$，$\tau_2>0$

採用 τ_2 為分支參數，則在地方病平衡點的特徵方程化簡為

$$\lambda^5 + a_1\lambda^4 + \alpha_2\lambda^3 + (a_3 + b_1)\lambda^2 + (a_4 + b_2)\lambda + (a_5 + b_3) +$$
$$(c_1\lambda^3 + c_2\lambda^2 + c_3\lambda + c_4)e^{-\tau_2\lambda} = 0 \tag{6.65}$$

設 λ 為方程（6.65）的根，將 $\lambda=i\omega$（$\omega>0$）代入方程（6.65）後，分離其實部和虛部可得下面兩個方程：

$$a_1\omega^4 - (a_3 + b_1)\omega^2 + (a_5 + b_3) = (c_2\omega^2 - c_4)\cos(\omega\tau_2) + (c_1\omega^3 - c_3\omega)\sin(\omega\tau_2) \tag{6.66}$$

$$\omega^5 - a_2\omega^3 + (a_4 + b_2)\omega = (c_1\omega^3 - c_3\omega)\cos(\omega\tau_2) + (c_2\omega^2 - c_4)\sin(\omega\tau_2) \tag{6.67}$$

將方程（6.66）和（6.67）左右兩邊分別平方再相加，並令 $\omega^2=X_2$，可得關於 X_2 的一元五次方程：

$$F_2(X) = X_2^5 + d_6X_2^4 + d_7X_2^3 + d_8X_2^2 + d_9X_2 + d_{10} = 0 \tag{6.68}$$

其中 $d_6 = a_1^2 - 2a_2$，$d_7 = a_2^2 + 2(a_4 + b_2) - 2a_1(a_3 + b_1) - c_1^2$，

$d_8 = -2a_2(a_4 + b_2) + 2a_1(a_5 + b_3) + a_3 + b + 2c_1c_3) - c_2^2$，

$d_9 = (a_4 + b_2)^2 - 2(a_5 + b_3)(a_3 + b_1) - c_3^2 + 2c_2c_4$，$d_{10} = (a_5 + b_3)^2 - c_4^2$。

若系數 d_i（i=6，7，8，9，10）滿足 Routh-Hurwitz 準則，方程（6.68）沒有正根，即方程（6.65）無純虛根，可以得證地方病平衡點是局部漸近穩

定的。另外，若 $d_{10}<0$，即 $F_2(0)=d_{10}<0$ 和 $F_2(X)=\infty$，因此方程（6.65）有一對純虛根 $\pm i\omega_3$。由方程（6.66）和（6.67）可求解時滯臨界值：

$$\tau_{3_n}=\cos^{-1}\frac{(c_1\omega_3^3-c_3\omega_3)[\omega_3^5-a_2\omega_3^3+(a_4+b_2)\omega_3]}{(c_1\omega_3^2-c_4)^2+(c_2\omega_3^2-c_4)^2}$$
$$-\frac{[a_1\omega_3^4-(a_3+b_1)\omega_3^2+(a_5+b_3)](c_4-c_2\omega_3^2)}{(c_1\omega_3^2-c_4)^2+(c_2\omega_3^2-c_4)^2}+\frac{2n\pi}{\omega_3},\ n=0,1,2,\cdots \tag{6.69}$$

令 $\tau_{3_0}=\min\{\tau_{3_n}\}$（$n=1, 2, \cdots$），相應得到 ω_3，再對方程（6.65）左右兩邊同時求 λ 關於 τ_2 的導數並化簡可得

$$\begin{aligned}\operatorname{sgn}\left[\frac{d(\mathrm{Re}(\lambda))}{d\tau_2}\right]_{\lambda=i\omega_3}^{\tau_1=\tau_{3_0}}&=\operatorname{sgn}\left[\mathrm{Re}\left(\frac{\mathrm{d}\lambda}{\mathrm{d}\tau_2}\right)\right]_{\lambda=i\omega_3}^{\tau_1=\tau_{3_0}}\\&=\operatorname{sgn}\left[\frac{B_{11}e^{-\lambda\tau_2}}{\lambda(c_1\lambda^3+c_2\lambda^2+c_3\lambda+c_4)}\right.\\&\quad\left.+\frac{3c_1\lambda^2+2c_2\lambda+c_3}{\lambda(c_1\lambda^3+c_2\lambda^2+c_3\lambda+c_4)}-\frac{\tau_2}{\lambda}\right]_{\lambda=i\omega_3}^{\tau_1=\tau_{3_0}}\\&=\operatorname{sgn}\left[\frac{10\omega_3^9+8B_{12}\omega_3^7+6B_{13}\omega_3^5+4B_{14}\omega_3^3+B_{15}\omega_3}{(c_1\omega_3^2-c_4)^2+(c_2\omega_3^2-c_4)^2}\right]\\&=\operatorname{sgn}\left[\frac{F_2'\omega_3}{(c_1\omega_3^2-c_4)^2+(c_2\omega_3^2-c_4)^2}\right]\end{aligned} \tag{6.70}$$

其中 $B_{11}=5\lambda^4+4a_1\lambda^3+3a_2\lambda^2+2(a_3+b_1)\lambda+(a_4+b_2)$，$B_{12}=a_1^2-2a_2$，

$B_{13}=a_2^2+2(a_4+b_2)-2a_1(a_3+b_1)-c_1^2$，

$B_{14}=-3a_2(a_4+b_2)+2a_1(a_5+b_3)+a_3+b_1+2c_1c_3-c_2^3$，

$B_{15}=(a_4+b_2)^2-2(a_5+b_3)(a_3+b_1)+2c_2c_4-c_3^3$。

根據假設 $d_5<0$，可得 $F_2'\omega_3^2>0$，因此方程（6.70）大於零。意味著當 $\tau_2>\tau_{3_0}$ 時至少存在一個根有正實部並且從左向右穿過虛軸。因此當 $\tau_2=\tau_{3_0}$ 時，Hopf 分支產生，並在 $\tau_2=\tau_{3_0}$ 附近產生一簇週期解。由 Hopf 分支定理，可以得到下面的定理。

定理 6.10 當 $\tau_1=0$，$\tau_2<\tau_{3_0}$ 時，若 Routh-Hurwitz 準則滿足，則模型的地方病平衡點是局部漸近穩定的，$\tau_2<\tau_{3_0}$ 時則變得不穩定。而當 $\tau_2=\tau_{3_0}$ 時，系統在地方病平衡點產生 Hopf 分支，並在 $\tau_2=\tau_{3_0}$ 附近產生一簇週期解。

情況 4： $\tau_1>0$，τ_2 固定在區間 $(0, \tau_{3_0})$

採用 τ_1 為分支參數，設 λ 為方程（6.59）的根，分離其實部和虛部可得

下面兩個方程：

$$\cos(\omega\tau_1)(b_1\omega^2 - b_3) - \sin(\omega\tau_1)\omega b_2$$
$$= C_{11} - \cos(\omega\tau_2)(c_2\omega^2 - c_4) + \sin(\omega\tau_2)(c_3\omega - c_1\omega^3) \quad (6.71)$$
$$\cos(\omega\tau_1)b_2\omega + \sin(\omega\tau_1)(b_1\omega^2 - b_3)$$
$$= - C_{22} - \cos(\omega\tau_2)(c_1\omega^3 - c_3\omega) + \sin(\omega\tau_2)(c_4 - c_2\omega^2) \quad (6.72)$$

其中 $C_{11} = a_1\omega^4 - a_3\omega^2 + a_5$，$C_{22} = \omega^5 - a_2\omega^3 + a_4\omega$。從方程（6.71）和（6.72）消去 τ_1 可得

$$\cos(\omega\tau_1)[(b_1\omega^2 - b_3)^2 + (b_2\omega)^2] = D_{11}(b_1\omega^2 - b_3) + D_{22}b_2\omega \quad (6.73)$$
$$\sin(\omega\tau_1)[(b_1\omega^2 - b_3)^2 + (b_2\omega)^2] = D_{22}(b_1\omega^2 - b_3) - D_{11}b_2\omega \quad (6.74)$$

其中 $D_{11} = C_{11} - \cos(\omega\tau_2)(c_2\omega^2 - c_4) + \sin(\omega\tau_2)(c_3\omega - c_1\omega^3)$，

$D_{22} = - C_{22} + \cos(\omega\tau_2)(c_2\omega^3 - c_3\omega) + \sin(\omega\tau_2)(c_4\omega - c_2\omega^2)$。

由此可得

$$F_3(\omega) = [(b_2\omega)^2 + (b_1\omega^2 - b_3)^2]^2 - [D_{11}(b_1\omega^2 - b_3)$$
$$+ D_{22}b_2\omega]^2 - [D_{22}(b_1\omega^2 - b_3) - D_{11}b_2\omega]^2 \quad (6.75)$$

假設 $F_3(0) = b_3^4 - (D_{11}b_3)^2 - (D_{22}b_3)^2$，並且 $F_3(\infty) = +\infty$，則方程（6.75）是關於 ω 的方程。假設至少存在一個正實根 ω_4，當 $\omega = \omega_4$ 時，由方程（6.73）和（6.74）一起可解得時滯臨界值：

$$\tau_{4_n} = \cos^{-1}\frac{D_{22}b_2\omega_4 + (b_1\omega_4^2 - b_3)D_{11}}{(b_2\omega_4)^2 + (b_1\omega_4^2 - b_3)^2} + \frac{2n\pi}{\omega_3},\ n = 0,\ 1,\ 2,\ \cdots \quad (6.76)$$

令 $\tau_{4_0} = \min\ \{\tau_{4_n}\}$，$(n=1,\ 2,\ \cdots)$，相應得到 ω_4，再對方程（6.59）左右兩邊同時求 λ 關於 τ_1 的導數並化簡可得

$$\operatorname{sgn}\left[\frac{d(\operatorname{Re}(\lambda))}{d\tau_1}\right]_{\lambda = i\omega_4}^{\tau_1 = t_{4_0}} = \operatorname{sgn}\left[\operatorname{Re}\frac{d\lambda}{d\tau_1}\right]_{\lambda = i\omega_4}^{\tau_1 = t_{4_0}}$$
$$= \operatorname{sgn}\left[\frac{(5\lambda^4 + 4a_1\lambda^3 + 3a_2\lambda^2 + 2a_3\lambda + a_4)e^{-\lambda\tau_1}}{\lambda(b_1\lambda^2 + b_2\lambda + b_3)e^{-\lambda\tau_2}} + \frac{2b_1\lambda + b_2}{\lambda(b_1\lambda^2 + b_2\lambda + b_3)} - \right.$$
$$\left.\frac{\tau_1}{\lambda} + \frac{(3c_1\lambda^2 + 2c_2\lambda + c_3)e^{\lambda(\tau_1-\tau_2)}}{\lambda(b_1\lambda^2 + b_2\lambda + b_3)e^{-\lambda\tau_2}} - \frac{(c_1\lambda^3 + c_2\lambda^2 + c_3\lambda + c_4)e^{\lambda\tau_2(\tau_1-\tau_2)}}{\lambda(b_1\lambda^2 + b_2\lambda + b_3)e^{-\lambda\tau_2}}\right]_{\lambda = i\omega_4}^{\tau_4 = \tau_{4_0}}$$
$$= \operatorname{sgn}\left[\frac{P_{11}}{(b_1\omega_4^3 - b_3\omega_4)^2 + (b_2\omega_4^2)^2}\right] \quad (6.77)$$

其中：

$P_{11} = - 5\omega_4^7b_1\sin(\omega_4\tau_1) - 5\omega_4^6b_2\cos(\omega_4\tau_1) + 4a_1\omega_4^6b_1\cos(\omega_4\tau_1) + 5\omega_4^5b_3\sin(\omega_4\tau_1) - 4\omega_4^5a_1b_2\sin(\omega_4\tau_1) + 3\omega_4^5a_2b_1\sin(\omega_4\tau_1) - 4\omega_4^4a_1b_3\cos(\omega_4\tau_1) +$

$3\omega_4^4 a_2 b_2 \cos(\omega_4 \tau_1) - 2\omega_4^4 a_3 b_1 \cos(\omega_4 \tau_1) - 3\omega_4^3 a_2 b_3 \sin(\omega_4 \tau_1) - \omega_4^3 a_4 b_1 \sin(\omega_4 \tau_1) + 2\omega_4^3 a_3 b_2 \sin(\omega_4 \tau_1) + 2\omega_4^2 a_3 b_3 \cos(\omega_4 \tau_1) - \omega_4^2 a_4 b_2 \cos(\omega_4 \tau_1) + \omega_4 a_4 b_3 \sin(\omega_4 \tau_1) - 2b_1^2 \omega_4^4 + 2b_1 b_3 \omega_4^2 - b_2^2 \omega_4^2 + 3\omega_4^5 b_3 c_1 \sin(\omega_4(\tau_1 - \tau_2)) + 3\omega_4^4 b_2 c_1 \cos(\omega_4(\tau_1 - \tau_2)) - 2\omega_4^4 b_1 c_2 \cos(\omega_4(\tau_1 - \tau_2)) - 3\omega_4^3 b_3 \sin(\omega_4(\tau_1 - \tau_2)) + 2\omega_4^3 b_2 c_2 \sin(\omega_4(\tau_1 - \tau_2)) - \omega_2^4 b_2 c_3 \cos(\omega_4(\tau_1 - \tau_2)) + \omega_4^3 b_3 c_3 \sin(\omega_4(\tau_1 - \tau_2)) + \omega_4^6 b_1 c_1 \tau_2 \sin(\omega_4(\tau_1 - \tau_2)) - \omega_4^5 b_2 c_1 \sin(\omega_4(\tau_1 - \tau_2)) + \omega_4^5 b_1 c_2 \tau_2 \sin(\omega_4(\tau_1 - \tau_2)) + \omega_4^4 b_2 c_2 \tau_2 \cos(\omega_4(\tau_1 - \tau_2)) - \omega_4^4 b_1 c_3 \tau_2 \cos(\omega_4(\tau_1 - \tau_2)) - \omega_4^3 b_1 c_4 \tau_2 \sin(\omega_4(\tau_1 - \tau_2)) + \omega_4^3 b_2 c_3 \tau_2 \sin(\omega_4(\tau_1 - \tau_2)) - \omega_4^3 b_1 c_4 \tau_2 \sin(\omega_4(\tau_1 - \tau_2)) - \omega_4^2 b_3 c_3 \tau_2 \cos(\omega_4(\tau_1 - \tau_2)) - \omega_4^2 b_2 c_4 \tau_2 \cos(\omega_4(\tau_1 - \tau_2)) + \omega_4 b_3 c_4 \tau_2 \sin(\omega_4(\tau_1 - \tau_2))$

當 $P_{11}>0$ 時，有 $\text{sgn}[d(Re(\lambda))d\tau_1]_{\lambda=i\omega_4}^{\tau_1=\tau_{4_0}} > 0$。因此條件滿足，系統會產生 Hopf 分支，可以得到下面的定理。

定理 6.11 當 $P_{11}>0$，系統在地方病平衡點產生 Hopf 分支，並在 $\tau_2=\tau_{4_0}$ 附近產生一簇週期解。

情況 5：$\tau_2>0$，τ_1 固定在區間（0，τ_{2_0}）

採用 τ_2 為分支參數，設 λ 為方程（6.59）的根，分離其實部和虛部可得下面兩個方程：

$$\cos(\omega\tau_2)(c_2\omega^2 - c_4) + sin(\omega\tau_2)(c_1\omega^3 - c_3\omega) = C_{33} - \cos(\omega\tau_1)(b_1\omega^2 - b_3) + \sin(\omega\tau_1)\omega b_2 \tag{6.78}$$

$$\cos(\omega\tau_2)(c_1\omega^3 - c_3\omega) - sin(\omega\tau_2)(c_2\omega^2 - c_4) = C_{44} + \cos(\omega\tau_1)\omega b_2 + \sin(\omega\tau_1)(b_1\omega^2 - b_3) \tag{6.79}$$

其中 $C_{33}=a_1\omega^4-a_3\omega^2+a_5$，$C_{44}=\omega^5-a_2\omega^3+a_4\omega$。從方程（6.78）和（6.79）消去 τ_2 可得

$$\sin(\omega\tau_2)[(c_1\omega^3 - c_3\omega)^2 + (c_2\omega^2 - c_4)^2] = D_{33}(c_1\omega^3 - c_3\omega) - D_{44}(c_2\omega^2 - c_4) \tag{6.80}$$

$$\cos(\omega\tau_2)[(c_2\omega^2 - c_4)^2 + (c_1\omega^3 - c_3\omega)^2] = D_{33}(c_2\omega^2 - c_4) + D_{44}(c_1\omega^3 - c_3\omega) \tag{6.81}$$

其中，$D_{33} = C_{33} - \cos(\omega\tau_1)(b_1\omega^2 - b_3) + \sin(\omega\tau_1)\omega b_2$，

$D_{44} = C_{44} + \cos(\omega\tau_1)\omega b_2 + \sin(\omega\tau_1)(b_1\omega^2 - b_3)$。

由此可得

$$F_4(\omega) = -[D_{33}(c_1\omega^3 - c_3\omega) - D_{44}(c_2\omega^2 - c_4)^2]^2 - [D_{33}(c_2\omega^2 - c_4\omega) + D_{44}(c_1\omega^3 - c_3\omega)]^2 + [(c_1\omega^3 - c_3\omega)^2 + (c_2\omega^2 - c_4)^2]^2 \tag{6.82}$$

假設 $F_4(0)=c_3^4-(D_{44}c_4)^2-(D_{33}c_4)^2<0$，並且 $F_4(\infty)=+\infty$，假設至少存在一個正實根 ω_5，當 $\omega=\omega_5$ 時，由方程（6.80）和（6.81）一起可解得時滯臨界值：

$$\tau_{5_n}=\cos^{-1}\frac{D_{33}(c_2\omega_5^2-c_4)+D_{44}(c_1\omega_5^3-c_3\omega_5)}{(c_2\omega_5^2-c_4)^2+(c_1\omega_5^3-c_3\omega_5)^2}+\frac{2n\pi}{\omega_5},\ n=0,1,2,\cdots \tag{6.83}$$

令 $\tau_{5_0}=\min\{\tau_{5_n}\}$，$(n=1,2,\cdots)$，相應得到 ω_5，再對方程（6.59）左右兩邊同時求 λ 關於 τ_2 的導數並化簡可得

$$\operatorname{sgn}\left[\frac{d(\operatorname{Re}(\lambda))}{d\tau_2}\right]_{\lambda=i\omega_5}^{\tau_1=\tau_{5_0}}=\operatorname{sgn}\left[Re\left(\frac{d\lambda}{d\tau_2}\right)\right]_{\lambda=i\omega_5}^{\tau_1=\tau_{5_0}}$$

$$\operatorname{sgn}\left[\frac{(5\lambda^4+4a_1\lambda^3+3a_3\lambda+2a_3\lambda+a_4)e^{\lambda\tau_2}}{\lambda(c_1\lambda^3+c_2\lambda^2+c_3\lambda+c_4)}+\frac{2b_1\lambda+b_2e^{\lambda(\tau_1-\tau_2)}}{\lambda(c_1\lambda^3+c_2\lambda^2+c_3\lambda+c_4)}-\right.$$

$$\left.\frac{\tau_2}{\lambda}+\frac{(b_1\lambda^2+b_2\lambda+b_3)\tau_1e^{\lambda(\tau_1-\tau_2)}}{\lambda(c_1\lambda^3+c_2\lambda^2+c_3\lambda+c_4)}+\frac{3c_1\lambda^2+2c_2\lambda+c_3}{\lambda(c_1\lambda^3+c_2\lambda^2+c_3\lambda+c_4)e^{-\lambda\tau_2}}\right]_{\lambda=i\omega_5}^{\tau_4=\tau_{5_0}}$$

$$=\operatorname{sgn}\left[\frac{P_{22}}{(c_2\omega_5^3-c_4\omega_5)^2+(c_1\omega_5^4-c_3\omega_5^2)^2}\right] \tag{6.84}$$

其中：

$$\begin{aligned}P_{22}=\ &5\omega_5^8c_1\cos(\omega_5\tau_2)-5\omega_5^7c_1\sin(\omega_5\tau_2)-5\omega_5^6c_3\cos(\omega_5\tau_2)+4\omega_5^6a_1\cos(\omega_5\tau_2)+\\&4\omega_5^7a_1c_1\sin(\omega_5\tau_2)-3\omega_5^6a_2c_1\cos(\omega_5\tau_2)+5\omega_5^5c_4\sin(\omega_5\tau_2)-4\omega_5^5a_1c_3\cos(\omega_5\tau_2)+\\&3\omega_5^5a_2c_2\sin(\omega_5\tau_2)-4\omega_5^4a_1c_4\cos(\omega_5\tau_2)+3\omega_5^4a_2c_3\cos(\omega_5\tau_2)-2\omega_5^4a_3c_2\cos(\omega_5\tau_2)-\\&2\omega_5^4a_3c_1\sin(\omega_5\tau_2)+\omega_5^4a_4c_1\cos(\omega_5\tau_2)-3\omega_5^3a_2c_4\sin(\omega_5\tau_2)+2\omega_5^5a_3c_3\sin(\omega_5\tau_2)-\\&2\omega_5^3a_4c_2\sin(\omega_5\tau_2)+2\omega_5^2a_3c_4\cos(\omega_5\tau_2)-\omega_5^2a_4c_3\cos(\omega_5\tau_2)+\omega_5a_4c_4\sin(\omega_5\tau_2)+\\&2\omega_5^3b_1c_4\cos(\omega_5(\tau_2-\tau_1))-2\omega_5^5b_1c_2\cos(\omega_5(\tau_2-\tau_1))-2\omega_5^6b_1c_1\sin(\omega_5(\tau_2-\tau_1))+\\&2\omega_5^4b_1c_3\sin(\omega_5(\tau_2-\tau_1))+\omega_5^5b_2c_1\cos(\omega_5(\tau_2-\tau_1))-\omega_5^3b_2c_3\cos(\omega_5(\tau_2-\tau_1))\end{aligned}$$

當 $P_{22}>0$ 時，有 $\operatorname{sgn}[d(\operatorname{Re})(\lambda)\ d\tau_1]_{\lambda=i\omega_5}^{\tau_1=\tau_{5_0}}>0$。因此條件滿足，系統會產生 Hopf 分支，可以得到下面的定理。

定理 6.12 當 $P_{22}>0$，系統在地方病平衡點產生 Hopf 分支，並在 $\tau_2=\tau_{5_0}$ 附近產生一簇週期解。

6.2.3 穩定性分析和週期解

本節中，利用中心流形定理和規範型理論的中心流形研究模型 Hopf 分支的方向、分支週期解的穩定性，分支週期解的週期大小等性質。以情況 3 為例，即假設 $\tau_1=0$ 和 $\tau_2>0$ 進行討論。

令 $\tau=\tau_k+\vartheta$，$\vartheta\in R$，使得 $\vartheta=0$ 是系統產生 Hopf 分支的分支點。再定義 C^k $[-1, 0] = \{\phi \mid \phi: [-1, 0] \to R^4\}$，其中 ϕ 的每一個元素都有 k 階連續導數。作如下變形 $x_1(t)=S(t)-S^*$，$x_2(t)=I(t)-I^*$，$x_3(t)=A(t)-A^*$，$x_4(t)=M(t)-M^*$，$x_3(t)=W(t)-W^*$，模型變為如下形式：

$$\frac{\mathrm{d}x}{\mathrm{d}t}=L_\vartheta x_t+f(\vartheta, x_t) \tag{6.85}$$

其中 L_ϑ 為 $C([-1, 0], R^4) \to R^4$ 的有界線性算子。定義算子：

$$L_\vartheta \Phi=(\tau_k+\vartheta)[\boldsymbol{M}_1\Phi(0)+\boldsymbol{M}_2\Phi(-1)] \tag{6.86}$$

其中 $\boldsymbol{M}_1$ 和 $\boldsymbol{M}_2$ 為 5 階矩陣，

$a_{11}=-P_1-\eta M^*-\mu$，$a_{12}=-\beta_I S^*+v$，$a_{13}=\alpha$，$a_{14}=-\eta S^*$，$a_{15}=-P_3$，

$a_{21}=P_1$，$a_{22}=\beta_1 S^*-P_2$，$a_{25}=P_3$，$a_{31}=\eta M^*$，$a_{33}=-(\mu+\alpha)$，$a_{34}=\eta S^*$，$a_{42}=\theta$，$a_{44}=-\phi$，$a_{55}=-\delta$，$b_{52}=\xi$，其餘所有 $a_{ij}=0$，$b_{ij}=0$。

以及

$$F=(\tau_k+\vartheta)\begin{bmatrix}-\beta_W\Phi_1(0)\Phi_5(0)-\beta_I\Phi_1(0)\Phi_2(0)-\eta\Phi_1(0)\Phi_4(0)\\ \beta_W\Phi_1(0)\Phi_5(0)+\beta_I\Phi_1(0)\Phi_2(0)\\ \eta\Phi_1(0)\Phi_4(0)\\ 0\\ 0\end{bmatrix}$$

這裡 $(\Phi_1, \Phi_2, \Phi_3, \Phi_4, \Phi_5) \in C$。

由黎茲表示定理可知，存在分量為有界變差函數 $\eta(\Theta, \vartheta)$：$[-1, 0] \to R^{5\times5}$ 使得

$$L_\vartheta\Phi=\int_{-1}^{0} d\,\varsigma(\Theta, \vartheta)\Phi(\Theta) \tag{6.87}$$

實際上，由方程（6.86）可再選取：

$$\varsigma(\Theta, \vartheta)=(\tau_k+\vartheta)[\boldsymbol{M}_1\delta(\Theta)+\boldsymbol{M}_2\delta(\Theta+1)] \tag{6.88}$$

其中 $\delta(\Theta)$ 是一個 Dirac 函數。

對於 $\Phi\in C^1([-1, 0], R^5)$，定義

$$F(\vartheta)\Theta=\begin{cases}\dfrac{\mathrm{d}\Phi(\Theta)}{\mathrm{d}\Theta}, & \Theta\in[-1, 0)\\ \int_{-1}^{0}\mathrm{d}\,\varsigma(\rho, \vartheta)\Phi(\rho), & \Theta=0\end{cases}$$

以及

$$G(\vartheta)\Theta=\begin{cases}0, & \Theta\in[-1, 0)\\ f(\Phi, \vartheta), & \Theta=0\end{cases}$$

則模型（6.2.85）等價於

$$\dot{X}_t = F(\vartheta)X_t + G(\vartheta)X_t \tag{6.89}$$

其中 X_t（Θ）$=X$（$t+\Theta$），$\Theta\in$［-1，0）。

對 $\Psi\in C^1([0,\ 1],\ (R^5)^*)$，定義 F 的算子 F^* 為

$$F^*\Psi(\rho)=\begin{cases}-\dfrac{\mathrm{d}\Psi(\rho)}{\mathrm{d}\rho}, & \rho\in(0,\ 1]\\ \displaystyle\int_{-1}^{0}\mathrm{d}\,\varsigma^{\mathrm{T}}(t,\ 0)\Psi(-t), & \rho=0\end{cases}$$

則定義雙線性內積：

$$<\Psi,\ \Phi>=\bar{\Psi}(0)\Phi(0)-\int_{-1}^{0}\int_{0}^{\Phi}\bar{\Psi}(\kappa-\Theta)\mathrm{d}\,\varsigma(\Theta)\Phi(\kappa)\mathrm{d}\kappa \tag{6.90}$$

其中$\varsigma(\Theta)=\varsigma(\Theta,\ 0)$。於是算子 F 和 F^* 是共軛算子。又因為$\pm i\omega_3\tau_k$ 是 F 的一對特徵根，也是 F^* 的特徵根，則需要再分別計算 F 和 F^* 的特徵值所對應的特徵向量。

設 q（Θ）$=$（1，a_1，a_2，a_3，a_4）$^{\mathrm{T}}e^{i\omega_3\tau_k\Theta}$為 F 的特徵值 $i\omega_3\tau_k$ 所對應的特徵向量，則

$$Fq(\Theta)=i\omega_3\tau_kq(\Theta) \tag{6.91}$$

當 $\Theta=0$ 時，可以計算出：

$$\alpha_1=\frac{(\beta_WW^*+\beta_II^*)(\delta+i\omega_3)}{\tilde{\alpha}_1},\quad \alpha_2=\frac{\eta M^*+\alpha_3\eta S^*}{\mu+\alpha+i\omega_3},$$

$$\alpha_3=\frac{\theta\alpha_1}{\phi+i\omega_3},\quad \alpha_4=\frac{\alpha_1\xi e^{-\omega_3\tau_k}}{\delta+i\omega_3}。$$

其中 $\tilde{\alpha}_1=[i\omega_3-(\beta_IS^*-(\mu+u_1+v))(\delta+i\omega_3)]-\beta_W\xi e^{-i\omega_3\tau_k}$。

當 $\Theta\neq0$ 時，有

$$A^*q^*(\rho)=-i\omega_3\tau_kq^*(\rho) \tag{6.92}$$

可以計算出：

$$\alpha_1^*=\frac{\tilde{\alpha}_1^*}{(\beta_WW^*+\beta_II^*)(\mu+\alpha-i\omega_3)},\quad \alpha_2^*=\frac{\alpha}{\mu+\alpha-i\omega_3},$$

$$\alpha_3^*=\frac{\eta\alpha S^*-(\mu+\alpha-i\omega_3)}{(\mu+\alpha-i\omega_3)(\phi-i\omega_3)},\quad \alpha_4^*=\frac{\beta S^*(\alpha_1^*-1)}{\delta+i\omega_3}。$$

其中 $\tilde{\alpha}_1^*=-(-\beta_WW^*-\beta_II^*-\eta M^*-\mu+i\omega_3)(\mu+\alpha-i\omega_3)-\eta\alpha M^*$。為了確定 D 的值使得 $\langle q^*,\ q\rangle=1$，再由方程（6.90），可計算出：

$$\bar{D}^{-1}=1+\alpha_1\bar{\alpha}_1^*+\alpha_2\bar{\alpha}_2^*+\alpha_3\bar{\alpha}_3^*+\alpha_4\bar{\alpha}_4^*+\xi\alpha_1\bar{\alpha}_1^*\tau_ke^{-i\omega_3\tau_k} \tag{6.93}$$

接下來再確定當 $\vartheta=0$ 時在中心流形 C_0 處的坐標。設 x_i 為當 $\vartheta=0$ 時方程（6.89）的解。定義

$$z(t)=\langle q^*,\ x_t\rangle \tag{6.94}$$

$$T(t,\ \Theta)=x_i(\Theta)-2\mathrm{Re}\{z(t)q(\Theta)\} \tag{6.95}$$

那麼，在中心流形 C_0 上有

$$T(t,\ \Theta)=T(z,\ \bar{z},\ \Theta)=T_{20}\frac{z^2}{2}+T_{11}z\bar{z}+T_{02}\frac{\bar{z}^2}{2}+\cdots \tag{6.96}$$

z 和 $\bar{z}$ 都是中心流形 C_0 在 q^* 和 $\bar{q}^*$ 方向上的局部坐標。注意到如果 x_t 是實的，則 Q 也是實的，因此只考慮實解的情況。$\vartheta=0$ 時，方程（6.89）的解有

$$\dot{z}=i\omega_3\tau_k z+\bar{q}^*(0)f_0(z,\ \bar{z})=i\omega_3\tau_k z+g(z,\ \bar{z}) \tag{6.97}$$

其中

$$g(z,\ \bar{z})=g_{20}\frac{z^2}{2}+g_{11}z\bar{z}+g_{02}\frac{\bar{z}^2}{2}+g_{21}\frac{z^2\bar{z}}{2}+\cdots \tag{6.98}$$

由方程（6.95）和（6.96）可得

$$X_t(\Theta)=T_{20}\frac{z^2}{2}+T_{11}z\bar{z}+T_{02}\frac{\bar{z}^2}{2}+z(1,\ \alpha_1,\ \alpha_2,\ \alpha_3,\ \alpha_4)^T e^{i\omega_3\tau_k\Theta}$$
$$+\bar{z}(1,\ \bar{\alpha}_1,\ \bar{\alpha}_2,\ \bar{\alpha}_3,\ \bar{\alpha}_4)^T e^{-i\omega_3\tau_k\Theta} \tag{6.99}$$

使得

$$X_{1t}(\Theta)=T_{20}^{(1)}\frac{z^2}{2}+T_{11}^{(1)}z\bar{z}+T_{02}^{(1)}\frac{\bar{z}^2}{2}+ze^{i\omega_3\tau_k\Theta}+\bar{z}e^{-i\omega_3\tau_k\Theta}+\cdots$$

$$X_{2t}(\Theta)=T_{20}^{(2)}\frac{z^2}{2}+T_{11}^{(2)}z\bar{z}+T_{02}^{(2)}\frac{\bar{z}^2}{2}+\alpha_1 ze^{i\omega_3\tau_k\Theta}+\bar{\alpha}_1\bar{z}e^{-i\omega_3\tau_k\Theta}+\cdots$$

$$X_{3t}(\Theta)=T_{20}^{(3)}\frac{z^2}{2}+T_{11}^{(3)}z\bar{z}+T_{02}^{(3)}\frac{\bar{z}^2}{2}+\alpha_2 ze^{i\omega_3\tau_k\Theta}+\bar{\alpha}_1\bar{z}e^{-i\omega_3\tau_k\Theta}+\cdots$$

$$X_{4t}(\Theta)=T_{20}^{(4)}\frac{z^2}{2}+T_{11}^{(4)}z\bar{z}+T_{02}^{(4)}\frac{\bar{z}^2}{2}+\alpha_3 ze^{i\omega_3\tau_k\Theta}+\bar{\alpha}_3\bar{z}e^{-i\omega_3\tau_k\Theta}+\cdots$$

$$X_{5t}(\Theta)=T_{20}^{(5)}\frac{z^2}{2}+T_{11}^{(5)}z\bar{z}+T_{02}^{(5)}\frac{\bar{z}^2}{2}+\alpha_4 ze^{i\omega_3\tau_k\Theta}+\bar{\alpha}_4\bar{z}e^{-i\omega_3\tau_k\Theta}+\cdots \tag{6.100}$$

令 $\Theta=0$，並與方程（6.98）比較係數可得

$g_{20}=2\tau_k\bar{D}[-\beta_W\alpha_4-\alpha_1\beta_I-\eta\alpha_3+\beta_W\alpha_4\bar{\alpha}_1^*+\eta\alpha_3\bar{\beta}_3^*]$,

$g_{11}=2\tau_k\bar{D}[-\beta_W\mathrm{Re}\alpha_4-\beta_I\mathrm{Re}\alpha_1-\eta\mathrm{Re}\alpha_3+\beta_I\bar{\alpha}_1^*\mathrm{Re}\alpha_1+\eta\bar{\alpha}_2^*\mathrm{Re}\alpha_3]$,

$g_{02}=2\tau_k\bar{D}[-\beta_W\mathrm{Re}\alpha_4-\beta_I\bar{\alpha}_1-\eta\alpha_3+\beta_W\bar{\alpha}_4\bar{\alpha}_1^*+\beta_I\bar{\alpha}_1\bar{\alpha}_1^*+\eta\bar{\alpha}_3\bar{\alpha}_2^*]$,

$g_{21}=\frac{1}{2}\tau_k\bar{D}[-\beta_W\alpha_4T_{20}^{(1)}-2\beta_W\bar{\alpha}_4T_{11}^{(2)}-2\beta_W\bar{\alpha}_4T_{11}^{(5)}-\beta_WT_{20}^{(5)}-\beta_I\alpha_1T_{20}^{(1)}-$

$2\beta_I\alpha_1 T_{11}^{(1)} - \beta_I T_{20}^{(1)} - \eta\alpha_3 T_{20}^{(1)} - 2\beta_I\alpha_1 T_{11}^{(2)} - 2\beta_I T_{11}^{(2)} - \beta_I T_{20}^{(2)} - \eta\bar{\alpha}_3 T_{20}^{(1)} -$
$2\eta\alpha T_{11}^{(1)} - 2\eta T_{11}^{(4)} - \eta T_{20}^{(4)} + \beta_W\bar{\alpha}_4\bar{\alpha}_1^* T_{20}^{(1)} + 2\beta_W\alpha_4\bar{\alpha}_1^* T_{11}^{(1)} + 2\beta_W\bar{\alpha}_1^* T_{11}^{(5)} +$
$\beta_W\bar{\alpha}_1^* T_{20}^{(5)} + 2\eta\alpha_3\bar{\alpha}_2^* T_{11}^{(1)} + 2\eta\alpha_3\bar{\alpha}_2^* T_{11}^{(1)} + 2\eta\bar{\alpha}_2^* T_{11}^{(4)} + \eta\bar{\alpha}_2^* T_{20}^{(4)}]$

為了計算 g_{21}，需要計算 T_{20}（Θ）和 T_{11}（Θ）。聯合方程（6.95）和（6.97）：

$$\dot{T} = \dot{X}_t - \dot{z}q - \dot{\bar{z}}\bar{q}$$
$$= \begin{cases} FT - 2\mathrm{Re}\{\bar{q}^*(0)f_0 q(\Theta)\}, & \Theta \in [-1, 0) \\ FT - 2\mathrm{Re}\{\bar{q}^*(0)f_0 q(\Theta)\} + f_0, & \Theta = 0 \end{cases}$$
$$= A(0)Q + H(z, \bar{z}, \Theta) \tag{6.101}$$

其中

$$H(z, \bar{z}, \Theta) = H_{20}(\Theta)\frac{z^2}{2} + H_{11}(\Theta)z\bar{z} + H_{02}(\Theta)\frac{z^2}{2} + \cdots \tag{6.102}$$

再由 Q（t, Θ）的定義，有

$$\dot{Q} = Q_z\dot{z} + Q_{\bar{z}}\dot{\bar{z}} \tag{6.103}$$

聯合方程（6.96），（6.101）和（6.102）可得

$$-H_{11} = F(0)Q_{11} \tag{6.104}$$
$$-H_{20} = F(0)Q_{20} - 2i\omega_3\tau_k Q_{20} \tag{6.105}$$

當 $\Theta \in [-1, 0)$，由方程（6.101）和（6.100）可得

$$\begin{aligned} H(z, \bar{z}, \Theta) &= -\bar{q}^*(0)f_0 q(\Theta) - q^*(0)\bar{f}_0\bar{q}(\Theta) \\ &= -g(z, \bar{z})q(\Theta) - \bar{g}(z, \bar{z})\bar{q}(\Theta) \\ &= -(g_{20}q(\Theta) + \bar{g}_{02}\bar{q}(\Theta))\frac{z^2}{2} - (g_{11}q(\Theta) + \bar{g}_{11}\bar{q}(\Theta))z\bar{z} + \cdots \end{aligned} \tag{6.106}$$

和方程（6.102）比較系數可得

$$H_{11}(\Theta) = -g_{11}q(\Theta) - \bar{g}_{11}\bar{q}(\Theta) \tag{6.107}$$
$$H_{20}(\Theta) = -g_{20}q(\Theta) - \bar{g}_{02}\bar{q}(\Theta) \tag{6.108}$$

從方程（6.104）和（6.108）推得

$$\dot{T}_{20}(\Theta) = 2i\omega_3\tau_k T_{20}(\Theta) + g_{20}q(\Theta) + \bar{g}_{02}\bar{q}(\Theta) \tag{6.109}$$

注意到 $q(\Theta) = q(0)e^{i\omega_3\tau_k\Theta}$，解方程（6.105）得

$$T_{20}(\Theta) = \frac{ig_{20}}{\omega_3\tau_k}q(\Theta) + \frac{i\bar{g}_{20}}{\omega_3\tau_k}\bar{q}(\Theta) + E_1 e^{2i\omega_3\tau_k\Theta} \tag{6.110}$$

同理，由方程（6.104）和（6.108）可求得

$$T_{11}(\Theta)=\frac{-ig_{11}}{\omega_3\tau_k}q(\Theta)+\frac{i\bar{g}_{11}}{\omega_3\tau_k}\bar{q}(\Theta)+E_2 \tag{6.111}$$

其中 $E_1=(E_1^{(1)},E_1^{(2)},E_1^{(3)},E_1^{(4)},E_1^{(5)})$ 和 $E_2=(E_2^{(1)},E_2^{(2)},E_2^{(3)},E_2^{(4)},E_2^{(5)})$ 均為常數向量。再由 F 的定義可得

$$\int_{-1}^{0}d\zeta(\Theta)T_{20}(\Theta)=2i\omega_3\tau_kT_{20}(0)-T_{20}(0) \tag{6.112}$$

$$\int_{-1}^{0}d\zeta(\Theta)T_{11}(\Theta)=-H_{20}(0) \tag{6.113}$$

據此可計算出

$$H_{20}(0)=-g_{20}q(0)-\bar{g}_{02}\bar{q}(0)+2\tau_k\begin{pmatrix}-\beta_W\alpha_4-\beta_I\alpha_1-\eta\alpha_3\\ \beta_W\alpha_4+\beta_I\alpha_1\\ \eta\alpha_3\\ 0\\ 0\end{pmatrix} \tag{6.114}$$

以及

$$H_{11}(0)=-g_{11}q(0)-\bar{g}_{11}\bar{q}(0)+2\tau_k\begin{bmatrix}-\beta_W\mathrm{Re}\alpha_4-\beta_I\mathrm{Re}\alpha_1-\eta\mathrm{Re}\alpha_3\\ \beta_W\mathrm{Re}\alpha_4+\beta_I\mathrm{Re}\alpha_1\\ \eta\mathrm{Re}\alpha_3\\ 0\\ 0\end{bmatrix} \tag{6.115}$$

最後，由方程（6.110），（6.113）和（6.114）可計算求出：

$$\begin{bmatrix}2i\omega_3+P_1+\eta M^*+\mu & \theta S^*-v & -\alpha & \eta S^* & P_3\\ -P_1 & 2i\omega_3-\theta S^*+P_2 & 0 & 0 & -P_3\\ -\eta M^* & 0 & 2i\omega_3+\mu+\alpha & -\eta S^* & 0\\ 0 & -\theta & 0 & 2i\omega_3+\phi & 0\\ 0 & -\xi e^{-2i\omega_3\tau_k} & 0 & 0 & 2i\omega_3+\delta\end{bmatrix}\times$$

$$\begin{bmatrix}E_1^{(1)}\\ E_1^{(2)}\\ E_1^{(3)}\\ E_1^{(4)}\\ E_1^{(5)}\end{bmatrix}=2\begin{bmatrix}-\beta_W\alpha_4-\beta_I\alpha_1-\eta\alpha_3\\ \beta_W\alpha_4+\beta_I\alpha_1\\ \eta\alpha_3\\ 0\\ 0\end{bmatrix} \tag{6.116}$$

同理，由方程（6.115）和（6.113）可計算求出：

$$\begin{bmatrix} P_1+\eta M^*+\mu & \theta S^*-v & -\alpha & \eta S^* & P_3 \\ -P_1 & -\theta S^*+P_2 & 0 & 0 & -P_3 \\ -\eta M^* & 0 & \mu+\alpha & -\eta S^* & 0 \\ 0 & -\theta & 0 & \phi & 0 \\ 0 & -\xi e^{-2i\omega_3\tau_k} & 0 & 0 & 2i\delta \end{bmatrix} \times \begin{bmatrix} E_2^{(1)} \\ E_2^{(2)} \\ E_2^{(3)} \\ E_2^{(4)} \\ E_2^{(5)} \end{bmatrix}$$

$$= 2\begin{bmatrix} -\beta_W \mathrm{Re}\alpha_4 - \beta_I \mathrm{Re}\alpha_1 - \eta \mathrm{Re}\alpha_3 \\ \beta_W \mathrm{Re}\alpha_4 + \beta_I \mathrm{Re}\alpha_1 \\ \eta \mathrm{Re}\alpha_3 \\ 0 \\ 0 \end{bmatrix} \tag{6.117}$$

當通過上面的兩個式子計算出了 E_1 和 E_2 後，進而求出 T_{20}（Θ）和 T_{11}（Θ）的值。最終，可以計算出確定 Hopf 性質的參數值如下：

$$c_1(0)=\frac{i}{2\omega_3\tau_k}\left(g_{11}g_{20}-2|g_{11}|^2-\frac{|g_{02}|^2}{3}\right)+\frac{g_{21}}{2} \tag{6.118}$$

$$\mu_2=-\frac{\mathrm{Re}\{c_1(0)\}}{\mathrm{Re}\{\lambda'(\tau_k)\}} \tag{6.119}$$

$$\beta_2=2\mathrm{Re}\{c_1(0)\} \tag{6.120}$$

$$T_2=-\frac{Im\{c_1(0)\}+\mu_2 Im\{\lambda'(\tau_k)\}}{\omega_3\tau_k} \tag{6.121}$$

綜上所述，對於系統的 Hopf 分支的性質，有如下定理：

定理 6.13 當 $\mu_2>0$，Hopf 分支是超臨界的，當 $\mu_2<0$，Hopf 分支是次臨界的；當 $\beta_1>0$ 時，分支週期解是穩定的，當 $\beta_2<0$ 時，分支週期解是不穩定的；當 $T_2>0$ 時，分支週期解的週期是增加的，當 $T_2<0$ 時，分支週期解的週期是減小的。

6.2.4 數值模擬

本節仍然採用近年來非洲最嚴重的霍亂之一、爆發於 2008 年的津巴布韋霍亂的數據進行模型系統的數值模擬。首先令時滯均為 0，研究媒體宣傳是否可以直接而快速地幫助控制傳染病的傳播，圖 6.7 比較了本節模型與無媒體宣傳模型。從圖 6.7 可以清楚看出，在模型中引入媒體宣傳後，染病者人數明顯減少。

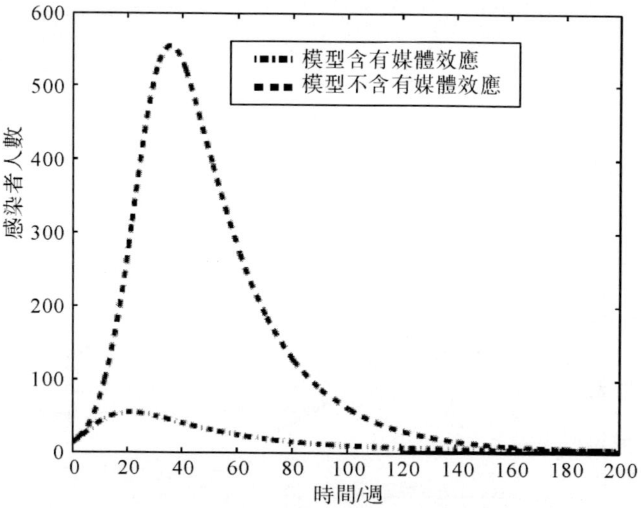

圖 6.7　本節模型與無媒體宣傳模型

圖 6.8 驗證了模型參數對模型動力學行為的影響。從圖 6.8（a）可以看出，隨著 α 減小，感染者人數隨之減少，意味著隨著媒體宣傳的擴大，越來越多的人意識到了疾病的危害性，從而可以減少染病者數量。從圖 6.8（b）可以看出，當 η 增加時，感染者人數減少，意味著媒體宣傳可以幫助更多的易感者接收有用的防治傳染病消息，從而可以減少染病者數量。從圖 6.8（c）可以看出，隨著 ϕ 減小，感染者人數隨之減少，意味著政府的媒體宣傳不能馬上阻止或者終止傳染病蔓延，只能持續地進行媒體宣傳才能有效地控制傳染病發展。圖 6.8（d）表明 θ 越高，感染者人數就越少，這仍然是強調媒體宣傳作用的重要性，即宣傳力度越大，接收到信息的人越多，自然感染人數就會越少。

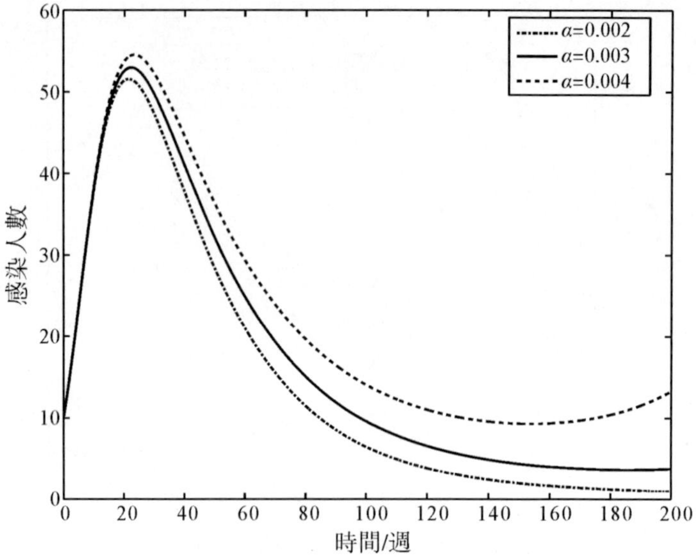

(a) 不同 α 時，感染者人數隨時間變化的趨勢圖

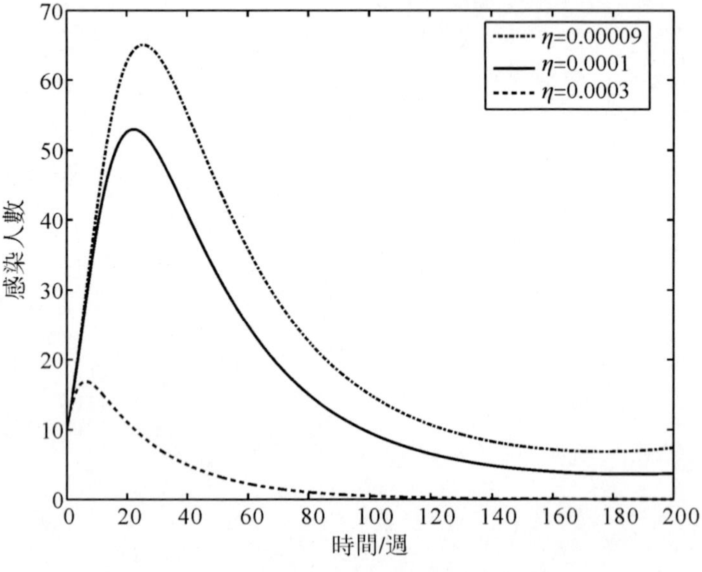

(b) 不同 η 時，感染者人數隨時間變化的趨勢圖

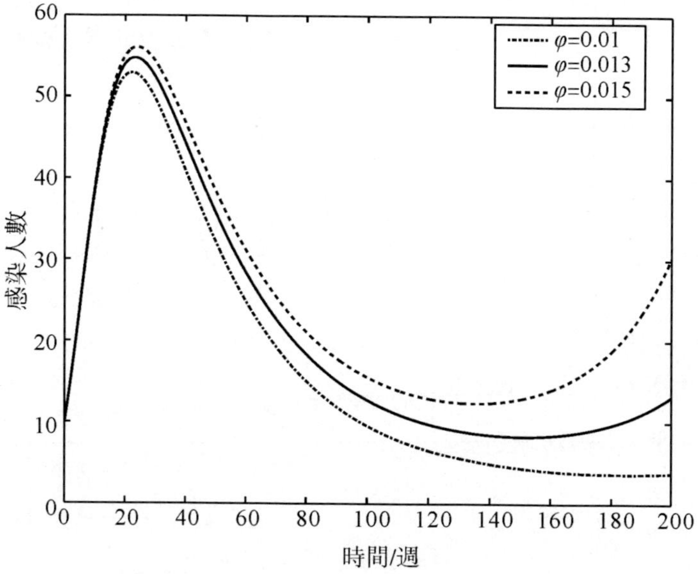

（c）不同 ϕ 時，感染者人數隨時間變化的趨勢圖

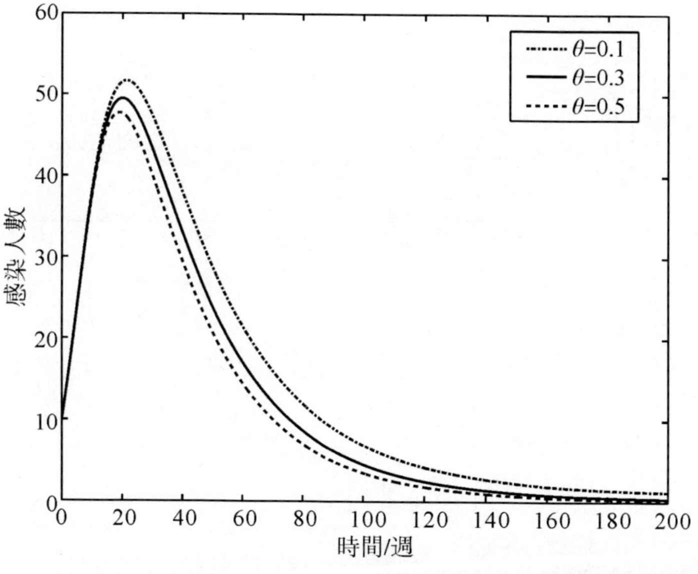

（d）不同 ϑ 時，感染者人數隨時間變化的趨勢圖

圖 6.8　不同情況，感染者人數隨時間變化的趨勢圖

另外，為了驗證時滯的作用，先令 $\tau_2=0$，並逐漸增加 τ_1 的值。將所有的參數代入表達式（6.63），可計算出 τ_1 的關鍵閾值為22。如圖6.9所示，當 τ_1 取值為20時，可以看出所有的元素都趨於其穩定值。然而當 τ_1 取值為30時，發生不穩定的變化。接下來再令 $\tau_1=0$，可計算出 τ_1 的關鍵閾值為5。如圖6.10所示，當 τ_2 取值為5時，可以看出所有的元素都趨於其穩定值。然而當 τ_1 取值為10時，發生不穩定的變化。說明對傳染病進行模擬和預測時，在時滯變大的情況下，對未來的預測會變得更加困難。因此當疾病爆發時，為了更好地幫助控住流行病的傳播，媒體應該盡量減小報導的時滯滯後性；而易感人群也應該長期保持對媒體報導的敏感意識，一旦接收到傳播病的相關信息，就要在最短年時間內採取相應的預防保護措施。

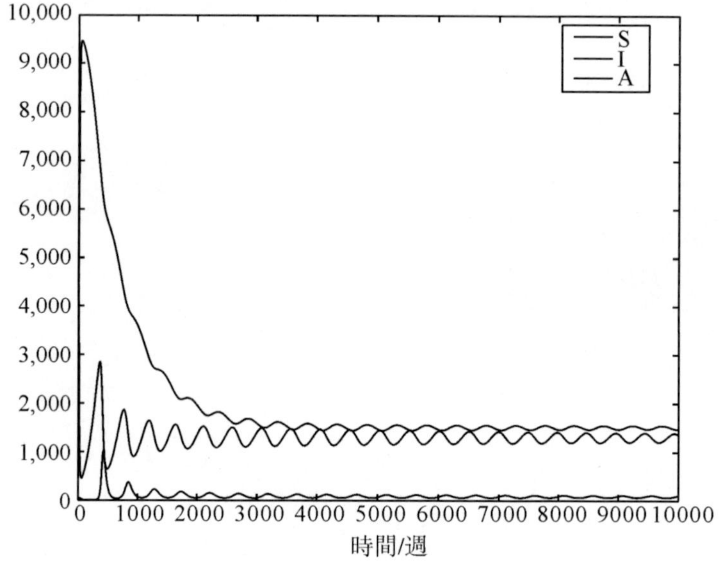

（a）$\tau_1=20$

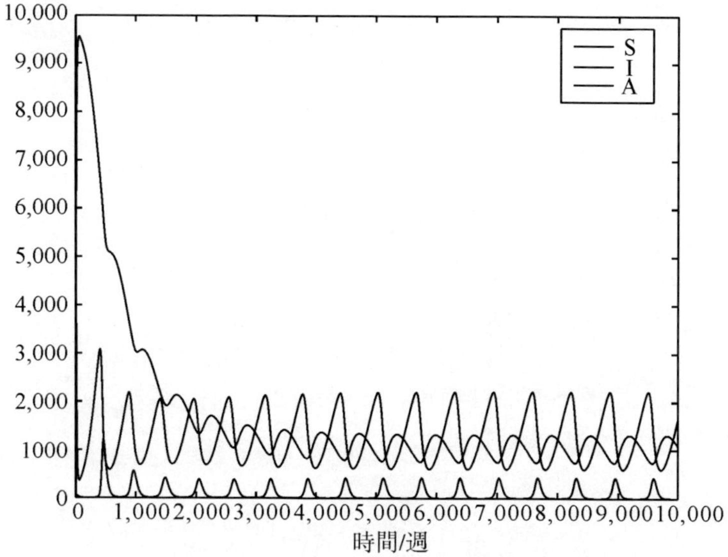

（b） $\tau_1 = 30$

圖 6.9　S，I 和 A 隨時間變化的趨勢圖

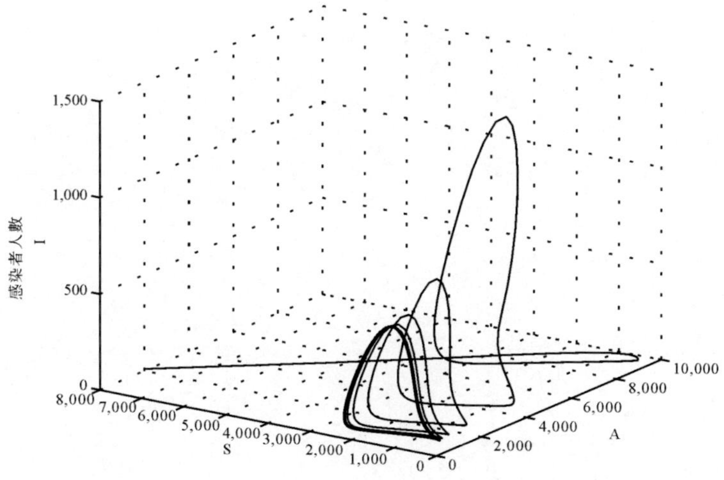

（a） $\tau_1 = 20$

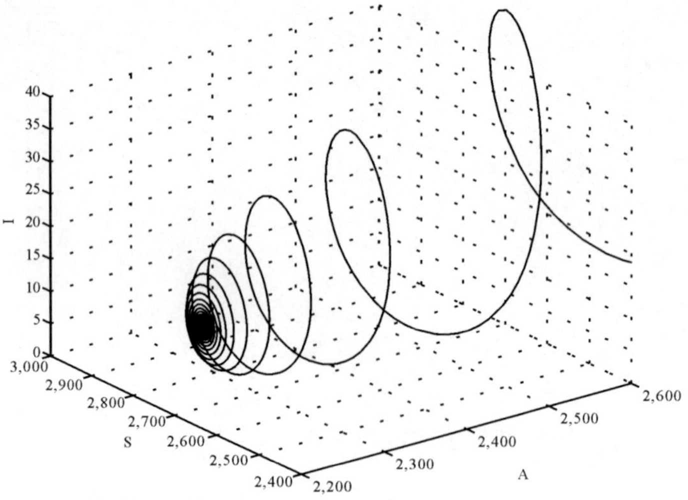

（b） $\tau_1 = 30$

圖 6.10　S，I 和 A 隨時間變化的趨勢圖

7 離散模型

前面章節中所有提到的與霍亂相關的模型全是按照時間建立的連續模型，相對連續傳染病模型，離散傳染病模型的研究還處於探索階段，離散模型比連續模型具有更明顯的優勢。首先離散模型可以呈現更複雜的動力學性態；其次傳染病的統計數據通常是在一定的時間間隔下得到的，不具有連續性，而離散模型恰恰能以任意時間步長為單位，可以更有效地採用離散統計數據；最後運用離散模型計算結果更精確，參數的估計和初值的選取更簡潔明瞭。Frank 和 Abdul-Azizyakubu 建立了一個 SIS 離散傳染病模型，並展示 Hopf 分支現象。Sekiguchi 和 Ishiwata 對帶時滯的 SIRS 傳染病模型構造了離散格式，並求解全局穩定性的充分條件。Allen 計算了時滯傳染病模型的基本再生數。

但要注意到模型離散化後動力學行為變得非常複雜，選擇正確的離散方法至關重要。而 Euler 方法，Runge-Kutta 方法等通常不能很好地保持原連續模型的動力學行為和性質，或者解會產生一些不穩定性，引起分支或者振動等。有限差分方法指的是給定一組統一的網格點，在這些網格點上用網格函數替代連續函數，用差商代替微分方程的導數，從而得到一個差分方程，差分方程的解即為微分方程的解的近似。有限差分方法由於引入步長從而導致所生成的參數空間比相應的微分方程的參數空間要大。當用數值方法求解偏微分方程時，如何構造偏微分方程的動力學相容的數值方法是一個需要重點解決的問題。為了在離散的過程中保持原連續模型的動力學性質，包括解的正性、有界性、單調性、週期解以及分支行為等，並得到更精確的解，Mickens 提出非標準有限差分方法（NSFD），並將精確有限差分方法和標準有限差分方法作對比，給出幾個能夠消除數值不穩定性的規則，然後利用這些規則來構造有限差分方法，從而產生非標準有限差分方法，規則如下：

（1）離散導數的階應等於原微分方程的導數的階。

（2）離散導數的分母函數必須是由關於步長的函數組成，且形式要更為複雜。

（3）非線性項一般情況下應由非局部的離散表達式代替。

（4）有限差分格式產生的數值解也應滿足微分方程的解滿足的特殊條件。

（5）有限差分格式不能引入與原微分方程不相關的解或僞解。

（6）對有 $n>2$ 項的微分方程，一般對各個子方程構造由 $m<n$ 項組成的差分格式構成，並且將這些差分格式組合在一起構成一個針對原系統的整體上相容的差分格式。

Villanueva 等發展 NSFD 方法對肥胖人口動態進行數值解和分析，Jodar 等採用 NSFD 法離散流感模型，離散模型和原連續模型保持一致動力學性質，但是他們的文章中並沒有給出模型穩定性的證明。Guerrero 等利用 NSFD 的方法離散了西班牙吸菸模型，並與 RK4 方法進行比較，得出 NSFD 法更優的結論。Suryanto 等利用 NSFD 的方法離散 SIR 模型，數值模擬表明運用 NSFD 方法可以採用較大的步長以節約計算成本。本書考慮到離散傳染病模型可以更現實更精確地理解霍亂的傳播和流行機制，制定防禦策略，故採用 Mickens 的非標準有限差分方法（NSFD）來離散建立的霍亂連續模型，構造其離散數值系統，並與其對應的原始連續模型保持一致的平衡點、正性和有界性等特性。當基本再生數小於 1 時，系統的無病平衡點是局部漸近穩定和全局漸近穩定的。當基本再生數大於 1 時，通過構造適當的 Lyapunov 函數，地方病平衡點也是全局漸近穩定的。最後再用該離散模型來描述和數值模擬 2008 年的津巴布韋霍亂。

7.1 ODE 模型

7.1.1 模型

Liao 和 Yang 構建了一個含有預防接種的霍亂模型方程（7.1）～（7.5）。設總人數 $N=S+I+V+R$，S，I，V 和 R 分別表示易感者、感染者、接種疫苗者和移出者，W 為霍亂病菌濃度。模型中其他的參數 β_W 和 β_I 分別表示環境與人之間傳播和人與人之間傳播的傳染率系數，Λ 為易感者的輸入率，ψ 為疫苗接種率，α 為霍亂病菌的增長率，ξ 為霍亂病菌的衰減率，μ 為死亡率，θ 為免疫喪失率，γ 為染病者的復原率，σ 表示疫苗的有效率，當 $\sigma=0$ 為該疫苗完全有效，$\sigma=1$ 意味著疫苗沒有效果。所有的參數都為正數。

$$\frac{dS}{dt} = \Lambda - \beta_W WS - \beta_I SI - (\mu + \psi)S + \theta V \tag{7.1}$$

$$\frac{dV}{dt}=\psi S-\sigma\beta_I VI-(\mu+\theta)V \tag{7.2}$$

$$\frac{dI}{dt}=\beta_W WS+\beta_I SI-(\gamma+\mu)I+\alpha\beta_I VI \tag{7.3}$$

$$\frac{dW}{dt}=\alpha I-\xi W \tag{7.4}$$

$$\frac{dR}{dt}=\gamma I-\mu R \tag{7.5}$$

模型的初始條件如下：

$$S\geqslant 0,\quad V\geqslant 0,\quad I\geqslant 0,\quad W\geqslant 0,\quad R\geqslant 0 \tag{7.6}$$

由 R 的獨立性，可以在實際計算中只考慮方程（7.1）~（7.4），得到模型的基本再生數為

$$R_0=\frac{\beta_W\alpha\Lambda(\mu+\theta)+\beta_I\Lambda(\mu+\theta+\sigma\psi)}{\mu\xi(\gamma+\mu)(\mu+\theta+\psi)}$$

當基本再生數小於 1 時，模型（7.1）~（7.4）的無病平衡點（DFE）E_0 $\left[\frac{\Lambda(\mu+\theta)}{\mu(\mu+\theta+\psi)},\ \frac{\lambda\psi}{\mu(\mu+\theta+\psi)},\ 0,\ 0\right]$是局部漸近穩定和全局漸近穩定的。地方病平衡點 E^*（S，V，I，W）的表達式分別為

$$S=\frac{(\gamma+\mu)(\sigma+\beta+\mu+\theta)}{\left[\psi\sigma\beta_I+\left(\frac{\alpha\beta_W}{\xi}\right)(\sigma\beta_I I+\mu+\theta)\right]},\quad V=\frac{(\gamma+\mu)\psi}{\left[\psi\sigma\beta_1+\left(\frac{\alpha\beta_W}{\xi}\right)(\sigma\beta_I I+\mu+\theta)\right]},$$

$$W=\frac{\alpha I}{\xi}。$$

當基本再生數大於 1 時，地方病平衡點是局部漸近穩定的。最後該連續模型的可行不變集為：$D=\{(S,V,I,R)\mid S\geqslant 0,V\geqslant 0,I\geqslant 0,R\geqslant 0,S+V+I+R<\frac{\Lambda}{\mu}\}$

7.1.2 NSFD 離散化模型

為了更準確更現實地理解霍亂傳播現象，本書採用 Mickens 提出的非標準有限差分（NSFD）方法，將連續方程組（7.1）~（7.5）進行離散化，使用 NSFD 必須滿足下列兩個條件：①要採用非局部代換的方法；②標準離散化中的分母 h 要由非負函數 $\phi(h)$ 替換，並且 $\phi(h)=h+o(h^2)$，其中 h 為步長。據此，對應連續方程組（7.1）~（7.5）的離散方程組為

$$\frac{S_{n+1}-S_n}{\phi(h)}=\Lambda-\beta_W S_{n+1}W_n-\beta_I S_{n+1}I_n-(\mu+\psi)S_{n+1}+\theta V_n \tag{7.7}$$

$$\frac{V_{n+1}-V_n}{\phi(h)}=\psi S_{n+1}-\sigma\beta_I V_{n+1}I_n-\mu V_{n+1}+\theta V_n \tag{7.8}$$

$$\frac{I_{n+1}-I_n}{\phi(h)}=\beta_W S_{n+1}W_n+\beta_I S_{n+1}I_n-(\gamma+\mu)I_{n+1}+\sigma\beta_I V_{n+1}I_n \tag{7.9}$$

$$\frac{W_{n+1}-W_n}{\phi(h)}=\alpha I_{n+1}-\xi W_{n+1} \tag{7.10}$$

$$\frac{R_{n+1}-R_n}{\phi(h)}=\gamma I_{n+1}-\mu R_{n+1} \tag{7.11}$$

其中 S_n，I_n，V_n 和 R_n 分別代表第 t_n 時刻易感者、感染者、接種疫苗者和移出者的數量，並且定義總人口 $N_n=S_n+I_n+V_n+R_n$。同樣由於 R_n 在系統中不顯含於前四個方程，故該離散系統也只需要考慮方程（7.7）～（7.10）。由 Mickens 可知，應用 NSFD 方法得到的離散系統，能完整地保持原連續方程組的動力學行為和數值結果。故離散系統（7.7）～（7.10）的平衡點與第一節中原連續模型（7.1）～（7.4）的無病平衡點和地方病平衡點一致，仍記為 E_0 和 E^*。將方程組（7.7）～（7.10）重新整理可得下列表達式：

$$S_{n+1}=\frac{S_n+\Lambda\phi(h)+\theta\phi(h)V_n}{1+\phi(h)[\mu+\psi+Y_n(I_n,\ W_n)]} \tag{7.12}$$

$$V_{n+1}=\frac{V_n+\psi\phi(h)S_{n+1}-\theta\phi(h)V_n}{1+\phi(h)(\mu+\sigma\beta_I I_n)} \tag{7.13}$$

$$I_{n+1}=\frac{I_n+\phi(h)S_{n+1}Y_n(I_n,\ W_n)+\phi(h)\sigma\beta_I I_n V_{n+1}}{1+\phi(h)(\gamma+\mu)} \tag{7.14}$$

$$W_{n+1}=\frac{W_n+\alpha\phi(h)I_{n+1}}{1+\xi\phi(h)} \tag{7.15}$$

這裡 Y_n（I_n，W_n）$=\beta_I I_n+\beta_W W_n$。再將方程（7.7-7.9）和（7.11）相加，可得 $\frac{N_{n+1}-N_n}{\phi\ (h)}\leqslant\Lambda-\mu N_{n+1}$。根據 Micken's 的文獻［66，70］，可以計算得 ϕ（h）$=\frac{e^{\mu h}-1}{\mu}$ 以及以下定理：

定理 7.1 對於任意 $n\in N$，離散系統（7.7）～（7.10）滿足非負初始條件的任意解（S_n，I_n，V_n，W_n）都是非負的。

定理 7.2 對離散系統（7.7）～（7.10）的任意解（S_n，I_n，V_n，W_n），總

人口 $N_n=S_n+I_n+V_n+R_n$ 滿足 $\lim_{n\to\infty}\sup N_n < \frac{\Lambda}{\mu}$，則（$S_n$，$I_n$，$V_n$，$W_n$）是最終有界的，且離散系統的 ω 極限集包含在有界可行域中，$\tilde{D}=\{(S_n, V_n, I_n, R_n) \mid S_n\geqslant 0, V_n\geqslant 0, I_n\geqslant 0, R_n\geqslant 0, S_n+V_n+I_n+R_n<\frac{\Lambda}{\mu}, n=0, 1, 2\cdots\}$。

7.1.3 NSFD 無病平衡點的穩定性

本節主要研究系統在無病平衡點的局部穩定性和全局穩定性。首先由以下引理：

引理 7.1 對方程 $f(\lambda)=\lambda^2-a\lambda+b$，兩個根都滿足 $|\lambda_i|<1$，$i=1, 2$，當且僅當下面的三個條件滿足：

(1) $f(0)=b<1$。

(2) $f(-1)=1+a+b>0$。

(3) $f(1)=1-a+b>0$。

為書寫方便，先令 $X_0=\frac{\Lambda(\mu+\theta)}{\mu(\mu+\theta+\psi)}$，在無病平衡點（DFE）$E_0=(S_0, I_0, V_0, W_0)$ 的雅克比矩陣為

$$\begin{pmatrix} a_{11} & a_{12} & \frac{-X_0\phi(h)\beta_I}{1+\phi(h)(\mu+\psi)} & a_{14} \\ \frac{\psi\phi(h)}{1+\mu\phi(h)}a_{11} & \frac{1-\theta\phi(h)+\psi\phi(h)a_{12}}{1+\mu\phi(h)} & a_{23} & \frac{\psi\phi(h)}{1+\mu\phi(h)}a_{14} \\ 0 & 0 & a_{33} & a_{34} \\ 0 & 0 & \frac{\alpha\phi(h)}{1+\xi\phi(h)}a_{33} & \frac{1+\alpha\phi(h)a_{34}}{1+\xi\phi(h)} \end{pmatrix}$$

其中 $a_{11}=\frac{1}{1+\phi(h)(\mu+\psi)}$，$a_{12}=\frac{\theta\phi(h)}{1+\phi(h)(\mu+\psi)}$，$a_{14}=\frac{-X_0\phi(h)\beta_W}{1+\phi(h)(\mu+\psi)}$，

$a_{33}=\frac{1}{1+\phi(h)(\gamma+\mu)}+\frac{X_0\phi(h)\beta_I}{1+\phi(h)(\gamma+\mu)}+\frac{\Lambda\psi}{\mu(\mu+\theta+\psi)}\frac{\phi(h)\sigma\beta_I}{1+\phi(h)(\gamma+\mu)}$，$a_{34}=\frac{X_0\phi(h)\beta_W}{1+\phi(h)(\gamma+\mu)}$，$a_{44}=\frac{1}{1+\xi\phi(h)}+\frac{\alpha\phi(h)}{1+\xi\phi(h)}a_{34}$，

$a_{23}=\frac{\psi\phi(h)a_{13}}{1+\mu\phi(h)}-\frac{V_0+\phi(h)\psi X_0-\theta\phi(h)V_0\phi(h)\sigma\beta_I}{(1+\mu\phi(h))^2}$。

在無病平衡點的特徵方程可計算得

$$\left[\lambda - \frac{1 - \theta\phi(h)}{1 + \phi(h)(\mu + \psi)}\right]\left[\lambda - \frac{1}{1 + \mu\phi(h)}\right](\lambda^2 - a\lambda + b) = 0 \quad (7.16)$$

其中 $a = a_{33} + a_{44}$，$b = a_{33}a_{44} - a_{33}a_{44}\dfrac{\alpha\phi(h)}{1 + \xi\phi(h)}$。很明顯方程（7.16）有兩個均小於 1 的正根 $\lambda_1 = \dfrac{1 - \theta\phi(h)}{1 + \phi(h)(\mu + \psi)}$ 和 $\lambda_2 = \dfrac{1}{1 + \mu\phi(h)}$。接下來再通過引理中的三個條件判斷另外兩個根. 定義 $f(\lambda) = \lambda^2 - a\lambda + b$，$b$ 可化簡為 $b = \dfrac{a_{33}}{1 + \xi\phi(h)}$。當 $R_0 < 1$ 時，由 R_0 的表達式可推得不等式：

$$\beta_I < \frac{\mu(\gamma + \mu)(\mu + \theta + \psi)}{\Lambda(\mu + \theta + \sigma\psi)} \quad (7.17)$$

再通過不等式（7.17）直接推出：

$$\beta_I X_0 < \frac{(\gamma + \mu)[\mu + \theta + \theta\psi\phi(h) + \mu\phi(h)(\mu + \theta + \psi)]}{(\mu + \theta + \sigma\psi)[1 + \phi(h)(\mu + \psi)]} \quad (7.18)$$

若要證 $a_{33}<1$，即是需要證明：

$[1 + \mu\phi(h)] + \phi(h)\beta_I X_0[1 + \mu\phi(h)] + \phi(h)\sigma\beta_I[V_0 - \theta\phi(h)V_0 + \psi\phi(h)X_0] < [1 - \phi(h)(\gamma + \mu)][1 + \mu\phi(h)]$

由不等式（7.17）和（7.18）可計算得出 $a_{33} < 1$，因此滿足 $b < \dfrac{1}{1 + \xi\phi(h)}$，引理中的條件（1）可得證。條件（2）明顯滿足。再證條件（3），即是要證明如下不等式成立：

$$1 - (a_{33} + a_{44}) + a_{33}\frac{1}{1 + \xi\phi(h)} = 1 - \frac{\xi\phi(h)}{1 + \xi\phi(h)}a_{33} - a_{44} > 0$$

將 a_{33} 和 a_{44} 的表達式代入上述不等式左邊等價於：

$$\xi(\gamma + \mu) - \frac{\xi\Lambda\beta_I(\mu + \theta)}{\mu(\mu + \theta + \psi)} - \frac{\xi\Lambda\sigma\beta_I\psi}{\mu(\mu + \theta + \psi)} - \frac{\alpha\beta_W\Lambda(\mu + \theta)}{\mu(\mu + \theta + \psi)}$$

$$= \frac{\xi\mu(\gamma + \mu)(\mu + \theta + \psi) - \alpha\beta_W\Lambda(\mu + \theta) - \xi\Lambda\beta_I(\mu + \theta + \sigma\psi)}{\mu(\mu + \theta + \psi)}$$

< 0

由此當 $R_0<1$ 時，引理中的所有條件都滿足，可得系統的無病平衡點是局部漸近穩定的。

定理 7.3 當基本再生數 $R_0<1$ 時，離散系統（7.7）～（7.10）的無病平衡點是局部漸近穩定的。

接下來證明無病平衡點的全局穩定性。

定理 7.4 當基本再生數 $R_0<1$ 時，離散系統（7.7）~（7.10）的無病平衡點是全局漸近穩定的。

證明：由方程（7.7），對任意 $\varepsilon>0$，存在一個 n_0，對任意 $n>n_0$，使得 $S_{n+1}<\frac{\Lambda}{\mu+\psi}+\varepsilon$。

令 $X_n=S_n-S_0$，$Y_n=V_n-V_0$，可以重寫方程（7.7）如下：

$$\frac{X_{n+1}-X_n}{\phi(h)}=\frac{\mu S_0(\mu+\theta+\psi)}{\mu+\theta}-\beta_W(X_{n+1}+S_0)W_n-\beta_1(X_{n+1}+S_0)I_n-(\mu+\psi)(X_{n+1}+S_0)+\theta(Y_n+V_0)$$

$$=\left[\frac{\mu S_0(\mu+\theta+\psi)}{\mu+\theta}-(\mu+\psi)S_0+\theta V_0\right]-\beta_W X_{n+1}W_n-\beta_W S_0 W_n-\beta_I X_{n+1}I_n-\beta_I S_0 I_n-(\mu+\psi)X_{n+1}+\theta Y_n$$

$$=-X_{n+1}(\beta_I I_n+\beta_W W_n)-S_0(\beta_I I_n+\beta_W W_n)-(\mu+\psi)X_{n+1}+\theta Y_n \tag{7.19}$$

從方程（7.19）可進一步求得

$$X_{n+1}=X_n-\phi(h)X_{n+1}(\beta_I I_n+\beta_W W_n)-\phi(h)S_0(\beta_I I_n+\beta_W W_n)-\phi(h)X_{n+1}(\mu+\psi)+\phi(h)\theta Y_n \tag{7.20}$$

同理，可以重寫方程（7.8）如下：

$$\frac{Y_{n+1}-Y_n}{\phi(h)}=\psi(X_{n+1}+S_0)-\sigma\beta_I(Y_{n+1}+V_0)I_n-\mu(Y_{n+1}+V_0)-\theta(Y_n+V_0)$$

$$=\psi X_{n+1}-\sigma\beta_I Y_{n+1}I_n-\sigma\beta_I V_0 I_n-\mu Y_{n+1}-\theta Y_n \tag{7.21}$$

從方程（7.21）可進一步求得

$$Y_{n+1}=Y_n+\psi\phi(h)X_{n+1}-\phi(h)\sigma\beta_I Y_{n+1}I_n-\phi(h)\sigma\beta_1 V_0 I_n-\mu\phi(h)Y_{n+1}-\theta\phi(h)Y_n \tag{7.22}$$

同理，再由方程（7.9）變形為

$$I_{n+1}-I_n=\frac{\phi(h)X_{n+1}(\mu+\theta+\psi)+\phi(h)I_n\sigma\beta_I Y_{n+1}+\phi(h)I_n\left[\frac{\Lambda\beta_I(\mu+\theta+\sigma\psi)+\Lambda\beta_W\frac{\alpha}{\xi}(\mu+\theta)}{\mu(\mu+\theta+\psi)}\right]}{1+\phi(h)(\gamma+\mu)}$$

$$=\frac{\phi(h)X_{n+1}(\mu+\theta+\psi)+\phi(h)I_n\sigma\beta_I Y_{n+1}+\phi(h)I_n[(\gamma+\mu)(R_0-1)]}{1+\phi(h)(\gamma+\mu)} \tag{7.23}$$

最後再令 $U_n=X_n+Y_n$，有

$$U_n=X_{n+1}+Y_{n+1}+\phi(h)X_{n+1}(\beta_I I_n+\beta_W W_n)+\phi(h)S_0(\beta_I I_n+\beta_W W_n)+\phi(h)\sigma\beta_I Y_{n+1}I_n+\phi(h)\sigma\beta_I V_0 I_n+\mu\phi(h)X_{n+1}+\mu\phi(h)Y_{n+1}$$

為了證明全局穩定性，構造 Lyapunov 函數為

$$Ln = \frac{1}{2}U_n^2 + [1 + \phi(h)](\gamma + \mu)S_0 I_n$$

則沿系統（7.7）~（7.10）的解序列求 L_n 的差分得

$$\Delta L_n = \frac{1}{2}(U_{n+1} - U_n)(U_{n+1} + U_n) + (1 + \phi(h))(\gamma + \mu)S_0(I_{n+1} - I_n)$$

$$\leqslant U_{n+1}[-\mu\phi(h)U_{n+1} - \phi(h)S_0(\beta_I I_n + \beta_W W_n) - \phi(h)\sigma\beta_I Y_{n+1}I_n - \phi(h)\sigma\beta_I V_0 I_n]$$

$$+ \phi(h)S_0 X_{n+1}(\beta_I I_n + \beta_W W_n) + \phi(h)S_0\sigma\beta_I Y_{n+1}I_n + \phi(h)S_0 I_n[(\gamma + \mu)(R_0 - 1)]$$

$$= -\mu\phi(h)U_{n+1}^2 - (1 - \sigma)\phi(h)S_0\beta_I I_n Y_{n+1} - \phi(h)\sigma\beta_I Y_{n+1}U_{n+1} - \phi(h)\sigma\beta_I V_0 I_n U_{n+1} + \phi(h)S_0 I_n[(\gamma + \mu)(R_0 - 1)] \tag{7.24}$$

由此不等式（7.24）易看出若 $R_0<1$，當 $n>n_0$ 時，可得 $\Delta L_n<0$。則 L_n 是單調遞減序列。又因為 $L_n \geqslant 0$，故存在一個極限 $\lim\limits_{n\to\infty} L_n \geqslant 0$，使得 $\lim\limits_{n\to\infty}(L_{n+1} - L_n) = 0$。可得到 $\lim\limits_{n\to\infty} S_n = S_0$，$\lim\limits_{n\to\infty} I_n = I_0$。定理 7.4 可得證。

7.1.4 地方病平衡點

考慮利用函數 $g(z) = z-1-\ln z$，$z \in R^+$，在 $z=1$ 處有全局最小值且 $g(1) = 0$。由式（7.7）可得

$$g\left(\frac{S_{n+1}}{S^*}\right) - g\left(\frac{S_n}{S^*}\right) = \frac{S_{n+1}}{S^*} - \frac{S_n}{S^*} - \ln\frac{S_{n+1}}{S^*}$$

$$\leqslant \frac{S_{n+1} - S_n}{S^*} - \frac{S_{n+1} - S_n}{S_{n+1}} = \frac{S_{n+1} - S_n}{S^* S_{n+1}}(S_{n+1} - S_n)$$

$$= \frac{S_{n+1} - S_n}{S^* S_{n+1}}\phi[\Lambda - \beta_W S_{n+1}W_n - \beta_I S_{n+1}I_n - (\mu + \psi)S_{n+1} + \theta V_n]$$

$$= \frac{S_{n+1} - S_n}{S^* S_{n+1}}\phi[\beta_W S^* W^* + \beta_I S^* I^* + (\mu + \psi)S^* - \theta V^* - \beta_W S_{n+1}W_n - \beta_I S_{n+1}I_n - (\mu + \psi)S_{n+1} + \theta V_n]$$

$$= \frac{-\phi(\mu + \psi)(S_{n+1} - S^*)^2}{S^* S_{n+1}} + \frac{\phi\theta}{S^*}\left(1 - \frac{S^*}{S_{n+1}}\right)(V_n - V^*) + \beta_W W^*\phi\left(1 - \frac{S^*}{S_{n+1}}\right)\left(1 - \frac{S_{n+1}W_n}{S^* W^*}\right) + \beta_I I^*\phi\left(1 - \frac{S^*}{S_{n+1}}\right)\left(1 - \frac{S_{n+1}I_n}{S^* I^*}\right) \tag{7.2.25}$$

用同樣的方法由式（7.8），式（7.9）和式（7.11）分別得到

$$g\left(\frac{I_{n+1}}{I^*}\right) - g\left(\frac{I_n}{I^*}\right) = \frac{I_{n+1}}{I^*} - \frac{I_n}{I^*} - \ln\frac{I_{n+1}}{I_n}$$

$$\leqslant \frac{I_{n+1} - I_n}{I^*} - \frac{I_{n+1} - I_n}{I_{n+1}} = \frac{I_{n+1} - I_n}{I^* I_{n+1}}(I_{n+1} - I_n)$$

$$= \frac{I_{n+1} - I_n}{I^* I_{n+1}}\phi\,[\beta_W S_{n+1} W_n + \beta_I S_{n+1} I_n - (\gamma + \mu) I_{n+1} + \sigma\beta_I V_{n+1} I_n]$$

$$= \frac{I_{n+1} - I_n}{I^* I_{n+1}}\phi(\beta_W S_{n+1} W_n + \beta_I S_{n+1} I_n + \sigma\beta_I V_{n+1} I_n - \frac{\beta_W I_{n+1} S^* W^*}{I^*} - \beta_I I_{n+1} S^* - \sigma\beta_I V^* I_{n+1})$$

$$= \frac{\phi\beta_W S^* W^*}{I^*}\left(1 - \frac{I^*}{I_{n+1}}\right)\left(\frac{S_{n+1} W_n}{S^* W^*} - \frac{I_{n+1}}{I^*}\right) + \beta_I S^* \phi\left(1 - \frac{I^*}{I_{n+1}}\right)\left(\frac{S_{n+1} W_n}{S^* W^*} - \frac{I_{n+1}}{I^*}\right) + \phi\sigma\beta_I V^*\left(1 - \frac{I^*}{I_{n+1}}\right)\left(\frac{V_{n+1} I_n}{V^* I^*} - \frac{I_{n+1}}{I^*}\right) \tag{7.26}$$

$$g\left(\frac{V_{n+1}}{V^*}\right) - g\left(\frac{V_n}{V^*}\right) = \frac{V_{n+1}}{V^*} - \frac{V_n}{V^*} - \ln\frac{V_{n+1}}{V_n}$$

$$\leqslant \frac{V_{n+1} - V_n}{V^*} - \frac{V_{n+1} - V_n}{V_{n+1}} = \frac{V_{n+1} - V_n}{V^* V_{n+1}}(V_{n+1} - V_n)$$

$$= \frac{V_{n+1} - V_n}{V^* V_{n+1}}\phi(\psi S_{n+1} - \sigma\beta_I V_{n+1} I_n - \mu V_{n+1} - \theta V_n)$$

$$= \phi\sigma\beta_I I^*\left(1 - \frac{V^*}{V_{n+1}}\right)\left(\frac{S_{n+1}}{S^*} - \frac{V_{n+1} I_n}{V^* I^*}\right) + \phi\mu\left(1 - \frac{V^*}{V_{n+1}}\right)\left(\frac{S_{n+1}}{S^*} - \frac{V_{n+1}}{V^*} +\right) \phi\theta\left(1 - \frac{V^*}{V_{n+1}}\right)\left(\frac{S_{n+1}}{S^*} - \frac{V_n}{V^*}\right) \tag{7.27}$$

$$g\left(\frac{W_{n+1}}{W^*}\right) - g\left(\frac{W_n}{W^*}\right) = \frac{W_{n+1}}{W^*} - \frac{W_n}{W^*} - \ln\frac{W_{n+1}}{W_n}$$

$$\leqslant \frac{W_{n+1} - W_n}{W^*} - \frac{W_{n+1} - W_n}{W_{n+1}} = \frac{W_{n+1} - W_n}{W^* W_{n+1}}(W_{n+1} - W_n)$$

$$= \frac{W_{n+1} - W_n}{W^* W_{n+1}}\phi(\alpha I_n - \xi W_{n+1})$$

$$= \phi\xi\left(1 - \frac{W^*}{W_{n+1}}\right)\left(\frac{I_{n+1}}{I^*} - \frac{W_{n+1}}{W^*}\right) \tag{7.28}$$

令 Lyapunov 函數 $\bar{I}_n$ 為

$$\bar{L}_n = \frac{1}{\phi\beta_W W^*}g\left(\frac{S_n}{S^*}\right) + \frac{1}{\phi\beta_W S^* W^*}g\left(\frac{I_n}{I^*}\right) + \frac{V^*}{\phi\beta_W S^* W^*}g\left(\frac{V_n}{V^*}\right) + \frac{1}{\xi\phi}g\left(\frac{W_n}{W^*}\right) +$$

$$g\left(\frac{W_n}{W^*}\right) + \frac{\beta_I I^*}{\beta_W W^*}g\left(\frac{I_n}{I^*}\right) + \frac{\sigma\beta_I V^* I^*}{\beta_W S^* W^*}g\left(\frac{I_n}{I^*}\right)$$

隨後將 $\bar{L}_n$ 對方程組（7.7）~（7.10）求差分，並將式（7.25）~（7.28）代入計算可得

$$\Delta\bar{L}_n = \frac{(\mu+\psi)(S_{n+1}-S^*)^2}{\beta_W S_{n+1} S^* W^*} + \left[-g\left(\frac{S_{n+1}W_n I^*}{I_{n+1}S^* W^*}\right) - g\left(\frac{I_{n+1}}{I^*}\right) + g\left(\frac{W_n}{W^*}\right)\right] +$$

$$\frac{\beta_I I^*}{\beta_W W^*}\left[-g\left(\frac{S^*}{S_{n+1}}\right) - g\left(\frac{I_n}{I^*}\right) + g\left(\frac{I_n}{I^*}\right)\right] +$$

$$\frac{\mu V^*}{\beta_W S^* W^*}\left[-g\left(\frac{S_{n+1}V^*}{V_{n+1}S^*}\right) - g\left(\frac{V_{n+1}}{V^*}\right) + g\left(\frac{V_{n+1}}{V^*}\right)\right] +$$

$$\frac{\theta V^*}{\beta_W S^* W^*}\left[-g\left(\frac{S_{n+1}V^*}{V_{n+1}S^*}\right) - g\left(\frac{V_n S^*}{S_{n+1}V^*}\right) + g\left(\frac{S_{n+1}}{S^*}\right) + g\left(\frac{S^*}{S_{n+1}}\right)\right] +$$

$$\left[-g\left(\frac{W_{n+1}}{W^*}\right) - g\left(\frac{I_{n+1}W^*}{W_{n+1}I^*}\right) + g\left(\frac{I_{n+1}}{I^*}\right)\right] +$$

$$\frac{\sigma\beta_I V^* I^*}{\beta_W S^* W^*}\left[-g\left(\frac{I_{n+1}}{I^*}\right) - g\left(\frac{V_{n+1}I_n}{I_{n+1}V^*}\right) - g\left(\frac{S_{n+1}V^*}{V_{n+1}S^*}\right) + g\frac{S_{n+1}}{S^*} + g\left(\frac{I_n}{I^*}\right)\right] +$$

$$\left[g\left(\frac{W_{n+1}}{W^*}\right) - g\left(\frac{W_n}{W^*}\right)\right] + \frac{\beta_I I^*}{\beta_W W^*}\left[g\frac{I_{n+1}}{I^*} - g\left(\frac{I_n}{I^*}\right)\right]$$

$$= -\frac{[(\mu+\psi)S^* + \beta_W S^* W^* + \beta_I S^* I^* - \theta V^*]}{\beta_W S^* W^*}g\left(\frac{S^*}{S_{n+1}}\right) - g\left(\frac{S_{n+1}W_n I^*}{I_{n+1}S^* W^*}\right) -$$

$$\frac{\beta_I I^*}{\beta_W W^*}g\left(\frac{S_{n+1}I_n}{I_{n+1}S^*}\right) - \frac{\mu V^*}{\beta_W S^* W^*}\left[g\left(\frac{V_{n+1}I_n}{I_{n+1}V^*}\right) + g\left(\frac{S_{n+1}V^*}{V_{n+1}S^*}\right)\right] - g\left(\frac{I_{n+1}W^*}{W_{n+1}I^*}\right)$$

由 $(\mu+\psi)S^* + \beta_W S^* W^* + \beta_I S^* I^* > \theta V^*$，易知 $\Delta\bar{L}_n \leqslant 0$，且 $\Delta\bar{L}_n = 0 \Leftrightarrow S = S^*$，$I = I^*$，$V = V^*$，$W = W^*$。則通過 *LaSalle* 不變集原理，可得到當 $R_0 > 1$ 時，E^* 是全局漸近穩定的。因此可建立定理 7.5。

定理 7.5 當基本再生數 $R_0 > 1$ 時，離散系統（7.7）~（7.11）的地方病平衡點是全局漸近穩定的。

7.1.5 數值模擬

本節仍然採用爆發於 2008 年 8 月的津巴布韋霍亂為例進行模型的數值模

擬。當取 $h=0.1$ 時，此時 $R_0=1.73$，對系統進行模擬，如圖 7.1 所示，霍亂在初期即 2008 年 8 月有一次劇烈的爆發，隨後隨著接種疫苗等控制措施的實施，此次疫情得到有效控制，感染者幾乎全部轉移到移出者類。點線部門為採用來自 WHO 的真實津巴布韋霍亂數據模擬結果，虛線部分為本書所用的模型模擬結果，因為本書模型中增加了預防接種這一防控手段，可以極大地降低感染者人數，預防接種有效。但是經過一段時間之後霍亂將再次爆發，但染病者的數量會大大少於第一次霍亂爆發時的染病者數量。隨後霍亂還會繼續爆發，之後每一次的染病者人數都少於前一次的數量，經過一段較長的時期（約為 20,000 周）後，霍亂疫情終於消滅，並且 I 收斂於地方病平衡點 0.18 左右，如圖 7.2 所示。從圖 7.3 可看出，經過同樣一段長期的過程後，S，V 和 R 經過震盪之後也最終收斂於它們分別的地方病平衡點約為 8,581.45，857.45 和 560.92。當任取 $h=1$ 和 $h=5$ 等不同的步長時，數值模擬結果和圖 7.2 與圖 7.3 類似，I，S，V 和 R 均收斂於它們的平衡點。這表明採用 NSFD 方法進行離散，其收斂性與步長無關。

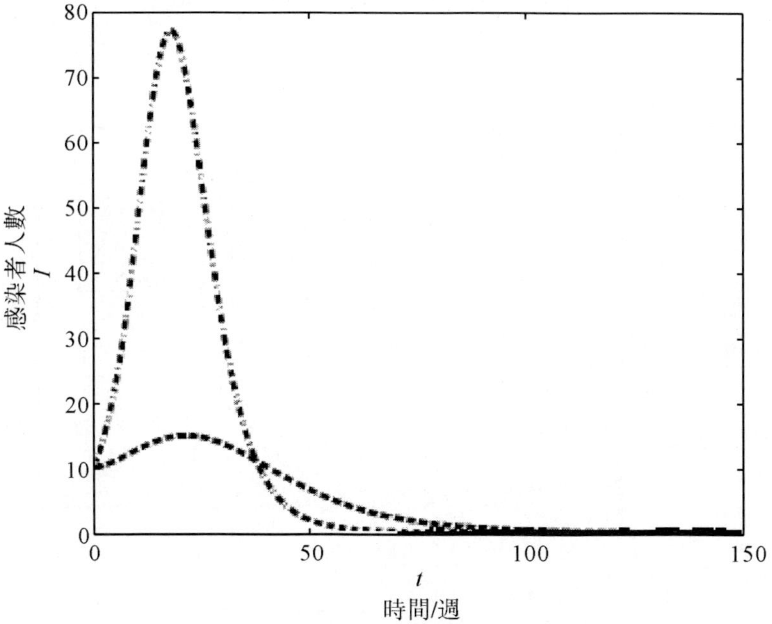

圖 7.1　當 $h=0$ 時，I 隨時間變化的趨勢圖

註：當 $h=0$ 時，隨著時間的變化 I 的變化趨勢，點線為採用真實的數據模擬，虛線為 NSFD 模型模擬結果

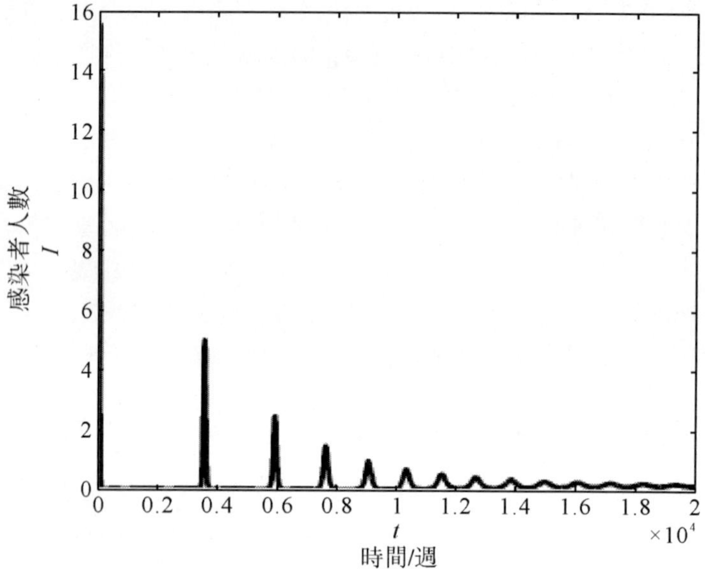

圖 7.2　$h=0.1$ 時，I 隨時間變化的趨勢圖

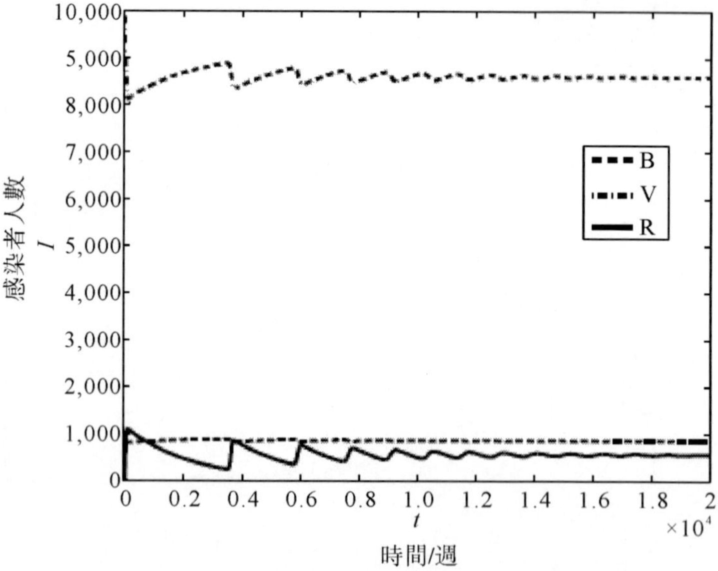

圖 7.3　當 $h=0.1$ 時，S，V 和 R 隨時間變化的趨勢圖

接下來，為了驗證 NSFD 系統的收斂性和穩定性，在表 7.1 中進行 NSFD 法在不同步長下和不同初始條件下的斂散性計算，其中 ρ 為當 $R_0>1$ 時，地方

病平衡點的 Jacobian 行列式的譜半徑的大小。表 7.2 的結果表明 NSFD 法的收斂性與步長和初始條件都無關。為了驗證 NSFD 法的優越性，接下來同時採用 Euler 法和 Rk4 法對離散系統進行數值模擬並作比較。由表 7.2 可以看出 Euler 方法在 $h=2$ 時，$\rho>1$，Euler 法發散。當步長繼續增大到 $h=5$ 時，採用 RK4 法對系統進行離散時，系統發散。而 NSFD 方法在步長達到 10 時依然收斂。顯而易見，NSFD 方法比 Euler 法和 Rk4 法更優，可以在數值模擬中，採用較大步長，節約計算時間和成本。

表 7.1　斂散性表

h	$I(0)$	$S(0)$	$S(0)$	$S(0)$	$S(0)$	ρ-NSFD
0.1	1	9,999	0	0	0	0.999,0-收斂
0.1	100	9,900	0	0	0	0.999,0-收斂
0.1	1,000	9,000	0	0	0	0.998,4-收斂
1	1	9,999	0	0	0	0.969,4-收斂
1	100	9,900	0	0	0	0.952,7-收斂
1	1,000	9,000	0	0	0	0.950,2-收斂
2	1	9,999	0	0	0	0.920,9-收斂
2	100	9,900	0	0	0	0.931,1-收斂
2	1,000	9,000	0	0	0	0.856,2-收斂

註：當 $R_0>1$ 時，NSFD 法在不同步長下不同初始條件下的斂散性

表 7.2　斂散性表

h	ρ-Euler	ρ-RK4	ρ-NSFD
0.01	0.999,9-收斂	0.999,9-收斂	0.999,9-收斂
0.1	0.999,8-收斂	0.999,8-收斂	0.999,0-收斂
0.5	0.999,5-收斂	0.999,0-收斂	0.993,1-收斂
1	0.999,6-收斂	0.967,3-收斂	0.969,4-收斂
2	發散	0.979,0-收斂	0.920,9-收斂
5	發散	發散	0.873,7-收斂
10	發散	發散	0.831,2-收斂

註：當 $R_0>1$ 時，不同離散方法在不同步長下的斂散性比較

小結

本節利用非標準有限差分方法，構造霍亂模型的離散格式，並對離散系統的動力學行為進行了研究，這是標準差分法在傳染病模型應用中的突破。系統的正性和有界性、漸近穩定性等性質均與原連續系統得出的結果是一致的，說明了該離散系統能保持原連續模型的動力學性質。最後的數值計算部分，驗證了理論結果的正確性，NSFD 法在不同的步長和初始條件下均收斂。最後部分中再和 Euler 法與 RK4 方法相比較，結果表明非標準有限差分方法更具有優勢，不但能成功模擬和預測模型，還能在計算中取較大步長以節約更多的計算成本。

7.2 帶擴散項的離散模型

由於我們的世界是空間的，並且物質是從高密度向低密度運動的。因此，空間傳染病模型非常適合用來描述傳染病的傳播進程。同時，由 Fick 法則知道，個體的擴散是隨機的，因此，在 7.1 節 ODE 模型的基礎之上，引入空間模型。

7.2.1 ODE 模型

$$\frac{\partial S}{\partial t} = \Lambda - \beta_W \frac{W(x,\ t)S(x,\ t)}{\kappa + W(x,\ t)} - \beta_h S(x,\ t)I(x,\ t) - \mu S(x,\ t) + D_1 \Delta S \tag{7.29}$$

$$\frac{\partial I}{\mathrm{d}t} = \beta_W \frac{W(x,\ t)S(x,\ t)}{\kappa + W(x,\ t)} + \beta_h S(x,\ t)I(x,\ t) - (\gamma + \mu + u_1)I(x,\ t) + D_2 \Delta I \tag{7.30}$$

$$\frac{\partial W}{\mathrm{d}t} = \xi I(x,\ t) - \delta W(x,\ t) + D_3 \Delta W \tag{7.31}$$

$$\frac{\partial R}{\mathrm{d}t} = \gamma(x,\ t) - \mu R(x,\ t) + D_4 \Delta R \tag{7.32}$$

其中 $S(x,\ t)$，$I(x,\ t)$，$R(x,\ t)$ 和 $W(x,\ t)$ 分別代表易感者、感染者和康復者在 t 時刻 x 處的密度，D_i 表示正擴散系數，$\Omega \in R^N$ 為有界區域，

$\partial\Omega$ 是其光滑邊界。Δ 是空間的拉普拉斯算子，通常用來描述隨機的布朗運動。在該模型中，假設邊界是平滑的，且滿足零流邊界條件說明沒有種群的通量流過邊界。

Neumann 邊界條件為

$$\frac{\partial S}{dn}=\frac{\partial I}{dn}=\frac{\partial W}{dn}=\frac{\partial R}{dn}=0 \quad x\in\partial\Omega \tag{7.33}$$

n 代表邊界 Ω 的外單位法向量。

令所有的擴散系數都為零時，模型的基本再生數為

$$R_0=\frac{\Lambda}{\mu\delta\kappa(\gamma+\mu+u_1)(\xi\beta_W+\delta\kappa\beta_h)} \tag{7.34}$$

無病平衡點為 $E_0\left(\frac{\Lambda}{\mu},0,0,0\right)$，地方病平衡點 $E^*(S^*, I^*, W^*, R^*)$ 由下面的式子確定：

$$S^*=\frac{\Lambda}{\mu}-\frac{(\gamma+\mu+u_1)I^*}{\mu},\qquad I^*=\frac{\beta_h S^*}{\gamma+\mu+u_1-\beta_h S^*}-\frac{\delta\kappa}{\xi},$$

$$W^*=\frac{\xi I^*}{\delta},\qquad R^*=\frac{\gamma I^*}{\mu}。$$

定理 7.6 當擴散系數全為零時，模型（7.29）～（7.32）的無病平衡點是局部漸近穩定和全局漸近穩定的；地方病平衡點是全局漸近穩定的。

7.2.2 離散化模型

假設對 $\Omega=[a, b]$，其中 a，$b\in R$，令 Δt 為時間步長，$\Delta x=(b-a)/N$ 為空間步長，其中 N 為任意的正整數。空間網格點為 $X_n=n\Delta x$，其中 $n\in\{0, 1, \cdots, N\}$。用 S_n^k，I_n^k，W_n^k，R_n^k 分別近似 $S(x_n, t_k)$，$I(x_n, t_k)$，(x_n, t_k) 和 $R(x_n, t_k)$，建立離散化模型如下：

$$\frac{S_n^{k+1}-S_n^k}{\Delta t}=\Lambda-\beta_W\frac{S_n^{k+1}W_n^k}{\kappa+W_n^k}-\beta_h S_n^{k+1}I_n^k+D_1\frac{S_{n+1}^{k+1}-2S_n^{k+1}+S_{n-1}^{k+1}}{(\Delta x)^2} \tag{7.35}$$

$$\frac{I_n^{k+1}-I_n^k}{\Delta t}=\beta_W\frac{S_n^{k+1}W_n^k}{\kappa+W_n^k}+\beta_h S_n^{k+1}I_n^k-(\gamma+\mu+u_1)I_n^{k+1}+D_2\frac{I_{n+1}^{k+1}-2I_n^{k+1}+I_{n-1}^{k+1}}{(\Delta x)^2} \tag{7.36}$$

$$\frac{W_n^{k+1}-W_n^k}{\Delta t}=\xi I_n^{k+1}-\delta W_n^{k+1}+D_3\frac{W_{n+1}^{k+1}-2W_n^{k+1}+W_{n-1}^{k+1}}{(\Delta x)^2} \tag{7.37}$$

$$\frac{R_n^{k+1}-R_n^k}{\Delta t}=\gamma I_n^{k+1}-\mu R_n^{k+1}+D_4\frac{R_{n+1}^{k+1}-2R_n^{k+1}+R_{n-1}^{k+1}}{(\Delta x)^2} \tag{7.38}$$

離散初始條件為

$$S_n^0 = \psi_1(x_n),\ I_n^0 = \psi_2(x_n),\ W_n^0 = \psi_3(x_n),\ R_n^0 = \psi_4(x_n)$$

離散邊界條件為

$S_{-1}^k = S_0^k,\ S_N^k = S_{N+1}^k,\ I_{-1}^k = I_0^k,\ I_N^k = I_{N+1}^k,$

$W_{-1}^k = W_0^k,\ W_N^k = W_{N+1}^k,\ R_{-1}^k = R_0^k,\ R_N^k = R_{N+1}^k$

為了方便，把第 k 時間層上的所有數值解寫成 $(N+1)$ - 維的向量：

$$U^k = (U_0^k,\ U_1^k,\ \cdots,\ U_N^k)^{\mathrm{T}}$$

其中 $(*)^T$ 代表一個向量的轉置。

可以很容易驗證出離散模型系統（7.35）～（7.38）的解都是正的，並且有和模型（7.29）～（7.32）一樣的無病平衡點 E_0 與地方病平衡點 E^* 。

7.2.3 無病平衡點的全局穩定性

定理 7.7 當 $R_0<1$ 時，離散模型（7.35）～（7.38）的無病平衡點是全局漸近穩定的。

證明：定義 Lyapunov 方程如下：

$$L^k = \sum_{n=0}^{N} \frac{1}{\Delta t}\left[S_0 g \frac{S_n^k}{S_0} + I_n^k + \frac{(\gamma + \mu + u_1)}{\xi} W_n^k \right] \tag{7.39}$$

由方程 $g(x) = x-1-\ln x$ 可知，$g(x) \geqslant 0$，只有當 $x=1$ 時，$g(x) = 0$。因此，$L^K \geqslant 0$，只有當 $S_n^k = S_0$，I_n^k 和 $W_n^k = 0$ 時，$L^K = 0$。則由方程（7.35）～（7.38）可求得

$$L^{k+1} - L^k =$$

$$\sum_{n=0}^{N} \frac{1}{\Delta t}\left[S_n^{k+1} - S_n^k + S_0 g\left(\frac{S_n^k}{S_0}\right) + I_n^{k+1} - I_n^k + \frac{(\gamma + \mu + u_1)}{\xi}(W_n^{k+1} - W_n^k) \right] +$$

$$\frac{\delta(\gamma + \mu + u_1)}{\xi}(W_n^{k+1} - W_n^k)$$

$$= \sum_{n=0}^{N} \left(2\Lambda - \frac{\beta_W S_n^{k+1} W_n^k}{\kappa + W_n^k} - \beta_h S_n^{k+1} I_n^k - \mu S_n^{k+1} + D_1 \frac{S_{n+1}^{k+1} - 2S_n^{k+1} + S_{n-1}^{k+1}}{} \right) -$$

$$\frac{\Lambda^2}{\mu S_n^{k+1}} + \frac{\Lambda \beta_W W_n^k}{\mu(\kappa + W_n^k)} + \frac{\Lambda \beta_h I_n^k}{\mu} - \frac{\Lambda D_1}{\mu S_n^{k+1}} \frac{S_{n+1}^{k+1} - 2S_n^{k+1} + S_{n-1}^{k+1}}{(\Delta x)^2} +$$

$$\frac{\beta_W S_n^{k+1} W_n^k}{\kappa + W_n^k} + \beta_h S_n^{k+1} I_n^k - (\gamma + \mu + u_1) I_n^{k+1} + D_2 \frac{I_{n+1}^{k+1} - 2I_n^{k+1} + I_{n-1}^{k+1}}{(\Delta x)^2} +$$

$$(\gamma + \mu + u_1) I_n^{k+1} - \frac{\delta(\gamma + \mu + u_1)}{\xi} W_n^{k+1} +$$

$$D_3 \frac{(\gamma+\mu+u_1)W_{n+1}^{k+1} - 2W_n^{k+1} + W_n^{k+1} - 1}{(\Delta x)^2} + \frac{\delta(\gamma+\mu+u_1)}{\xi}(W_n^{k+1} - W_n^k)$$

$$\leqslant \sum_{n=0}^{N}\left[\Lambda\left(2 - \frac{\Lambda}{\mu S_n^{k+1}} - \frac{\mu S_n^{k+1}}{\Lambda}\right) + (\gamma+\mu+u_1)I_n^k(R_0 - 1)\right] +$$

$$D_1 \frac{S_{N+1}^{k+1} - S_N^{k+1}}{(\Delta x)^2} + D_1 \frac{S_0^{k+1} - S_{-1}^{k+1}}{(\Delta x)^2} + D_2 \frac{I_{N+1}^{k+1} - I_N^{k+1}}{(\Delta x)^2} + D_2 \frac{I_0^{k+1} - I_{-1}^{k+1}}{(\Delta x)^2} +$$

$$D_3 \frac{(\gamma+\mu+u_1)W_{N+1}^{k+1} - W_N^{k+1}}{(\Delta x)^2} + D_3 \frac{(\gamma+\mu+u_1)W_0^{k+1} - W_{-1}^{k+1}}{(\Delta x)^2}$$

$$= \sum_{n=0}^{N}\left[\Lambda\left(2 - \frac{\Lambda}{\mu S_n^{k+1}} - \frac{\mu S_n^{k+1}}{\Lambda}\right) + (\gamma+\mu+u_1)I_n^k(R_0 - 1)\right]$$

因為$2-\frac{\Lambda}{\mu S_n^{k+1}}-\frac{\mu S_n^{k+1}}{\Lambda}\leqslant 0$，則當 $R_0<1$ 時，$L^{k+1}-L^k<0$，並且當 $S_n^{k+1}=\frac{\Lambda}{\mu}$時，$L^{k+1}-L^k=0$。因此，存在一個常數 L_0 使得$\lim\limits_{k\to\infty}$（$L^{k+1}-L^k$）$=0$，則 L^k 是一個單調遞減序列。因此，對所有的 $n\in$ $\{0, 1, \cdots, N\}$，都有$\lim\limits_{k\to\infty}S_n^k=0$，$\lim\limits_{k\to\infty}I_n^k=0$，$\lim\limits_{k\to\infty}W_n^k=0$。當 $R_0<1$ 時，無病平衡點是全局穩定的得證。

7.2.4 地方病平衡點的全局穩定性

定理 7.8 當 $R_0>1$ 時，離散模型（7.35）~（7.38）的地方病平衡點是全局漸近穩定的。

$$\sum_{n=0}^{N}\frac{1}{\Delta t}\left[g\left(\frac{S_n^{k+1}}{S^*}\right) - g\left(\frac{S_n^k}{S^*}\right)\right]] \leqslant \sum_{n=0}^{N}\frac{1}{\Delta t}\left[(S_n^{k+1} - S_n^k)\left(\frac{S_n^{k+1} - S^*}{S^* S_n^{k+1}}\right)\right]$$

$$= \sum_{n=0}^{N}\frac{1}{S^*}\left[\left(\Lambda - \frac{\beta_W S_n^{k+1}W_n^k}{\kappa + W_n^k} - \beta_h S_n^{k+1}I_n^k - \mu S_n^{k+1} + D_1\frac{S_{n+1}^{k+1} - 2S_n^{k+1} + S_{n-1}^{k+1}}{(\Delta x)^2}\right)\left(1 - \frac{S^*}{S_n^{k+1}}\right)\right]$$

$$= \sum_{n=0}^{N}\frac{1}{S^*}\left[\left(\frac{\beta_W S^* W^*}{\kappa + W^*} + \beta_h S^* I* + \mu S^* - \frac{\beta_W S_n^{k+1}W_n^k}{\kappa + W_n^k} - \beta_k S_n^{k+1}I_n^k - \mu S_n^{k+1}\right)\left(1 - \frac{S^*}{S_n^{k+1}}\right)\right] +$$

$$\sum_{n=0}^{N}\frac{1}{S^*}\left[\left(D_1\right)\frac{S_{n+1}^{k+1} - 2S_n^{k+1} + S_{n-1}^{k+1}}{(\Delta x)^2}\right)\left(1 - \frac{S^*}{S_n^{k+1}}\right)\right]$$

$$= \sum_{n=0}^{N}\left\{-\frac{\mu(S_n^{k+1} - S^*)^2}{S^* S_n^{k+1}} + \frac{\beta_W W^*}{\kappa + W^*}\left(1 - \frac{S^*}{S_n^{k+1}}\right)\left[1 - \frac{(\kappa + W^*)S_n^{k+1}W_n^k}{(\kappa + W_n^k)S^* W^*}\right]\right\} +$$

$$\beta_h I^*\left(1 - \frac{S^*}{S_n^{k+1}}\right)\left(1 - \frac{S_n^{k+1}I_n^k}{S^* I^*}\right) - D_1\sum_{n=0}^{N-1}\frac{(S_{n+1}^{k+1} - S_n^{k+1})^2}{(\Delta x)^2 S_{n+1}^{k+1}S_n^{k+1}}$$

用同樣的方法，可以計算出：

$$\sum_{n=0}^{N}\frac{1}{\Delta t}\left[g\left(\frac{I_n^{k+1}}{I^*}\right)-g\left(\frac{I_n^k}{I^*}\right)\right]\leqslant\sum_{n=0}^{N}\frac{1}{\Delta t}\left[(I_n^{k+1}-I_n^k)\left(\frac{I_n^{k+1}-I^*}{I^*I_n^{k+1}}\right)\right]$$

$$=\sum_{n=0}^{N}\frac{1}{I^*}\left[\frac{\beta_W S_n^{k+1}W_n^k}{\kappa+W_n^k}+\beta_h S_n^{k+1}I_n^k-(\gamma+\mu+u_1)I_n^{k+1}+D_2\frac{I_{n+1}^{k+1}-2I_n^{k+1}+I_{n-1}^{k+1}}{(\Delta x)^2}\left(1-\frac{I^*}{I_n^{k+1}}\right)\right]$$

$$=$$

$$\sum_{n=0}^{N}\left\{\frac{\beta_W}{I^*}\left(1-\frac{I^*}{I_n^{k+1}}\right)\left[\frac{S_n^{k+1}W_n^k}{\kappa+W_n^k}-\frac{I_n^{k+1}S^*W^*}{(\kappa+W^*)I^*}\right]+\beta_h S^*\left(1-\frac{I^*}{I_n^{k+1}}\right)\left(\frac{S_n^{k+1}I_n^k}{S^*I^*}-\frac{I_n^{k+1}}{I^*}\right)\right\}+$$

$$\frac{I}{I^*}\sum_{n=0}^{N}\left[\left(D_2\frac{I_{n+1}^{k+1}-2I_n^{k+1}+I_{n-1}^{k+1}}{(\Delta x)^2}\right)\left(1-\frac{I^*}{I_n^{k+1}}\right)\right]$$

$$=$$

$$\sum_{n=0}^{N}\left\{\frac{\beta_W}{I^*}\left(1-\frac{I^*}{I_n^{k+1}}\right)\left[\frac{S_n^{k+1}W_n^k}{\kappa+W_n^k}-\frac{I_n^{k+1}S^*W^*}{(\kappa+W^*)I^*}\right]+\beta_h S^*\left(1-\frac{I^*}{I_n^{k+1}}\right)\left(\frac{S_n^{k+1}I_n^k}{S^*I^*}-\frac{I_n^{k+1}}{I^*}\right)\right\}-$$

$$D_2\sum_{n=0}^{N-1}\frac{(I_{n+1}^{k+1}-I_n^{k+1})^2}{(\Delta x)^2 I_{n+1}^{k+1}I_n^{k+1}}$$

再結合 $\xi I^*=\delta W^*$，可得

$$\sum_{n=0}^{N}\frac{1}{\Delta t}\left[g\left(\frac{W_n^{k+1}}{W^*}\right)-g\left(\frac{W_n^k}{W^*}\right)\right]\leqslant\sum_{n=0}^{N}\frac{1}{\Delta t}\left[(W_n^{k+1}-W_n^k)\left(\frac{W_n^{k+1}-W^*}{W^*W_n^{k+1}}\right)\right]$$

$$=\sum_{n=0}^{N}\frac{1}{W^*}\left[\left(\xi I_n^{k+1}-\delta W_n^{k+1}+D_3\frac{W_{n+1}^{k+1}-2W_n^{k+1}+W_{n-1}^{k+1}}{(\Delta x)^2}\right)\left(1-\frac{W^*}{W_n^{k+1}}\right)\right]$$

$$=\sum_{n=0}^{N}\left[\frac{\delta}{W^*}\left(1-\frac{W^*}{W_n^{k+1}}\right)\left(\frac{W^*I_n^{k+1}}{I^*}-W_n^{k+1}\right)\right]+$$

$$\sum_{n=0}^{N}\frac{1}{W^*}\left[\frac{W_{n+1}^{k+1}-2W_n^{k+1}+W_{n-1}^{k+1}}{(\Delta x)^2}\left(1-\frac{W^*}{W_n^{k+1}}\right)\right]$$

$$=\sum_{n=0}^{N}\left[\frac{\delta}{W^*}\left(1-\frac{W^*}{W_n^{k+1}}\right)\left(\frac{W^*I_n^{k+1}}{I^*}-W_n^{k+1}\right)\right]-D_3\sum_{n=0}^{N-1}\frac{(W_{n+1}^{k+1}-W_n^{k+1})^2}{(\Delta x)^2W_{n+1}^{k+1}W_n^{k+1}}$$

定義如下 Lyapunov 方程：

$$H^K=\sum_{n=0}^{N-1}\frac{1}{\Delta t}\left[\frac{1}{\beta_h I^*}g\left(\frac{S_n^k}{S^*}\right)+\frac{1}{\beta_h S^*}g\left(\frac{I_n^k}{I^*}\right)+\frac{\beta_W}{\beta_h\delta I^*}g\left(\frac{W_n^k}{W^*}\right)\right]\qquad(7.40)$$

則 $H^K\geqslant0$，只有當 $S_n^k=S^*$，$I_n^k=I^*$ 和 $W_n^k=W^*$ 時，$H^K=0$。則對 H^K 微分可求得

$$H^{k+1}-H^k=\sum_{n=0}^{N}\left[\frac{1}{\beta_h I^*}\left(\frac{S_n^{k+1}-S_n^k}{S^*}+\ln\frac{S_n^k}{S_n^{k+1}}\right)+\frac{1}{\beta_h S^*}\left(\frac{I_n^{k+1}-I_n^k}{I^*}+\ln\frac{I_n^k}{I_n^{k+1}}\right)\right.$$

$$+\frac{\beta_W}{\delta\beta_h I^*}\left(\frac{W_n^{k+1}-W_n^k}{W^*}+\ln\frac{W_n^k}{W_n^{k+1}}\right)\Bigg]-D_1\sum_{n=0}^{N-1}\frac{(S_{n+1}^{k+1}-S_n^{k+1})^2}{(\Delta x)^2 S_{n+1}^{k+1}S_n^{k+1}}$$

$$-D_2\sum_{n=0}^{N-1}\frac{(I_{n+1}^{k+1}-I_n^{k+1})^2}{(\Delta x)^2 I_{n+1}^{k+1}I_n^{k+1}}-D_3\sum_{n=0}^{N-1}\frac{(W_{n+1}^{k+1}-W_n^{k+1})^2}{(\Delta x)^2 W_{n+1}^{k+1}W_n^{k+1}}$$

$$\leqslant$$

$$\sum_{n=0}^{N}\left\{\begin{aligned}&-\frac{\mu(S_n^{k+1}-S^*)^2}{\beta_h S_n^{k+1}S^* I^*}+\left(2-\frac{S^*}{S_n^{k+1}}-\frac{I_n^{k+1}}{I^*}-\frac{S_n^{k+1}I_n^k}{I_n^{k+1}S^*}+\frac{I_n^{k+1}}{I^*}\right)\\&-\frac{\beta_W W^*}{\beta_h I^*(\kappa+W^*)}\left[\frac{S^*}{S_n^{k+1}}+\frac{I_n^{k+1}}{I^*}+\frac{S_n^{k+1}W_n^k I^*(\kappa+W^*)}{I_n^{k+1}(\kappa+W_n^k)S^*W^*}-\frac{W_n^k(\kappa+W^*)}{(\kappa+W_n^k)W^*}-2\right]\\&-\frac{\beta_W W^*}{\beta_h I^*(\kappa+W^*)}\left(\frac{W_n^{k+1}}{W^*}+\frac{I_n^{k+1}W^*}{W_n^{k+1}I^*}-\frac{I_n^{k+1}}{I^*}-1\right)\end{aligned}\right\}-$$

$$D_1\sum_{n=0}^{N-1}\frac{(S_{n+1}^{k+1}-S_n^{k+1})^2}{(\Delta x)^2 S_{n+1}^{k+1}S_n^{k+1}}-D_2\sum_{n=0}^{N-1}\frac{(I_{n+1}^{k+1}-I_n^{k+1})^2}{(\Delta x)^2 I_{n+1}^{k+1}I_n^{k+1}}-D_3\sum_{n=0}^{N-1}\frac{(W_{n+1}^{k+1}-W_n^{k+1})^2}{(\Delta x)^2 W_{n+1}^{k+1}W_n^{k+1}}$$

$$\leqslant\sum_{n=0}^{N}\left\{-\frac{\mu(S_n^{k+1}-S^*)^2}{\beta_h S_n^{k+1}S^*I^*}-\left[g\left(\frac{S^*}{S_n^{k+1}}\right)+g\left(\frac{S_n^{k+1}I_n^k}{I_n^{k+1}S^*}\right)+\frac{I_n^{k+1}}{I^*}-\ln\frac{I_n^{k+1}}{I_n^k}\right]-\right.$$

$$\frac{\beta_W W^*}{\beta_h I^*(\kappa+W^*)}\left[\frac{S^*}{S_n^{k+1}}+\frac{I_n^{k+1}}{I^*}+\frac{S_n^{k+1}I^*(\kappa+W^*)}{I_n^{k+1}S^*W^*}-\frac{\kappa+W^*}{W^*}-2\right]-$$

$$\left.\frac{\beta_W W^*}{\beta_h I^*(\kappa+W^*)}\left(\frac{W_n^{k+1}}{W^*}+\frac{I_n^{k+1}W^*}{W_n^{k+1}I^*}-\frac{I_n^{k+1}}{I^*}-1\right)\right\}-$$

$$D_1\sum_{n=0}^{N-1}\frac{(S_{n+1}^{k+1}-S_n^{k+1})^2}{(\Delta x)^2 S_{n+1}^{k+1}S_n^{k+1}}-D_2\sum_{n=0}^{N-1}\frac{(I_{n+1}^{k+1}-I_n^{k+1})^2}{(\Delta x)^2 I_{n+1}^{k+1}I_n^{k+1}}-D_3\sum_{n=0}^{N-1}\frac{(W_{n+1}^{k+1}-W_n^{k+1})^2}{(\Delta x)^2 W_{n+1}^{k+1}W_n^{k+1}}$$

$$\leqslant\sum_{n=0}^{N}\left\{-\frac{\mu(S_n^{k+1}-S^*)^2}{\beta_h S_n^{k+1}S^*I^*}-g\left(\frac{S^*}{S_n^{k+1}}\right)-g\left(\frac{S_n^{k+1}I_n^k}{I_n^{k+1}S^*}\right)-\right.$$

$$\left.\frac{\beta_W W^*}{\beta_h I^*(\kappa+W^*)}\left[g\left(\frac{S^*}{S_n^{k+1}}\right)+g\left(\frac{S_n^{k+1}I^*(\kappa+W^*)}{I_n^{k+1}S^*W^*}\right)+g\left(\frac{W_n^{k+1}}{W^*}+\frac{I_n^{k+1}W^*}{W_n^{k+1}I^*}\right)\right]\right\}-$$

$$D_1\sum_{n=0}^{N-1}\frac{(S_{n+1}^{k+1}-S_n^{k+1})^2}{(\Delta x)^2 S_{n+1}^{k+1}S_n^{k+1}}-D_2\sum_{n=0}^{N-1}\frac{(I_{n+1}^{k+1}-I_n^{k+1})^2}{(\Delta x)^2 I_{n+1}^{k+1}I_n^{k+1}}-D_3\sum_{n=0}^{N-1}\frac{(W_{n+1}^{k+1}-W_n^{k+1})^2}{(\Delta x)^2 W_{n+1}^{k+1}W_n^{k+1}}$$

則當 $R_0>1$ 時，$H^{k+1}-H^k\leqslant 0$。因此，存在一個常數 H_0 使得 $\lim_{k\to\infty}(H^{k+1}-H^k)=0$，對所有的 $\lim_{k\to\infty}S_n^k=S^*$，都有 $\lim_{k\to\infty}S_n^k=S^*$，$\lim_{k\to\infty}I_n^k=I^*$，$\lim_{k\to\infty}W_n^k=W^*$。無病平衡點是全局穩定的得證。

7.2.5 數值模擬

在本節的數值模擬中，各參數的取值同 7.1.4 節中的參數值。初始條件為：$I(x,0)=10\exp(-x)$，$S(x,0)=1,000\exp(-x)$，$W(x,0)=10\exp(-x)$ 以及 $R(x,0)=10\exp(-x)$，其中，$x\in[0,50]$。

首先分別令 $\Delta x=0.5$，$\Delta t=0.1$，擴散系數全為 0.01。令敏感參數 $\beta_W=0.000,1$ 和 $\beta_h=0.000,1$，由此可計算出基本再生數 $R_0=0.707,0<1$。因此模型有一個無病平衡點，疾病不會傳播開來，如圖 7.4 所示。再令 $\beta_W=0.000,1$ 和 $\beta_h=0.000,236$，且不改變其他參數值，由此可計算出基本再生數 $R_0=1.668,3>1$，地方病平衡點的值為計算得 $E^*=(0.513,5,1,899.148,99.46)$，由圖 7.5 可看出地方病平衡點的穩定性。再改變不同的初始條件，可得到相似的穩定性圖形。

另外，本節還將非標準有限差分的方法（NSFD）和標準有限差分的方法（SFD）進行比較，NSFD 方法可以很好地保持平衡點全局漸近穩定性，但 SFD 方法卻呈現出不穩定性，如圖 7.6 所示。

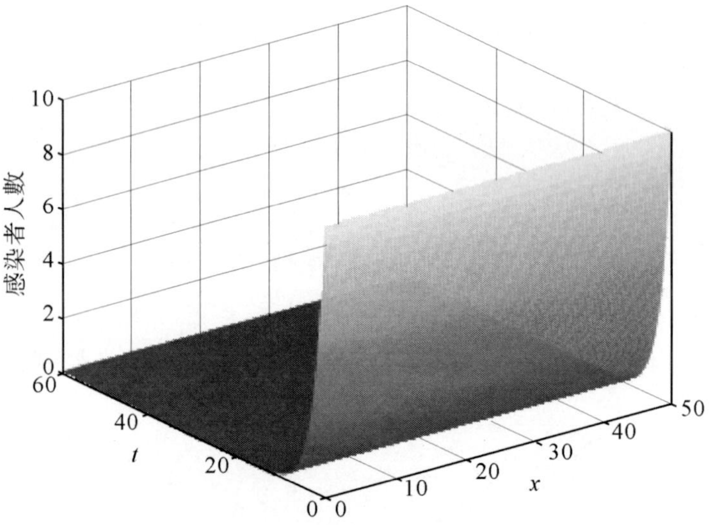

（a）$R_0<1$ 時，感染者人數變化趨勢圖

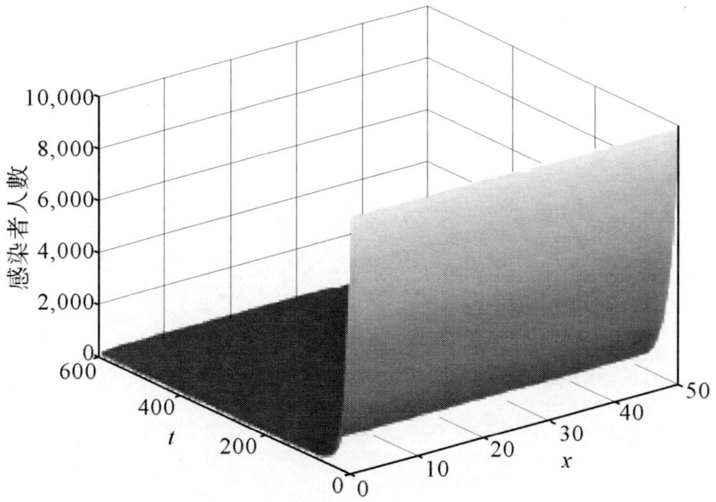

（b）R_0<1 時，易感者人數變化趨勢圖

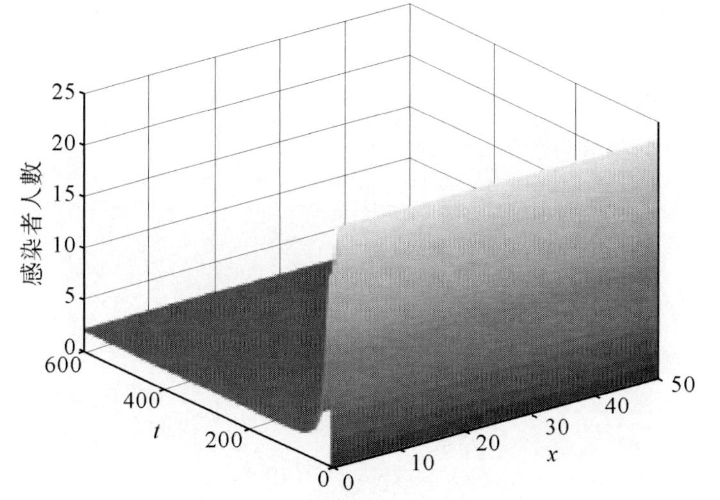

（c）R_0<1 時，復原者人數變化趨勢圖

圖 7.4

註：當 R_0<1 時，無病平衡點的穩定性

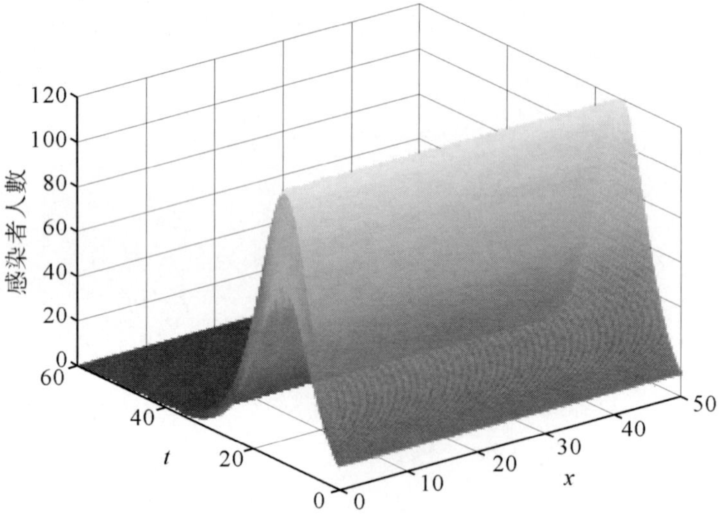

（a）R_0>1 時，感染者人數變化趨勢圖

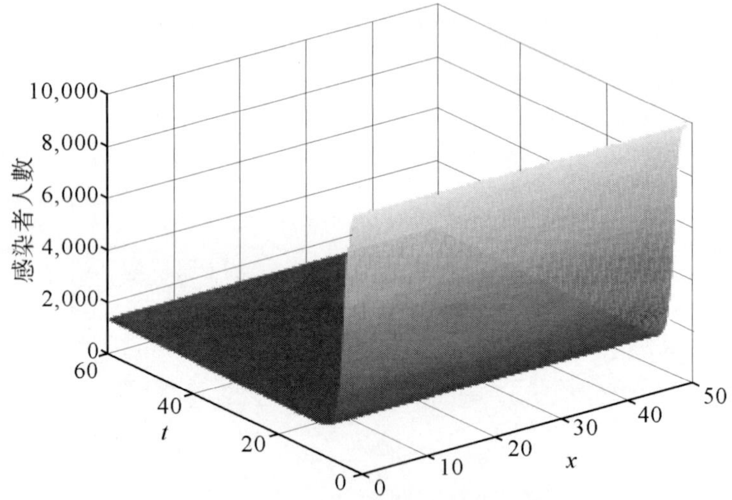

（b）R_0>1 時，易感者人數變化趨勢圖

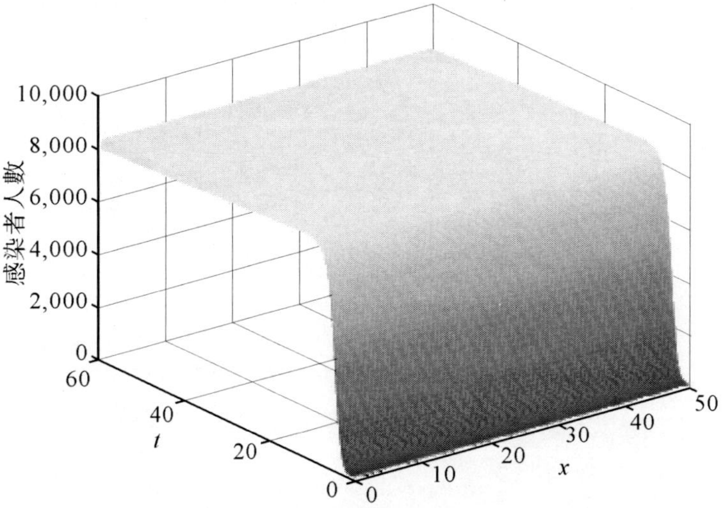

（c）$R_0>1$ 時，復原者人數變化趨勢圖

圖 7.5

當 $R_0>1$ 時，地方病病平衡點的穩定性

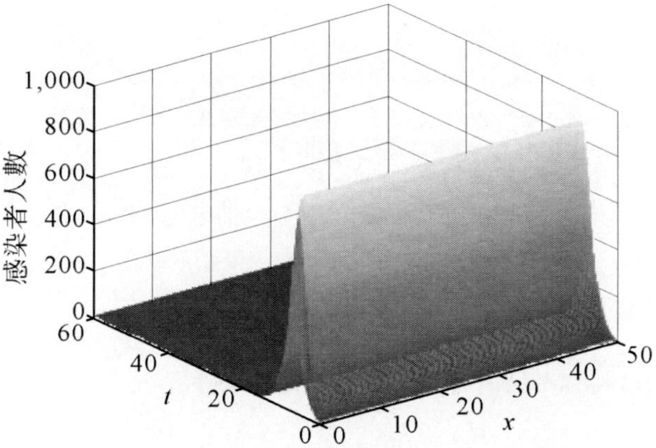

（a）SDF 方法，感染者人數隨時間變化趨勢圖

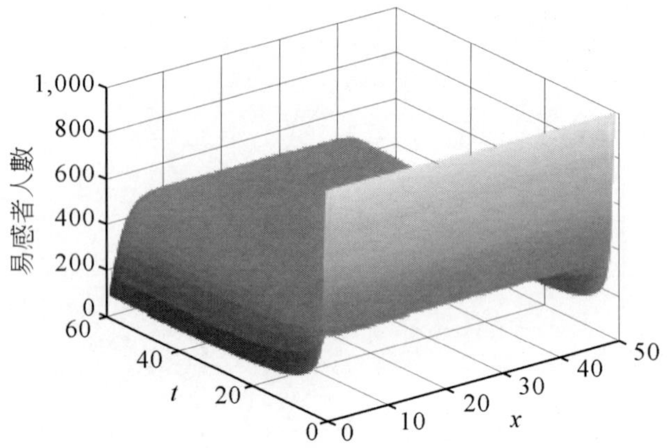

（b）SDF 方法，染病者人數隨時間變化的趨勢圖

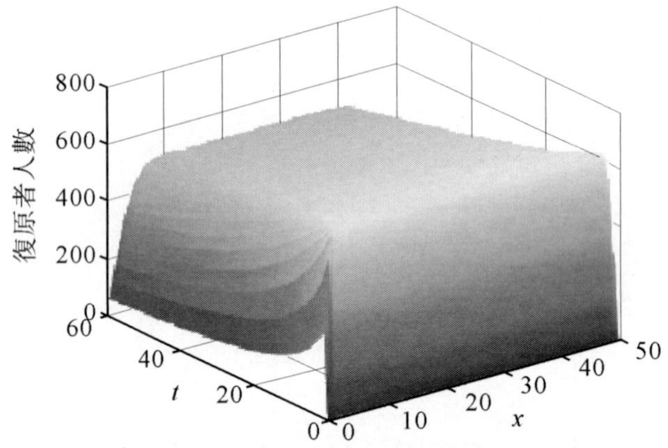

（c）SDF 方法，復原者人數隨時間變化的趨勢圖

圖 7.6　SFD 方法地方病平衡點不穩定

7.3　帶擴散項和時滯模型的週期解

7.3.1　帶擴散項和時滯的模型

在本節著重研究帶擴散項和時滯模型的 Hopf 分支情況與週期解。考慮媒體執行的現實情況，媒體獲得信息再執行宣傳需要一段時間，這會產生時滯，記為 τ_2；同時人們開始接受媒體信息並產生自我保護也需要一定的時間，也產生時滯，記為 τ_1。建立模型如下：

$$\frac{\partial S}{\partial t} = \Lambda - \beta SI - \eta SM(t - \tau_1) - \mu S + vI + \alpha A + D_1 \Delta S \tag{7.41}$$

$$\frac{\partial I}{\partial t}=\beta SI-(\mu+u_1+v)I+D_2\Delta I \tag{7.42}$$

$$\frac{\partial A}{\partial t}=\eta SM(t-\tau_1)-(\mu+\alpha)+D_3\Delta A \tag{7.43}$$

$$\frac{\partial M}{\partial t}=\xi I(t-\tau_2)-\gamma M+D_4\Delta M \tag{7.44}$$

其中 D_i 表示正擴散系數，$\Omega\in R^N$ 為有界區域，$\partial\Omega$ 是其光滑邊界。Δ 是空間的拉普拉斯算子，通常用來描述隨機的布朗運動。模型中其他的參數與 6.2 中模型參數一致。

Neumann 邊界條件為

$$\frac{\partial S}{\partial n}=\frac{\partial I}{\partial n}=\frac{\partial A}{\partial n}=\frac{\partial M}{\partial n}=0,\ x\in\partial\Omega \tag{7.45}$$

n 代表邊界 Ω 的外單位法向量。

初始條件為

$$S(\theta,x)=\rho_1(\theta,x)\geqslant 0,\ I(\theta,x)=\rho_2(\theta,x)\geqslant 0,\ A(\theta,x)=\rho_3(\theta,x)\geqslant 0,$$
$$M(\theta,x)=\rho_4(\theta,x)\geqslant 0,\ \theta\in[-\tau,0] \tag{7.46}$$

令所有的擴散系數都為零時，模型變為一個四階的 ODE 方程組，且有一個無病平衡點為 $E_0\left(\frac{\Lambda}{\mu},0,0,0\right)$，和一個正的地方病平衡點 $E^*=(I^*,S^*,A^*,M^*)$ 的表達式分別為

$$I^*=\frac{\Lambda\gamma\beta(\mu+\alpha)-\mu\gamma(\mu+\alpha)(\mu+u_1+v)}{\gamma\beta(\mu+u_1)(\mu+\alpha)+\mu\eta\xi(\mu+u_1+v)} \tag{7.47}$$

$$S^*=\frac{\mu+u_1+v}{\beta} \tag{7.48}$$

$$A^*=\frac{\eta\xi I^*(\mu+u_1+v)}{\gamma\beta(\beta+\alpha)} \tag{7.49}$$

$$M^*=\frac{\xi I^*}{\gamma} \tag{7.50}$$

基本再生數可得為

$$R_0=\frac{\beta\Lambda}{\mu(\mu+u_1+v)} \tag{7.51}$$

7.3.2 模型的穩定性分析和 Hopf 分支

本節將分析模型（7.41）～（7.44）的穩定性和 Hopf 分支的存在性。令

$S(t)$，$I(t)$，$A(t)$ 和 $M(t)$ 分別代替 $S(x,t)$，$I(x,t)$，$A(x,t)$ 和 $M(x,t)$，再令 $u(t-\tau)=u(x,t-\tau)$。令 $u_1(t)=S(t,\cdot)$，$u_2(t)=I(t,\cdot)$，$u_3(t)=A(t,\cdot)$，$u_4(t)=M(t,\cdot)$ 和 $U=(u_1(t),u_2(t),u_3(t),u_4(t))^T$，模型（7.41）～（7.44）可以重寫為以下抽象形式：

$$\dot{U}(t)=D\Delta U(t)+L(U_t)+F(U_t) \tag{7.52}$$

其中 $D=\mathrm{diag}\{D_1, D_2, D_3, D_4\}$，$L: C\to X$ 和 $F: C\to X$，

$$L(\phi)=B_0\phi(0)+B_1\phi(-\tau_1)+B_2\phi(-\tau_2) \tag{7.53}$$

其中

$$B_0=\begin{pmatrix} -\beta I^*-\eta M^*-\mu & -\beta S^*+v & \alpha & 0 \\ \beta I^* & 0 & 0 & 0 \\ \eta M^* & 0 & -(\mu+\alpha) & 0 \\ 0 & 0 & 0 & -\gamma \end{pmatrix}$$

$$B_1=\begin{pmatrix} 0 & 0 & 0 & -\eta S^* \\ 0 & 0 & 0 & 0 \\ 0 & 0 & 0 & \eta S^* \\ 0 & 0 & 0 & 0 \end{pmatrix}, \quad B_2=\begin{pmatrix} 0 & 0 & 0 & 0 \\ 0 & 0 & 0 & 0 \\ 0 & 0 & 0 & 0 \\ 0 & \xi & 0 & 0 \end{pmatrix}$$

以及對 $\phi=(\phi_1, \phi_2, \phi_3, \phi_4)$ 有

$$F(\phi)=\begin{pmatrix} -\beta\phi_1(0)\phi_2(0)-\eta\phi_1(0)\phi_4(-\tau) \\ \beta\phi_1(0)\phi_2(0)+(\mu+u_1+v)\phi_2(0) \\ \eta\phi_1(0)\phi_4(-\tau_1) \\ 0 \end{pmatrix}$$

線性化後的式（7.52）為

$$\dot{U}(t)=D\Delta U(t)+L(U_t) \tag{7.54}$$

令 $U(t)=ye^{\lambda t}$，系統的特徵方程為 $e^{\lambda}y$：

$$\lambda y-D\Delta y-L(e^2 y)=0 \tag{7.55}$$

其中 $y\in\mathrm{dom}\left(\frac{\partial^2}{\partial x^2}\right)$，$y\neq 0$ 和 $\mathrm{dom}\left(\frac{\partial^2}{\partial x^2}\right)\in X$。

再由 Laplacian 算子的性質，其特徵根為 $-k^2$（$k\in N_0=\{0, 1, \cdots\}$），對應的特徵方程為

$$\begin{gathered}\beta_k^1=(\gamma_k, 0, 0, 0)^{\mathrm{T}},\ \beta_k^2=(0, \gamma_k, 0, 0)^{\mathrm{T}}, \\ \beta_k^3=(0, 0, \gamma_k, 0)^{\mathrm{T}},\ \beta_k^4=(0, 0, 0, \gamma_k)^{\mathrm{T}}, \\ \gamma_k=\cos(kx), \quad k=0, 1, \cdots\end{gathered} \tag{7.56}$$

其中（β_k^1，β_k^2，β_k^3，β_k^4）組成空間 X 的一組基，因此 y 可以展開為如下的 Fourier 的形式：

$$y = \sum_{k=0}^{\infty} Y_K^{\mathrm{T}}(\beta_k^1,\ \beta_k^2,\ \beta_k^3,\ \beta_k^4)^{\mathrm{T}} \tag{7.57}$$

此外，

$$Y_k^{\mathrm{T}} = (\langle y,\ \beta_k^1\rangle,\ \langle y,\ \beta_k^2\rangle,\ \langle y,\ \beta_k^3\rangle\langle y,\ \beta_k^4\rangle) \tag{7.58}$$

據此可化簡特徵方程為

$$L = \left[\phi^T\begin{pmatrix}\beta_k^1\\ \beta_k^2\\ \beta_k^3\\ \beta_k^4\end{pmatrix}\right] = L(\phi)^{\mathrm{T}}\begin{pmatrix}\langle y,\ \beta_k^1\rangle\\ \langle y,\ \beta_k^2\rangle\\ \langle y,\ \beta_k^3\rangle\\ \langle y,\ \beta_k^4\rangle\end{pmatrix} \tag{7.59}$$

由式（7.55）～（7.59），特徵方程變為

$$\sum_{k=0}^{\infty} Y_K^T = \left[(\lambda I_4 + Dk^2) - \begin{pmatrix} -\beta I^* - \eta M^* - \mu & -\beta S^* - v & \alpha & -\eta S^* e^{-\lambda\tau_1} \\ \beta I^* & 0 & 0 & 0 \\ \eta M^* & 0 & -(\mu+\alpha) & \eta S^* e^{-\lambda\tau_1} \\ 0 & \xi e^{-\lambda\tau_2} & 0 & -\gamma \end{pmatrix}\right] = 0$$

為了計算簡便，令 $T=\beta I^* + \eta M^* + \mu$，地方病平衡點的特徵多項式為

$$\lambda^4 + a_3\lambda^3 + a_2\lambda^2 + a_1\lambda + a_0 + (b_1\lambda + b_0)e^{(-\tau_1+\tau_2)\lambda} = 0 \tag{7.60}$$

其中

$a_3 = (D_1 + D_2 + D_3 + D_4)k^2 + \mu + \alpha + \gamma + T$

$a_2 = D_2k^2(D_1k^2 + D_3k^2 + D_4k^2 + T + \mu + \alpha + \gamma) + (D_4k^2 + \gamma)(D_3k^2 + \mu + \alpha)$

$a_1 = -\alpha\eta M^*(D_2k^2 + D_4k^2 + \eta + \alpha + \gamma) + D_2k^2(D_4k^2 + \gamma)(D_3k^2 + \mu + \alpha) + D_2k^2(D_1k^2 + T)(D_3k^2 + D_4k^2 + \mu + \alpha + \gamma) + (D_1k^2 + T)(D_3k^2 + \mu + \alpha)(D_4k^2 + \phi) + \beta I^*(\beta S^* - v)(D_3k^2 + D_4k^2 + \mu + \alpha + \gamma)$

$a_0 = \xi\beta\eta I^* S^* - \alpha\eta D_2k^3M^*(D_4k^2 + \gamma) + D_2k^2(D_1k^2 + T)(D_3k^2 + \mu + \alpha)(D_4k^2 + \gamma) + \beta I^*(D_3k^2 + \mu + \alpha) + (D_4k^2 + \gamma)(\beta S^* - v)$

$b_1 = \xi\beta\eta I^* S^*$

$b_2 = \xi\beta\eta I^* S^*(D_3k^2 + \mu)$

接下來根據地方病平衡點對應的特徵方程分情況討論模型的穩定性和 Hopf 分支。

情況 1：$\tau_1 = \tau_2 = 0$

該部分的證明和 6.2.2 中情況 1 的證明類似，故略去證明，直接給出以下定理。

定理 7.9 當 $\tau_1=\tau_2=0$ 時，如果 $R_0>1$，模型有一個正的地方病平衡點是局部漸近穩定的。

情況 2：$\tau_1=0$，$\tau_2>0$

採用 τ_2 為分支參數，則在地方病平衡點的特徵方程化簡為

$$\lambda^4+a_3\lambda^3+a_2\lambda^3+a_1\lambda+a_0+(b_1\lambda+b_0)e^{-\lambda\tau_2}=0 \tag{7.61}$$

設 λ 為方程（7.61）的根，將 $\lambda=i\omega$（$\omega>0$）代入，分離其實部和虛部可得下面兩個方程：

$$\omega^4-a_3\omega^2+a_0=b_1\omega\sin(\omega\tau_2)+b_0\cos(\omega\tau_2) \tag{7.62}$$

$$a_3\omega^2-a_1\omega=-b_1\omega\cos(\omega\tau_2)+b_0\sin(\omega\tau_2) \tag{7.63}$$

將方程（7.62）和（7.63）左右兩邊分別平方再相加，並令 $\omega^2=X_2$，可得關於 X_2 的一元四次方程：

$$F_2(X_2)=X_2^4+C_1X_2^3+C_2X_2^2+C_3X_2+C_4=0 \tag{7.64}$$

其中 $C_1=-2a_2+a_3^2$，$C_2=a_2^2+2a_2-2a_1a_3$，$C_3=-2a_1a_2+a_1^2-b_1^2$ 和 $C_4=a_0^2-b_0^2$。

若系數 C_i（$i=1, 2, 3, 4$）滿足 Routh-Hurwitz 準則，方程（7.64）沒有正根，即方程（7.61）無純虛根，可以得證地方病平衡點是局部漸近穩定的。若 $C_4<0$，即 $F_2(0)=C_4<0$ 和 $\lim\limits_{x\to\infty}F_2(X_0)=\infty$，因此方程（7.61）有一對純虛根 $\pm i\omega_2$。由方程（7.62）和（7.63）可求解時滯臨界值：

$$\tau_{2_n}=\frac{1}{\omega_2}\tan^{-1}\frac{b_1\omega_2(a_3\omega_2^2-a_1)+b_1\omega_2(\omega_2^4-a_2\omega_2^2+a_0)}{b_2(\omega_2^4-a_2\omega_2^2+a_0)-b_1\omega_2^2(a_3\omega_2^2-a_1)}+\frac{2n\pi}{\omega_2},\quad n=0, 1, \cdots \tag{7.65}$$

令 $\tau_{2_0}=\min\{\tau_{2_n}\}$，（$n=1, 2, \cdots$），相應得到 ω_2，再對方程（7.61）左右兩邊同時求 λ 關於 τ_2 的導數並化簡可得

$$\left(\frac{d\lambda}{d\tau_2}\right)=\frac{(4\lambda^3+3a_3\lambda^2+2a_2\lambda+a_1)e^{\lambda\tau_2}}{\lambda(\lambda b_1+b_0)}+\frac{b_1}{\lambda(\lambda b_1+b_0)}-\frac{\tau_2}{\lambda} \tag{7.66}$$

通過計算可得

$$\begin{aligned}
&\operatorname{sgn}\left[\frac{d(\mathrm{Re}(\lambda))}{d\tau_2}\right]_{\lambda=i\omega_2}^{\tau_2=\tau_{20}}=\operatorname{sgn}\left[\mathrm{Re}\left(\frac{d\lambda}{d\tau_2}\right)\right]_{\lambda=i\omega_2}^{\tau_2=\tau_{20}}\\
&=\operatorname{sgn}\left[\frac{4\lambda^3+3a_3\lambda^2+2a_2\lambda+a_1+b_1e^{-\lambda\tau_2}}{\lambda(\lambda b_1+b_0)e^{-\lambda\tau_2}}\right]_{\lambda=i\omega_2}^{\tau_2=\tau_{20}}\\
&=\operatorname{sgn}\left(\frac{F_2'\omega_2^2}{b_1^2\omega_2^2+b_0^2}\right)
\end{aligned} \tag{7.67}$$

根據假設 $C_4<0$，可得 $F_2'\omega_2^2>0$，因此方程（7.67）大於零。意味著當 $\tau_2>$

τ_{2_0}時至少存在一個根有正實部並且從左向右穿過虛軸。因此當 $\tau_2=\tau_{2_0}$時，Hopf 分支產生，並在 $\tau_2=\tau_{2_0}$附近產生一簇週期解。由 Hopf 分支定理，可以得到下面的定理。

定理 7.10 當 $\tau_1=0$，$\tau_2>\tau_{2_0}$時，若 Routh-Hurwitz 準則滿足，則模型的地方病平衡點是局部漸近穩定的，$\tau_2>\tau_{2_0}$時則變得不穩定。而當 $\tau_2=\tau_{2_0}$時，系統在地方病平衡點產生 Hopf 分支，並在 $\tau_2=\tau_{2_0}$附近產生一簇週期解。

情況 3：$\tau_1>0$，$\tau_2=0$

採用 τ_2 為分支參數，用和情況 2 一樣的方法進行求解（過程略），最後建立如下定理：

定理 7.11 當 $\tau_1>0$，$\tau_2>\tau_{3_0}$時，若 Routh-Hurwitz 準則滿足，則模型的地方病平衡點是局部漸近穩定的，$\tau_2>\tau_{3_0}$時則變得不穩定。而當 $\tau_2=\tau_{3_0}$時，系統在地方病平衡點產生 Hopf 分支，並在 $\tau_2=\tau_{3_0}$附近產生一簇週期解。

$$\tau_{3_0}=\frac{1}{\omega_3}\tan^{-1}\frac{b_2\omega_3(a_3\omega_3^2-a_1)+b_1\omega_3(\omega_3^4-a_2\omega_3^2+a_0)}{b_2(\omega_3^4-a_2\omega_3^2+a_0)-b_1\omega_3^2(a_2\omega_2^2-a_1)}+\frac{2n\pi}{\omega_3},\quad n=0,\ 1,\ \cdots \tag{7.68}$$

情況 4：$\tau_1>0$，τ_2 固定在區間（0，τ_{2_0}）

採用 τ_1 為分支參數，設 λ 為方程（7.60）的根，分離其實部和虛部可得下面兩個方程：

$$[b_1\omega\sin(\omega\tau_2)+b_0\cos(\omega\tau_2)]\cos(\omega\tau_1)-[-b_1\omega\cos(\omega\tau_2)+b_0 sin(\omega\tau_2)]\sin(\omega\tau_1)+\omega^4-a_2\omega^2+a_0=0 \tag{7.69}$$

$$[-b_1\omega\cos(\omega\tau_2)+b_0\sin(\omega\tau_2)]\cos(\omega\tau_1)+[b_1\omega\sin(\omega\tau_2)+b_0\cos(\omega\tau_2)]\sin(\omega\tau_1)+\alpha_3\omega^3-a_1\omega=0 \tag{7.70}$$

將方程（7.69）和（7.70）左右兩邊分別平方再相加，並令 $\omega^2=X_4$，可得關於 X_4 的一元四次方程：

$$F_4(X_4)=X_4^4+C_1X_4^3+C_2X_4^2+C_3X_1+C_4=0 \tag{7.71}$$

假設 F_4（0）$=C_4<0$ 和 $\lim\limits_{k\to\infty}F_4$（$X_4$）$=\infty$，因此方程（7.71）有一對純虛根 $\pm i\omega_4$。由方程（7.69）和（7.70）可求解時滯臨界值：

$$\tau_{4_n}=\frac{1}{\omega_4}\tan^{-1}\frac{b_2\omega_4(a_3\omega_4^2-a_1)+b_1\omega_4(\omega_4^4-a_2\omega_4^2+a_0)}{b_2(\omega_4^4-a_2\omega_4^2+a_0)-b_1\omega_4^2(a_3\omega_4^2-a_1)}+\frac{2n\pi}{\omega_4},\quad n=0,\ 1,\ \cdots \tag{7.72}$$

令 $\tau_{4_0}=\min\{\tau_{4_n}\}$，（$n=1$，2，…），相應得到 ω_4，再對方程（7.60）左右兩邊同時求 λ 關於 τ_1 的導數並化簡可得

$$\left(\frac{d\lambda}{d\tau_1}\right)^{-1}=\frac{(4\lambda^3+3a_3\lambda^2+2a_2\lambda+a_1)e^{\lambda(\tau_1+\tau_2)}}{\lambda(\lambda b_1+b_0)}+\frac{b_1}{\lambda(\lambda b_1+b_0)}-\frac{\tau_1}{\lambda}$$

通過計算可得

$$\operatorname{sgn}\left[\frac{d(\operatorname{Re}(\lambda))}{d\tau_1}\right]_{\lambda=i\omega_4}^{\tau_1=\tau_{40}}=\operatorname{sgn}\left[\operatorname{Re}(\frac{d\lambda}{d\tau_1})\right]_{\lambda=i\omega_4}^{\tau_1=\tau_{4_0}}$$

$$\operatorname{sgn}\left[\frac{4\lambda^3+3a_3\lambda^2+2a_2\lambda+a_1+b_1e^{-\lambda(\tau_1+\tau_2)}}{\lambda(\lambda b_1+b_0)e^{-\lambda\tau_2}}\right]_{\lambda=i\omega_4}^{\tau_1=\tau_{4_0}}$$

$$=\operatorname{sgn}\left(\frac{F_4'\omega_4^2}{b_1^2\omega_4^2+b_0^2}\right) \tag{7.73}$$

根據假設 F_4（0）<0，可得 $F_4'\omega_4^2>0$，因此方程（7.73）大於零。意味著當 $\tau_1>\tau_{4_0}$ 時至少存在一個根有正實部並且從左向右穿過虛軸。因此當 $\tau_1=\tau_{4_0}$ 時，Hopf 分支產生，並在 $\tau_1=\tau_{4_0}$ 附近產生一簇週期解。由 Hopf 分支定理，可以得到下面的定理。

定理 7.12 當 $\tau_1>0$，τ_2 固定在區間（0，τ_{2_0}）時，若 Routh-Hurwitz 準則滿足，則模型的地方病平衡點是局部漸近穩定的，$\tau_1>\tau_{4_0}$ 時則變得不穩定。而當 $\tau_1=\tau_{4_0}$ 時，系統在地方病平衡點產生 Hopf 分支，並在 $\tau_1=\tau_{4_0}$ 附近產生一簇週期解。

情況 5：$\tau_2>0$，τ_1 固定在區間（0，τ_{3_0}）

和情況 4 的方法類似，可以計算出時滯臨界值 τ_{5_n} 如下：

$$\tau_{5_n}=\frac{1}{\omega_5}\tan^{-1}\frac{b_2\omega_5(a_3\omega_5^2-a_1)+b_1\omega_5(\omega_5^4-a_2\omega_5^2+a_0)}{b_2(\omega_5^4-a_2\omega_5^2+a_0)-b_1\omega_5^2(a_3\omega_5^2-a_1)}+\frac{2n\pi}{\omega_5},\quad n=0 \tag{7.74}$$

對方程（7.60）左右兩邊同時求 λ 關於 τ_2 的導數並化簡可得

$$\left(\frac{d\lambda}{d\tau_2}\right)^{-1}=\frac{(4\lambda^3+3a_3\lambda^2+2a_3\lambda+a_1)e^{\lambda(\tau_1+\tau_2)}}{\lambda(\lambda b_1+b_0)}+\frac{b_1}{\lambda(\lambda b_1+b_0)}-\frac{\tau_2}{\lambda}$$

通過計算可得

$$\operatorname{sgn}\left[\frac{d(\operatorname{Re}(\lambda))}{d\tau_2}\right]_{\lambda=i\omega_5}^{\tau_2=\tau_{5_0}}=\operatorname{sgn}\left[\operatorname{Re}(\frac{d\lambda}{d\tau_2})\right]_{\lambda=i\omega_5}^{\tau_2=\tau_{50}}$$

$$=\operatorname{sgn}\left[\frac{4\lambda^3+3a_3\lambda^2+2a_2\lambda+a_1+b_1e^{-\lambda(\tau_1+\tau_2)}}{\lambda(\lambda b_1+b_0)e^{-\lambda\tau_2}}\right]_{\lambda=i\omega_5}^{\tau_1=\tau_{5_0}}$$

$$=\operatorname{sgn}\left(\frac{F_5'\omega_5^2}{b_1^2\omega_5^2+b_0^2}\right) \tag{7.75}$$

可建立如下定理：

定理 7.13 當 $\tau_2>0$，τ_1 固定在區間 $(0, \tau_{3_0})$ 時，若 Routh-Hurwitz 準則滿足，則模型的地方病平衡點是局部漸近穩定的，$\tau_2>\tau_{5_0}$ 時則變得不穩定。而當 $\tau_2=\tau_{5_0}$ 時，系統在地方病平衡點產生 Hopf 分支，並在 $\tau_2=\tau_{5_0}$ 附近產生一簇週期解。

7.3.3 穩定性分析和週期解

本節中，利用中心流形定理和規範型理論的中心流形研究模型 Hopf 分支的方向，分支週期解的穩定性，分支週期解的週期大小等性質。首先將 τ_2 線性化為：$t\rightarrow\frac{t}{\tau_2}$，再假設 $\tau_1\geqslant\tau_2$。對固定的 $n\in\{0, 1, 2, \cdots\}$，令 τ_{n_0} 為 τ^*，原模型變為如下微分方程：

$$\dot{U}(t)=\tau^* D\Delta U(t)+L(\tau^*)(U_t)+F(U_t, \sigma) \tag{7.76}$$

定義算子：

$$L^*(\varphi)=\tau^*\left[B_0\varphi(0)+B_1\varphi\left(-\frac{\tau_1}{\tau_2}\right)+B_2\varphi(-1)\right]$$

和

$$F(\varphi, \sigma)=\sigma D\Delta\varphi(0)+L(\sigma)(\varphi)+f^*(\varphi, \sigma)$$

其中對 $\varphi=(\varphi_1, \varphi_2, \varphi_3, \varphi_4)^{\mathrm{T}}$：

$$f^*(\varphi)=\begin{pmatrix} -\beta\varphi_1(0)\varphi_2(0)-\eta\varphi_1(0)\varphi_4\left(-\frac{\tau_1}{\tau_2}\right) \\ \beta\varphi_1(0)\varphi_2(0)+(\mu+u_1+v)\varphi_2(0) \\ \eta\varphi_1(0)\varphi_4\left(-\frac{\tau_1}{\tau_2}\right) \\ 0 \end{pmatrix}$$

方程 (7.76) 的線性部分為

$$\dot{U}(t)=\tau^* D\Delta U(t)+L(\tau^*)(U_t) \tag{7.77}$$

以及

$$\dot{z}(t)=L(\tau^*)(z_t) \tag{7.78}$$

顯然方程 (7.76) 有一對純虛根 $\Lambda_0=\{-i\omega^*\tau^*, i\omega^*\tau^*\}$。由黎茲表示定理可知，存在一個 4×4 的矩陣方程 $\varsigma(\theta, \tau)$ $(-1\leqslant\theta\leqslant0)$，使得

$$L(\tau^*)(\varphi)=\int_{-1}^{0}\mathrm{d}\,\varsigma(\theta, \tau^*)\varphi(\theta)$$

事實上，可以選取：

$$\zeta(\theta, \tau^*) = \begin{cases} \tau^* B_0 \delta(\theta), & \theta \in [-1, 0), \\ -\tau^* B_1 \delta(\theta + 1), & \theta \in 0, \\ \tau^* B_2 \delta(\theta + \dfrac{\tau_1}{\tau_2}), & \theta \in [-\dfrac{\tau_1}{\tau_2}, 0). \end{cases}$$

其中 δ 為 Dirac 函數。

令 $A(\tau^*)$ 和 $A^*(\tau^*)$ 為一對共軛算子，對 $\phi \in C$，$\psi \in C^*$，定義雙線性內積：

$$(\psi, \phi) = \psi(0)\phi(0) - \int_{-1}^{0}\int_{0}^{\theta}\psi(\zeta - \theta)d\eta(\theta)\phi(\zeta)d\zeta \qquad (7.79)$$

又因為 $A(\tau^*)$ 和 $A^*(\tau^*)$ 都有一對純虛根 $\pm i\omega^*\tau^*$，令 P 和 P^* 為中心子空間，則需要再分別計算 P 和 P^* 的特徵值所對應的特徵向量。

$$\alpha_1 = \frac{\beta I^*}{i\omega^*},\ \alpha_2 = \frac{-\beta I^* - \mu - i\omega^* - \alpha_1(\beta S^* + \upsilon)}{\mu + i\omega^*},\ \alpha_3 = \frac{\alpha_1 \xi e^{-i\omega^*\tau^*}}{\phi + i\omega^*} \qquad (7.80)$$

$$\alpha_1^* = \frac{\alpha}{\mu + \alpha + i\omega^*},\ \alpha_2 = \frac{\mu + \beta I^* + \eta M^* - i\omega^* - \eta M^* \alpha_2^*}{\beta I^*},$$

$$\alpha_3 = \frac{\beta S^* - \upsilon - i\omega^* \alpha_1^*}{\xi e^{-i\omega^*\tau^*}} \qquad (7.81)$$

則 $p_1(\theta) = e^{i\omega^*\tau^*\theta}(1, \alpha_1, \alpha_2, \alpha_3)^{\mathrm{T}}$，$p_2(\theta) = \overline{p_1}(\theta)$，$-1 \leqslant \theta \leqslant 0$，是 P 的特徵值所對應的特徵向量。$q_1(\theta^*) = e^{-i\omega^*\tau^*\theta}(1, \alpha_1, \alpha_2, \alpha_3)^{\mathrm{T}}$，$q_2(\theta^*) = \bar{q}_1(\theta^*)$，$0 \leqslant \theta^* \leqslant 1$，是 P^* 的特徵值所對應的特徵向量。

令 $\Phi = (\Phi_1, \Phi_2)$ 和 $\Psi^* = (\Psi_1^*, \Psi_2^*)$，對 $\theta \in [0, 1]$ 有

$$\Phi_1(\theta) = \frac{p_1(\theta) + p_2(\theta)}{2}$$

$$= (\mathrm{Re}\{e^{i\omega^*\tau^*\theta}\}, \mathrm{Re}\{\alpha_1 e^{i\omega^*\tau^*\theta}\}, \mathrm{Re}\{\alpha_2 e^{i\omega^*\tau^*\theta}\}, \mathrm{Re}\{\alpha_3 e^{i\omega^*\tau^*\theta}\})^{\mathrm{T}} \qquad (7.82)$$

$$\Phi_2(\theta) = \frac{p_1(\theta) - p_2(\theta)}{2i}$$

$$= (\mathrm{Im}\{e^{i\omega^*\tau^*\theta}\}, \mathrm{Im}\{\alpha_1 e^{i\omega^*\tau^*\theta}\}, \mathrm{Im}\{\alpha_2 e^{i\omega^*\tau^*\theta}\}, \mathrm{Im}\{\alpha_3 e^{i\omega^*\tau^*\theta}\})^{\mathrm{T}} \qquad (7.83)$$

對 $\theta^* \in [0, 1]$，還有

$$\Psi_1^*(\theta^*) = \frac{q_1(\theta^*) + q_2(\theta^*)}{2}$$

$$= (\mathrm{Re}\{e^{-i\omega^*\tau^*\theta}\}, \mathrm{Re}\{\alpha_1^* e^{-i\omega^*\tau^*\theta}\}, \mathrm{Re}\{\alpha_2^* e^{-i\omega^*\tau^*\theta}\}, \mathrm{Re}\{\alpha_3^* e^{-i\omega^*\tau^*\theta}\})^{\mathrm{T}}$$

$$(7.84)$$

$$\Psi_2^*(\theta^*)=\frac{q_1(\theta^*)-q_2(\theta^*)}{2}$$

$$=(\mathrm{Im}\{e^{-i\omega^*\tau^*\theta}\},\ \mathrm{Im}\{\alpha_1^* e^{-i\omega^*\tau^*\theta}\},\ \mathrm{Im}\{\alpha_2^* e^{-i\omega^*\tau^*\theta}\},\ \mathrm{Im}\{\alpha_3^* e^{-i\omega^*\tau^*\theta}\})^{\mathrm{T}} \quad (7.85)$$

接下來，再令 $(\Psi^*,\ \Phi)=(\Psi_j^*,\ \Phi_k)$，$(j,\ k=1,\ 2)$ 且建立一個新的基為

$$\Psi=(\Psi_1,\ \Psi_2)^{\mathrm{T}}=(\Psi^*,\ \Phi)^{-1}\Psi^*$$

Ψ 和 Φ 滿足 $(\Psi,\ \Phi)=I_{2\times2}$。另外，對於 $c=(c_1,\ c_2,\ c_3,\ c_4)\in C([-1,\ 0],\ X)$，再定義 $f_k=(\beta_k^1,\ \beta_k^2,\ \beta_k^3,\ \beta_k^4)$ 和 $c\cdot f_0=c_1\beta_k^1+c_2\beta_k^2+c_3\beta_k^3+c_4\beta_k^4$。則方程（7.76）的中心子空間為

$$P_{\mathrm{CN}}C^*=\Phi(\Psi,\ \langle\varphi,\ f_k\rangle)\cdot f_k$$

其中 $C^*=P_{CN}C^*\oplus P_{SN}C^*$，$P_{SN}C^*$ 為 $P_{CN}C^*$ 的補子空間。

進而，模型還可寫為以下形式：

$$\dot{U}(t)=A_{\tau^*}U_t+R(U_t,\ \rho) \quad (7.86)$$

其中

$$R(U_t,\ \rho)=\begin{cases}0, & \theta\in[-1,\ 0)\\ F(U_t,\ \rho) & \theta=0\end{cases} \quad (7.87)$$

由分解定理 $C^*=P_{\mathrm{CN}}C^*\oplus P_{\mathrm{SN}}C^*$ 和式（7.76），方程（7.73）的解可寫為

$$U_t=\Phi\begin{pmatrix}x_1(t)\\ x_2(t)\end{pmatrix}\cdot f_k+h(x_1,\ x_2,\ 0) \quad (7.88)$$

令 $z=x_1-ix_2$，$\bar{z}=x_1+ix_2$，注意到 $p_1=\Phi_1+i\Phi_2$，則（7.88）變為

$$U_t=\frac{1}{2}(p_1z+\overline{p_1z})\cdot f_k+W(z,\ \bar{z})$$

其中

$$W(z,\ \bar{z})=h\left(\frac{z+\bar{z}}{2},\ \frac{i(z+\bar{z})}{2},\ 0\right)=W_{20}\frac{z^2}{2}+W_{11}z\bar{z}+W_{02}\frac{\bar{z}^2}{z}+\cdots$$

z 滿足：

$$\dot{z}=i\omega^*\tau^*z+g(z,\ \bar{z})$$

對所有 $\Psi(0)=(\Psi_1(0),\ \Psi_2(0))^{\mathrm{T}}$：

$$g(z,\ \bar{z})=(\Psi_1(0)-i\Psi_2(0))\langle f^*(U_t,\ 0),\ f_k\rangle=g_{20}\frac{z^2}{2}+g_{11}z\bar{z}+g_{02}\frac{z^{-2}}{2}+\cdots$$

通過計算可得

$$\langle f^*(U_t,\ 0),\ f_k\rangle=\frac{\tau^*}{4}(C_{11},\ C_{21},\ C_{31},\ C_{41})^{\mathrm{T}}\frac{1}{\pi}\int_0^{\pi}\cos^3kx\mathrm{d}x\,\frac{z^2}{2}$$

$$+\frac{\tau^*}{4}(C_{12}, C_{22}, C_{32}, C_{42})^T \frac{1}{\pi}\int_0^{\pi}\cos^3 kx\mathrm{d}xz\bar{z}$$

$$+\frac{\tau^*}{4}(C_{13}, C_{23}, C_{33}, C_{43})^T \frac{1}{\pi}\int_0^{\pi}\cos^3 kx\mathrm{d}x\frac{z^{-2}}{2}$$

$$+\frac{\tau^*}{2}(C_{14}, C_{24}, C_{34}, C_{44})^T \frac{z^2\bar{z}}{2} \tag{7.89}$$

其中

$C_{11}=-\beta\alpha_1-\eta\alpha_3 e^{-i\omega^*\tau^*}$，$C_{21}=\beta\alpha_1+(\mu+u_1+\upsilon)\alpha_1$，$C_{31}=\eta\alpha_3 e^{-i\omega^*\tau^*}$，$C_{41}=0$，$C_{12}=-\beta(\alpha_1+\alpha_{\bar{1}})-\eta\alpha_3 e^{-i\omega^*\tau^*}-\eta\overline{\alpha_3}e^{i\omega^*\tau^*}$，$C_{22}=\beta(\alpha_1+\alpha_{\bar{1}})+(\mu+u_1+\upsilon)(\alpha_1+\overline{\alpha_1})$，$C_{32}=\eta\alpha_3 e^{-i\omega^*\tau^*}+\eta\overline{\alpha_3}e^{i\omega^*\tau^*}$，$C_{42}=0$，$C_{13}=-\beta\overline{\alpha_1}-\eta\overline{\alpha_3}e^{i\omega^*\tau^*}$，$C_{23}=\beta\overline{\alpha_1}+(\mu+u_1+\upsilon)\overline{\alpha_1}$，$C_{33}=\eta\overline{\alpha_3}e^{-i\omega^*\tau^*}$，$C_{43}=0$，$C_{14}=-\beta\langle(W_{11}^{(1)}(0)\alpha_1+\frac{W_{20}^{(1)}(0)}{2}\overline{\alpha_1})\cos kx, \cos kx\rangle-\beta\langle(W_{11}^{(2)}(0)+\frac{W_{20}^{(2)}(0)}{2})\cos kx, \cos kx\rangle$

$$-\eta\langle(W_{11}^{(1)}(0)\alpha_3 e^{-i\omega^*\tau^*}+\frac{W_{20}^{(1)}(0)}{2}\overline{\alpha_3}e^{i\omega^*\tau^*})\cos kx, \cos kx\rangle$$

$$-\eta\langle(W_{11}^{(4)}(-1)+\frac{W_{20}^{(4)}(-1)}{2}\cos kx, \cos kx\rangle,$$

$C_{24}=\beta\langle W_{11}^{(1)}(0)\alpha_1+\frac{W_{20}^{(1)}(0)}{2}\overline{\alpha_1}\cos kx, \cos kx\rangle+$
$\beta\langle(W_{11}^{(2)}(0)+\frac{W_{20}^{(2)}(0)}{2})\cos kx, \cos kx\rangle$
$+(\mu+u_1+\upsilon)\langle\alpha_1+\overline{\alpha_1}\cos kx, \cos kx\rangle+(\mu+u_1+\upsilon)\langle(W_{11}^{(2)}(0)+\frac{W_{20}^{(2)}(2)}{2})\cos kx, \cos kx\rangle$,

$$C_{34}=\eta\langle W_{11}^{(1)}(0)\alpha_3 e^{-i\omega^*\tau^*}+\frac{W_{20}^{(1)}(0)}{2}\overline{\alpha_3}e^{i\omega^*\tau^*}\cos kx, \cos kx\rangle$$

$$+\eta\langle W_{11}^{(4)}(-1)+\frac{W_{20}^{(4)}(-1)}{2}\cos kx, \cos kx\rangle, C_{44}=0。$$

注意到對 $\forall k\in N$，有$\frac{1}{\pi}\int_0^{\pi}\cos^3 kx\mathrm{d}x\frac{z^2}{2}=0$。令$(\psi_1, \psi_2, \psi_3, \psi_4)=\Psi_1(0)-i\Psi_2(0)$。再和式（7.89）比較系數可得

$$g_{20}=\begin{cases}0, & k\in N\\ \frac{\tau^*}{4}(C_{11}\psi_1, C_{21}\psi_2, C_{31}\psi_3, C_{41}\psi_4)^{\mathrm{T}}, & k=0\end{cases}$$

$$g_{11}=\begin{cases}0, & k\in N\\ \dfrac{\tau^*}{4}(C_{12}\psi_1,\ C_{22}\psi_2,\ C_{32}\psi_3,\ C_{42}\psi_4)^{\mathrm{T}}, & k=0\end{cases}$$

$$g_{02}=\begin{cases}0, & k\in N\\ \dfrac{\tau^*}{4}(C_{13}\psi_1,\ C_{23}\psi_2,\ C_{33}\psi_3,\ C_{43}\psi_4)^{\mathrm{T}}, & k=0\end{cases}$$

$$g_{20}=\begin{cases}0, & k\in N\\ \dfrac{\tau^*}{4}(C_{11}\psi_1,\ C_{21}\psi_2,\ C_{31}\psi_3,\ C_{41}\psi_4)^{\mathrm{T}}, & k=0\end{cases}$$

$$g_{21}=\frac{\tau^*}{2}(C_{14}\psi_1,\ C_{24}\psi_2,\ C_{34}\psi_3,\ C_{44}\psi_4)^{\mathrm{T}} \tag{7.90}$$

又因為 g_{21} 的表達式裡面出現了 $W_{20}(\theta)$ 和 $W_{11}(\theta)$，則

$$\dot{W}(z,\ \bar{z})=W_{20}z\dot{z}+W_{11}z\dot{\bar{z}}+W_{02}\bar{z}\dot{\bar{z}}+\cdots \tag{7.91}$$

$$A_{\tau^*}\cdot W=A_{\tau^*}\cdot W_{20}\frac{z^2}{2}+A_{\tau^*}\cdot W_{11}z\bar{z}+A_{\tau^*}\cdot W_{02}\frac{\bar{z}^2}{2} \tag{7.92}$$

另外，$W(z,\ \bar{z})$ 滿足：

$$\dot{W}=W_zW+H(z,\ \bar{z}) \tag{7.93}$$

其中

$$H(z,\ \bar{z})=H_{20}\frac{z^2}{2}+H_{11}\frac{\bar{z}^2}{2}+\cdots=X_0f(U_t,\ 0)-\Phi(\Psi,\ \langle X_0f^*(U_t,\ 0),\ f_k\rangle)f_k \tag{7.94}$$

所以，對 $-1\leqslant\theta\leqslant 0$，有

$$\begin{aligned}H_{20}&=(2i\omega^*\tau^*-A_{\tau^*})W_{20}\\ H_{11}&=-A_{\tau^*}W_{11}\\ H_{02}&=(-2i\omega^*\tau^*-A_{\tau^*})W_{02}\end{aligned} \tag{7.95}$$

注意到 A_{τ^*} 只有兩個特徵根 $\pm i\omega^*\tau^*$，因此方程（7.95）可以計算為

$$\begin{aligned}W_{20}&=(2i\omega^*\tau^*-A_{\tau^*})^{-1}H_{20}\\ W_{11}&=-A_{\tau^*}^{-1}H_{11}\\ W_{02}&=(-2i\omega^*\tau^*-A_{\tau^*})^{-1}H_{02}\end{aligned} \tag{7.96}$$

最後直接計算可得

$$\begin{aligned}H(z,\ \bar{z})&=-\Phi(\theta)\Psi(0)\langle f^*(U_t,\ 0),\ f_k\rangle f_k\\ &=-\left(\frac{p_1(\theta)+p_2(\theta)}{2},\ \frac{p_1(\theta)-p_2(\theta)}{2i}\right)(\Psi_1(0),\ \Psi_2(0))\langle f^*(U_t,\ 0),\ f_k\rangle f_k\end{aligned}$$

$$=-\frac{1}{2}p_1(\theta)(\Psi_1(0)-\Psi_2(0))\langle f^*(U_t,0)f_k\rangle-\frac{1}{2}p_2(\theta)(\Psi_1(0)+$$

$$i\Psi_2(0))\langle f^*(U_t,0),f_k\rangle f_k-$$

$$\frac{1}{2}(p_1(\theta)g_{20}+p_2(\theta)\bar{g}_{02})f_k\frac{z^2}{2}-\frac{1}{2}(p_1(\theta)g_{11}+p_2(\theta)\bar{g}_{11})f_kz\bar{z}+\cdots \quad (7.97)$$

再和方程（7.94）比較係數可得

$$H_{20}(\theta)=\begin{cases}0, & k\in N\\ -\frac{1}{2}(p_1(\theta)g_{20}+p_2(\theta)\bar{g}_{02}), & k=0\end{cases} \quad (7.98)$$

和

$$H_{11}(\theta)=\begin{cases}0, & k\in N\\ -\frac{1}{2}(p_1(\theta)g_{11}+p_2(\theta)\bar{g}_{11}), & k=0\end{cases} \quad (7.99)$$

由式（7.95）和（7.98）可得

$$\dot{W}_{20}(\theta)=2i\omega^*\tau^*W_{20}(\theta)+\frac{1}{2}[p_1(\theta)g_{20}+p_2(\theta)\bar{g}_{02}]f_k \quad (7.100)$$

注意到 $p_1(\theta)=p_1(0)e^{i\omega^*\tau^*}$，可得

$$W_{20}(\theta)=\frac{1}{2}\left[\frac{ig_{20}}{\omega^*\tau^*}p_1(\theta)+\frac{i\bar{g}_{02}}{3\omega^*\tau^*}p_2(\theta)\right]f_k+E_1e^{2i\omega^*\tau^*\theta} \quad (7.101)$$

其中 $E_1=(E_1^{(1)},E_1^{(2)},E_1^{(3)},E_1^{(4)})\in R^4$ 是一個常數向量。

類似地，由式（7.95）和（7.99）可得

$$W_{11}(\theta)=\frac{1}{2}\left[-\frac{ig_{11}}{\omega^*\tau^*}p_1(\theta)+\frac{i\bar{g}_{11}}{\omega^*\tau^*}p_2(\theta)\right]f_k+E_2 \quad (7.102)$$

其中 $E_2=(E_2^{(1)},E_2^{(2)},E_2^{(3)},E_2^{(4)})\in R^4$ 是一個常數向量。

最後，再具體求解 E_1 和 E_2。由 A_{τ^*} 的定義和式（7.98）可得

$$H_{20}(0)=2i\omega^*\tau^*W_{20}(0)-\tau^*DW_{20}(0)-L(\tau^*)W_{20}(\theta)$$

$$H_{11}(0)=-\tau^*DW_{11}(0)-L(\tau^*)W_{11}(\theta) \quad (7.103)$$

其中

$$H_{20}(\theta)=\begin{cases}\frac{\tau^*}{4}(C_{11},C_{21},C_{31},C_{41})^T\cos^2kx, & k\in N\\ \frac{\tau^*}{4}(C_{11},C_{21},C_{31},C_{41})^{\mathrm{T}}-\frac{1}{2}(p_1(0)g_{20}+p_2(0)\bar{g}_{02})f_0, & k=0\end{cases}$$

(7.104)

和

$$H_{11}(\theta)=\begin{cases}\dfrac{\tau^*}{4}(C_{12}, C_{22}, C_{32}, C_{42})^{\mathrm{T}}\cos^2 kx, & k\in N\\ \dfrac{\tau^*}{4}(C_{12}, C_{22}, C_{32}, C_{42})^{\mathrm{T}}-\dfrac{1}{2}(p_1(0)g_{11}+p_2(0)\bar{g}_{11})f_0, & k=0\end{cases} \tag{7.105}$$

聯合方程（7.101）和（7.103）可求得

$$\begin{aligned}&2i\omega^*\tau^*\left[\frac{1}{2}\left(\frac{ig_{20}}{\omega^*\tau^*}p_1(0)+\frac{i\bar{g}_{02}}{3\omega^*\tau^*}p_2(0)\right)f_0+E_1\right]-\\&\tau^*\frac{\partial^2}{\partial x^2}\left[\frac{1}{2}\left(\frac{ig_{20}}{\omega^*\tau^*}p_1(0)+\frac{i\bar{g}_{02}}{3\omega^*\tau^*}p_2(0)\right)f_0+E_1\right]-\\&L(\tau^*)\left[\frac{1}{2}\left(\frac{ig_{20}}{\omega^*\tau^*}p_1(\theta)+\frac{i\bar{g}_{02}}{3\omega^*\tau^*}p_2(\theta)\right)f_0+E_1e^{2i\omega^*\tau^*\theta}\right]\\&=\frac{\tau^*}{4}(C_{11}, C_{21}, C_{31}, C_{41})^T-\frac{1}{2}(p_1(0)g_{20}+p_2(0)\bar{g}_{02})f_0\end{aligned} \tag{7.106}$$

注意到

$$\tau^*D\frac{\partial^2}{\partial x^2}(p_1(0)f_0)+L(\tau^*)p_1(\theta)f_0=i\omega^*\tau^*p_1(0)f_0 \tag{7.107}$$

$$\tau^*D\frac{\partial^2}{\partial x^2}(p_2(0)f_0)+L(\tau^*)p_2(\theta)f_0=-i\omega^*\tau^*p_2(0)f_0 \tag{7.108}$$

則對 $k\in N_0$，結合以上表達式，可計算得

$$E_1=\frac{1}{4}\begin{pmatrix}2i\omega^*+D_1k^2+T & \beta S^*-\upsilon & -\alpha & \eta S^*e^{-2i\omega^*\tau^*}\\ -\beta I^* & 2i\omega^*+D_2k^2 & 0 & 0\\ -\eta M^* & 0 & 2i\omega^*+D_3k^2+\mu+\alpha & -\eta S^*e^{-2i\omega^*\tau^*}\\ 0 & -\xi e^{2i\omega^*\tau^*} & 0 & 2i\omega^*+D_4k^2+\gamma\end{pmatrix}$$

$$\times\begin{pmatrix}C_{11}\\C_{21}\\C_{31}\\C_{41}\end{pmatrix}\cos^2 kx \tag{7.109}$$

$$E_2 = \frac{1}{4}\begin{pmatrix} D_1k^2 + T & \beta S^* - \upsilon & -\alpha & \eta S^* \\ -\beta I^* & D_2k^2 & 0 & 0 \\ -\eta M^* & 0 & D_3k^2 + \mu + \alpha & -\eta S^* \\ 0 & -\xi & 0 & D_4k^2 + \gamma \end{pmatrix}^{-1} \begin{pmatrix} C_{21} \\ C_{22} \\ C_{32} \\ C_{42} \end{pmatrix} \cos^2 kx$$

(7.110)

最後，由以上所有結論，可得出確定 Hopf 性質的參數值如下：

$$c_1(0) = \frac{i}{2\omega^* \tau^*}(g_{11}g_{20} - 2|g_{11}|^2 - \frac{|g_{02}|^2}{3}) + \frac{g_{21}}{2} \quad (7.111)$$

$$\mu_2 = -\frac{\mathrm{Re}\{c_1(0)\}}{\mathrm{Re}\{\lambda'(\tau^*)\}} \quad (7.112)$$

$$\beta_2 = 2\mathrm{Re}\{c_1(0)\} \quad (7.113)$$

$$T_2 = -\frac{Im\{c_1(0)\} + \mu_2 Im\{\lambda'(\tau^*)\}}{\omega^* \tau^*} \quad (7.114)$$

綜上所述，對於系統的 Hopf 分支的性質，有如下定理：

定理 7.14 當 $\mu_2>0$，Hopf 分支是超臨界的，當 $\mu_2<0$，Hopf 分支是次臨界的；當 $\beta_2>0$ 時，分支週期解是穩定的，當 $\beta_2<0$ 時，分支週期解是不穩定的；當 $T_2>0$ 時，分支週期解的週期是增加的，當 $T_2<0$ 時，分支週期解的週期是減小的。

7.3.4 數值模擬

本節採用蘇格蘭小兒肺炎的數據進行數值模擬。小兒肺炎是嬰幼兒時期的常見疾病，是嬰幼兒死亡的常見原因。肺炎是由病原體感染或吸入羊水及油類和過敏反應等所引起的肺部炎症，主要臨床表現為發熱、咳嗽、呼吸急促、呼吸困難以及肺部啰音等。由文獻可得系統的參數如下：$N=150,000$，$\Lambda=5$，$\phi=0.05$，$\eta=0.02$，$u_1=0.002$，$\mu=0.000,5$，$\alpha=0.001$，$\beta=0.000,05$，$\upsilon=0.002$。另外，初始條件設為

$I(x, 0)=1,000\exp(-x)$，$S(x, 0)=9,000exp(-x)$，$A(x, 0)=4,000\exp(-x)$ 和 $M(x, 0)=1,000\times exp(-x)$。

首先，令 $\tau_1=\tau_2=0$，可計算出 $R_0=0.512,1<1$，由圖 7.8 所示，疾病迅速滅絕，不會流行開來。接下來再令 $\beta=0.005$，此時 $R_0=4.761,9$，則無病平衡點不存在，傳染病會傳播開來，如圖 7.9 所示。

為了驗證時滯起到的重要作用，再令 $\tau_2=0$，此刻將所有參數代入表達式

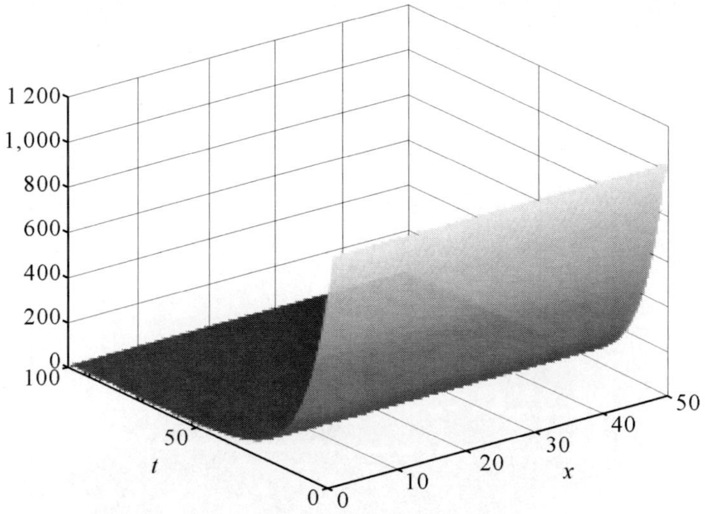

圖 7.8　$\tau_1=\tau_2=0$，$R_0<1$ 時，I^* 隨時間變化的趨勢圖

註：$\tau_1=\tau_2=0$，當 $R_0<1$ 時，隨時間變化 I^* 的變化趨勢。

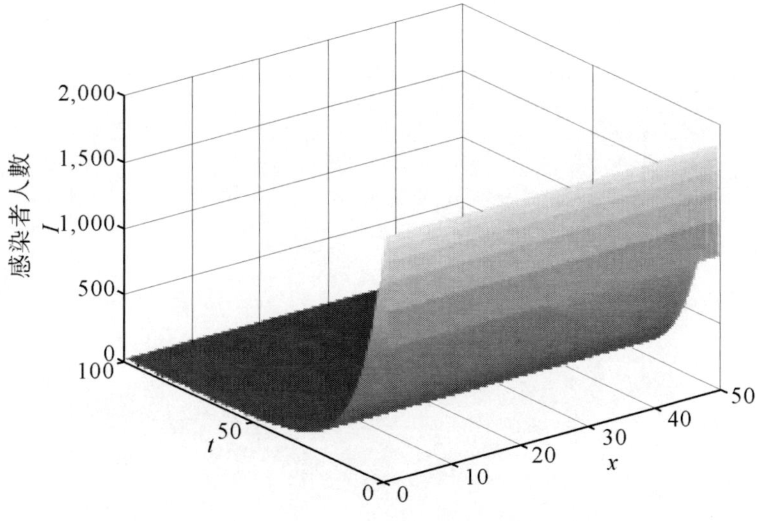

圖 7.9　$\tau_1=\tau_2=0$，$R_0>1$ 時，I^* 隨時間變化的趨勢圖

註：$\tau_1=\tau_2=0$，當 $R_0>1$ 時，隨時間變化 I^* 的變化趨勢。

(7.66) 可計算求出 τ_1 的關鍵閾值為 13.5。如圖 7.10 和圖 7.11 所示，當取值 $\tau_1=10$ 時，模型趨於穩定；而當取值 $\tau_1=30$ 時，模型不穩定，出現震盪現象。同理，計算出 τ_2 的關鍵閾值為 12.1。如圖 7.12 和圖 7.13 所示，當取值 $\tau_2=10$

時，模型趨於穩定；而當取值 $\tau_2=30$ 時，模型不穩定，出現震盪現象。說明對傳染病進行模擬和預測時，在時滯變大的情況下，對未來的預測會變得更加困難。

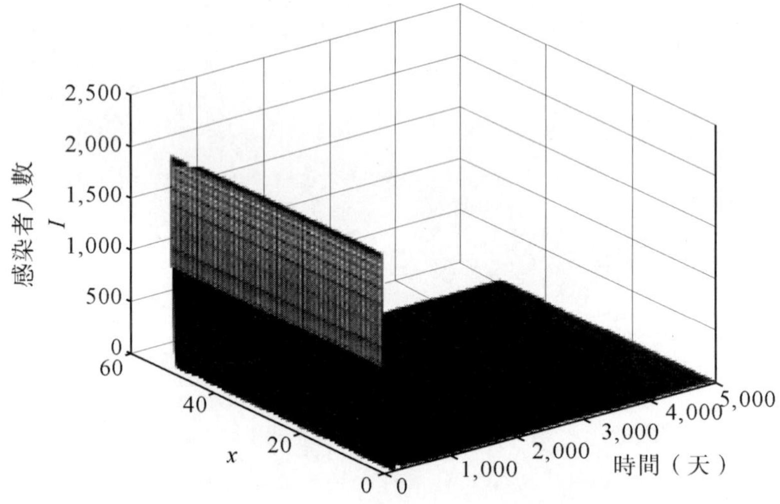

（a）感染者人數隨時間變化的趨勢圖

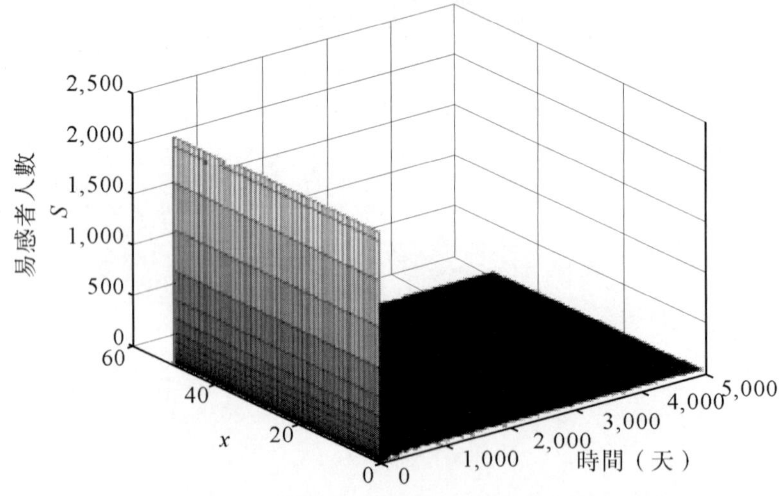

（b）易感者人數隨時間變化的趨勢圖

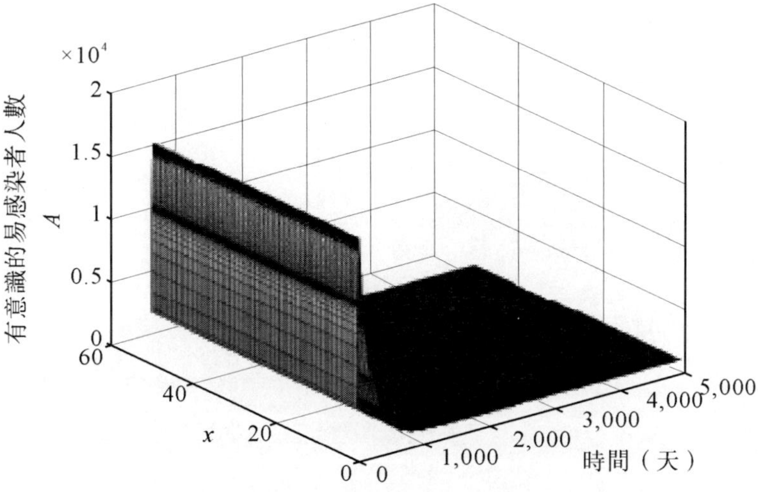

（c）有意識的易感者人數隨時間變化的趨勢圖

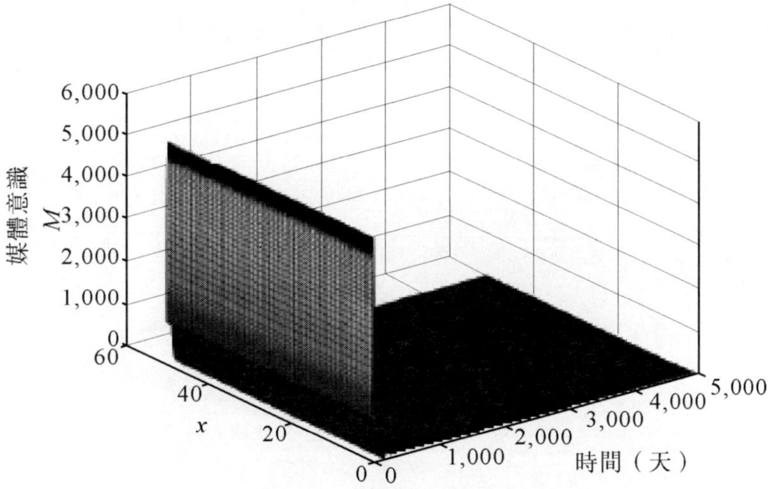

（d）媒體意識的隨時間變化的趨勢圖

圖 7.10

註：當 $\tau_2=0$，$\tau_1=10$ 時，隨著時間變化

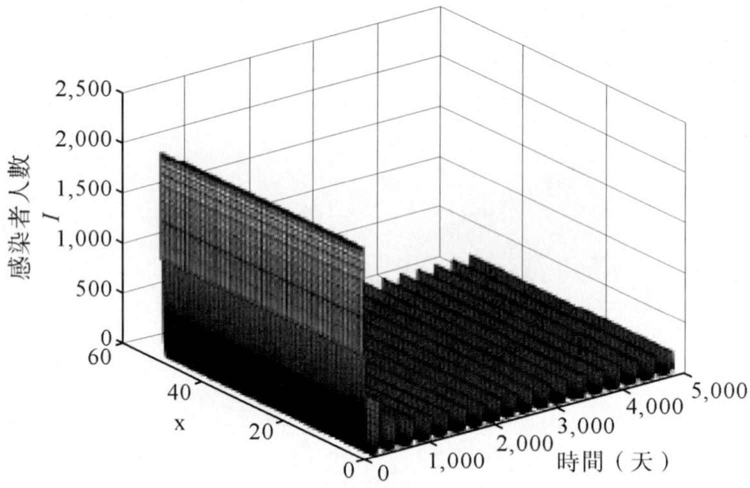

（a）感染者人數隨時間變化的趨勢圖

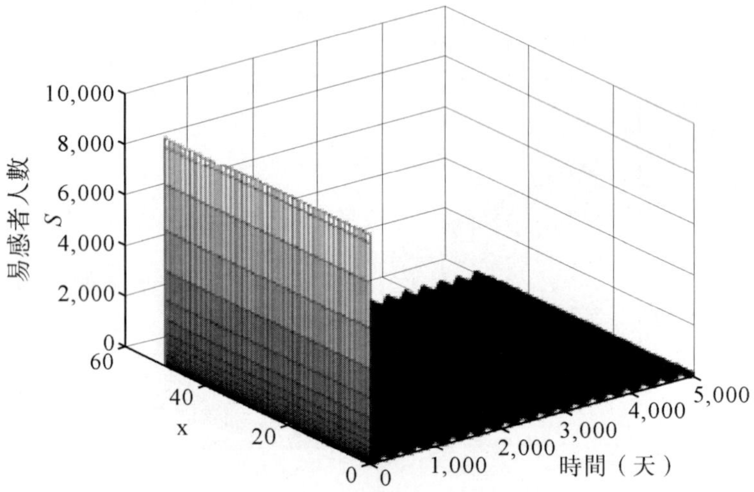

（b）易感者人數隨時間變化的趨勢圖

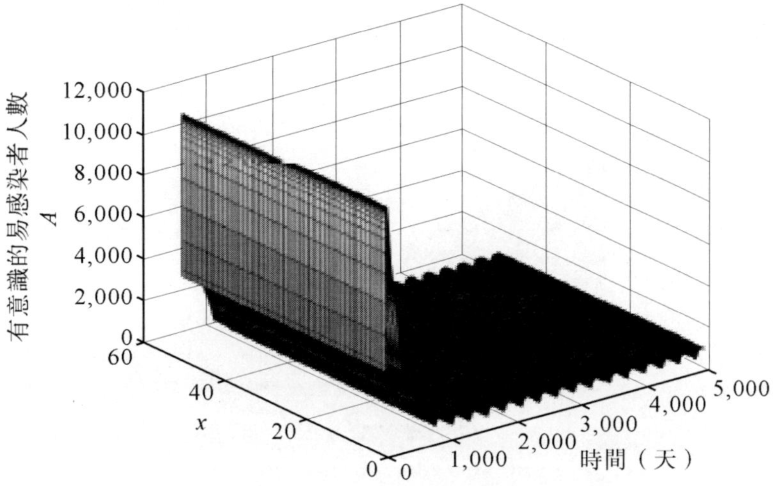

（c）有意識的易感者人數隨時間變化的趨勢圖

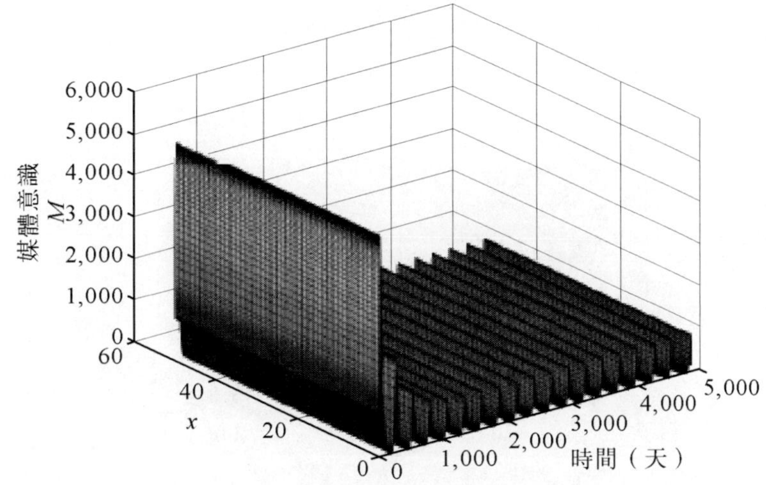

（d）媒體意識隨時間變化的趨勢圖

圖 7.11

註：當 $\tau_2=0$，$\tau_1=30$ 時，隨著時間變化

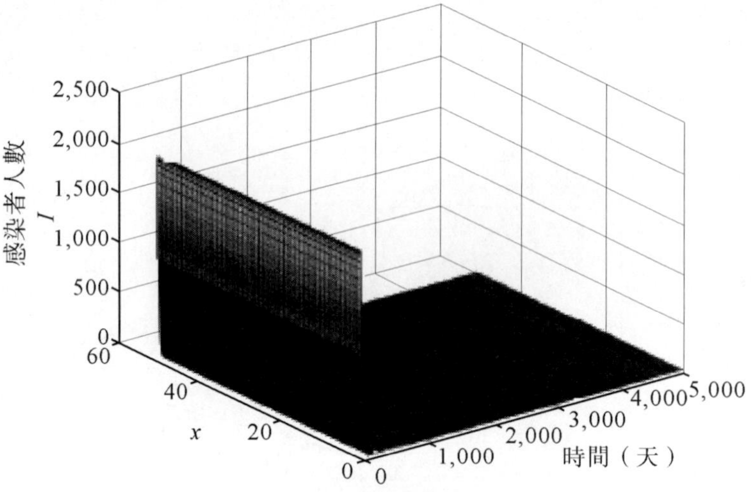

（a）感染者人數隨時間變化的趨勢圖

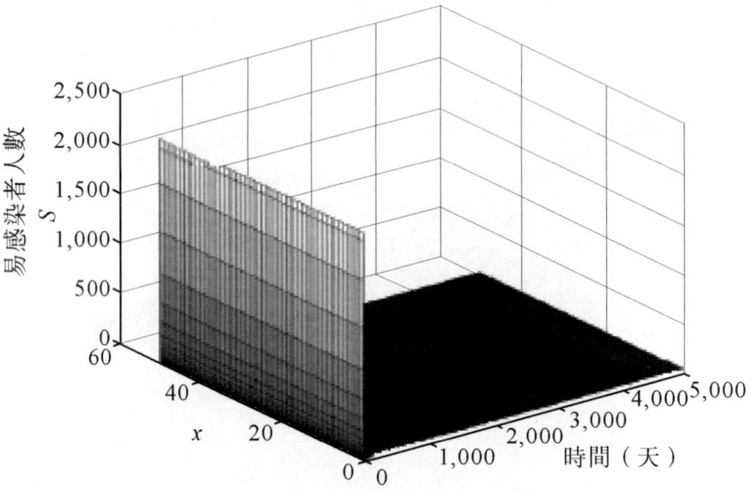

（b）易感者人數隨時間變化的趨勢圖

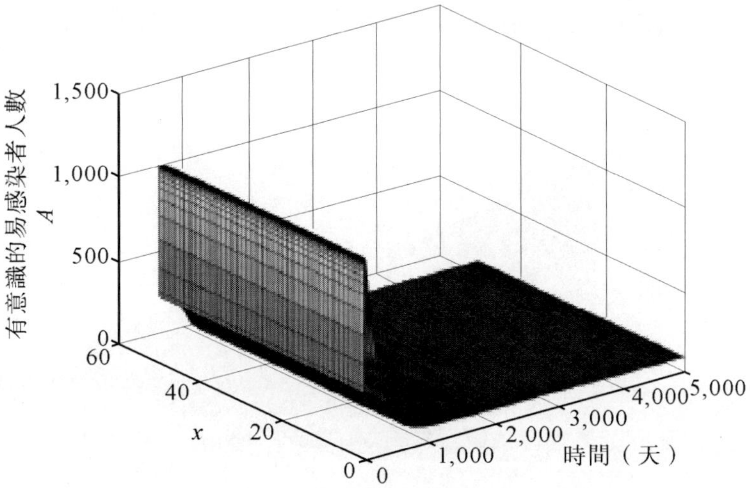

（c）有意識的易感者人數隨時間變化的趨勢圖

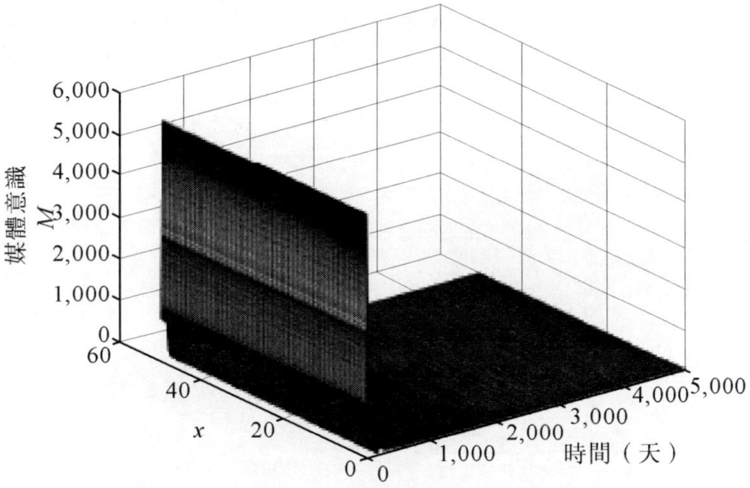

（d）媒體意識隨時間變化的趨勢圖

圖 7.12

註：當 $\tau_1=0$，$\tau_2=10$ 時，隨著時間變化

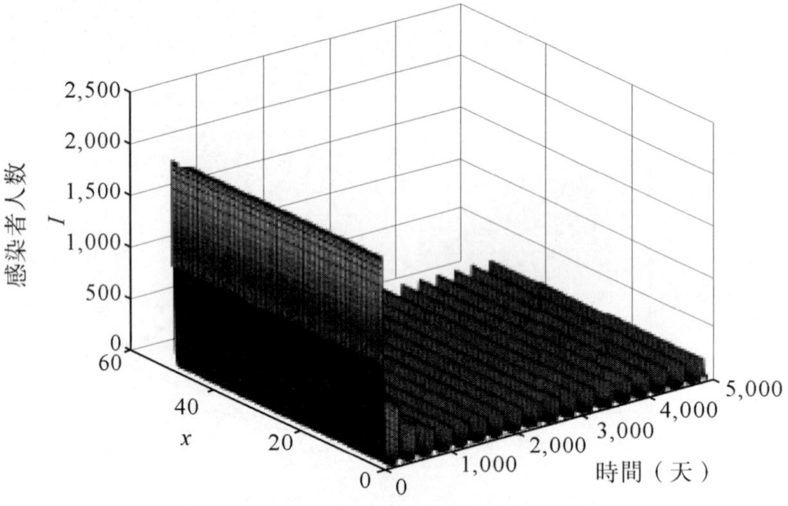

（a）感染者人數隨時間變化的趨勢圖

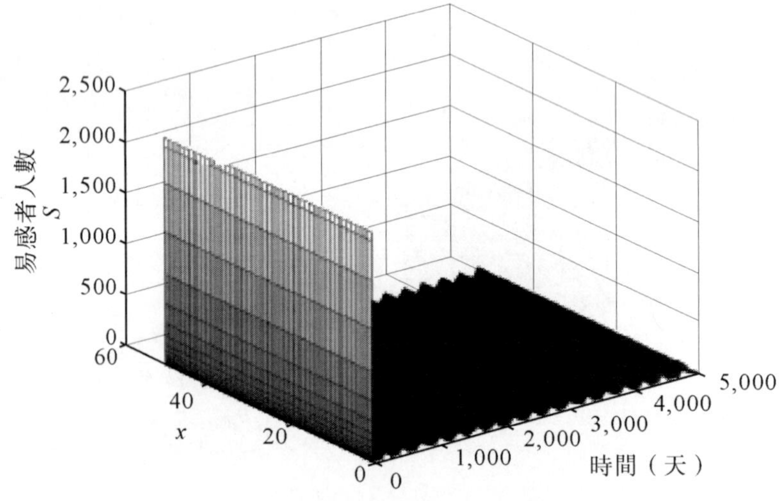

（b）易感者人數隨時間變化的趨勢圖

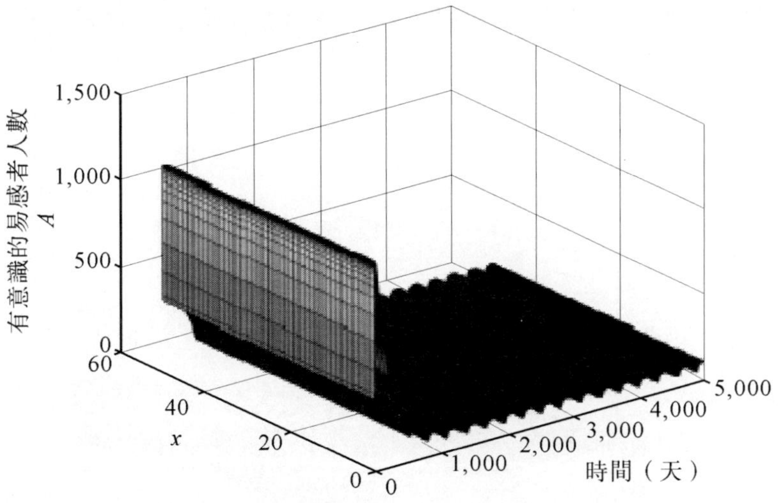

（c）有意識的易感者人數隨時間變化的趨勢圖

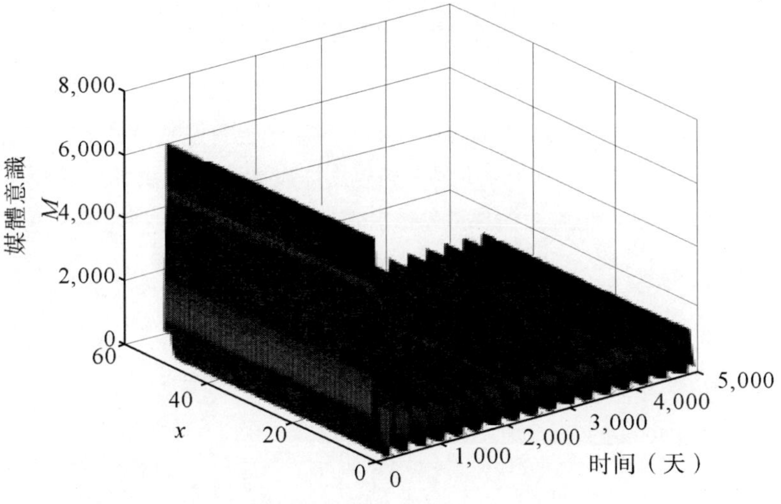

（d）媒體意識隨時間變化的趨勢圖

圖 7.13

註：當 $\tau_1=0$，$\tau_2=30$ 時，隨著時間變化

接下來驗證媒體效應在傳染病預防中的作用。圖 7.14 所示為模型缺乏媒體效應時隨著時間變化 I^* 的變化趨勢。與圖 7.9 相比，可以明顯看出被感染者人數遠遠高於有媒體效應時的人數。這說明雖然媒體效應的引入不能徹底滅絕該傳染病，但會在流行過程中起到很好的控制作用，因此政府不能停止或者減少媒體的

報導和宣傳，必須對該種傳染病的相關防治方法進行持續宣傳，才能使更多的易感者接收到有用的防控信息，有效降低感染者人數，控制傳染病的流行。

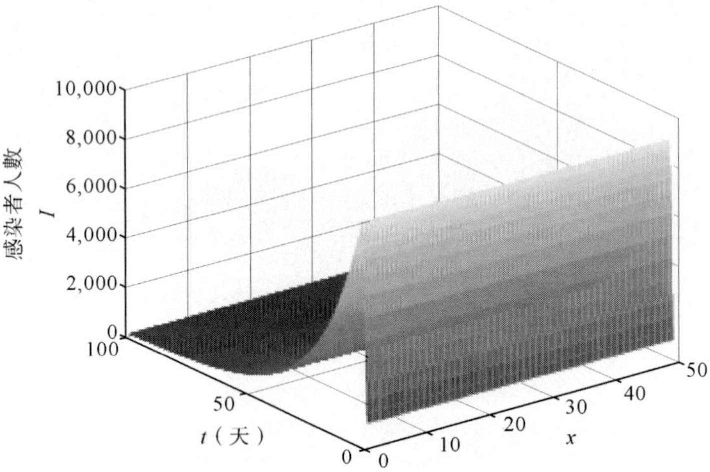

圖 7.14　感染者人數隨時間變化的趨勢

註：當 $R_0>1$ 時，模型沒有媒體宣傳時，隨著時間變化 I^* 的變化趨勢

當 $R_0>1$ 時，在圖 7.15 中針對不同的擴散系數進行了數值模擬，分別設 $D_i=0.02$，$D_i=0.05$ 和 $D_i=0.1$。和圖 7.9 相比可以看出擴散系數的改變對模型的斂散性沒有影響，但較大的擴散系數會減少感染者人數並加速產生地方病平衡點的時間。

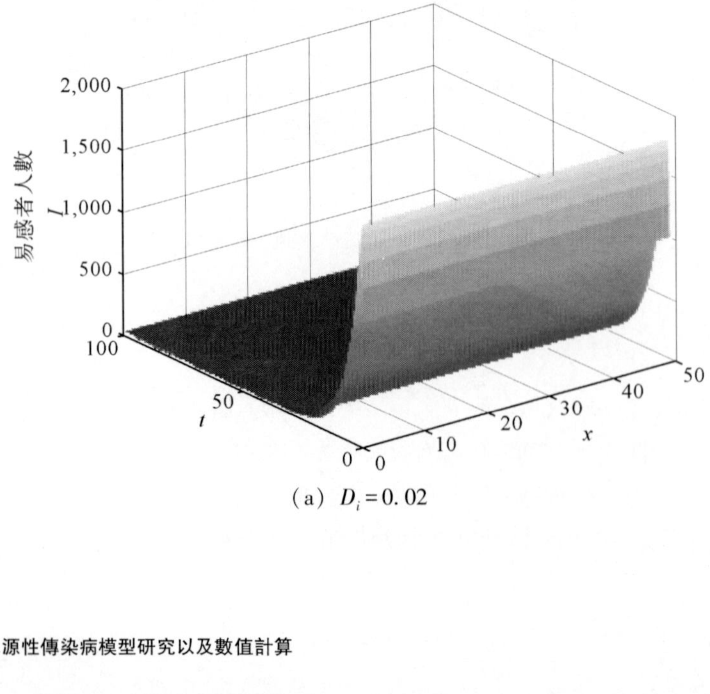

(a) $D_i=0.02$

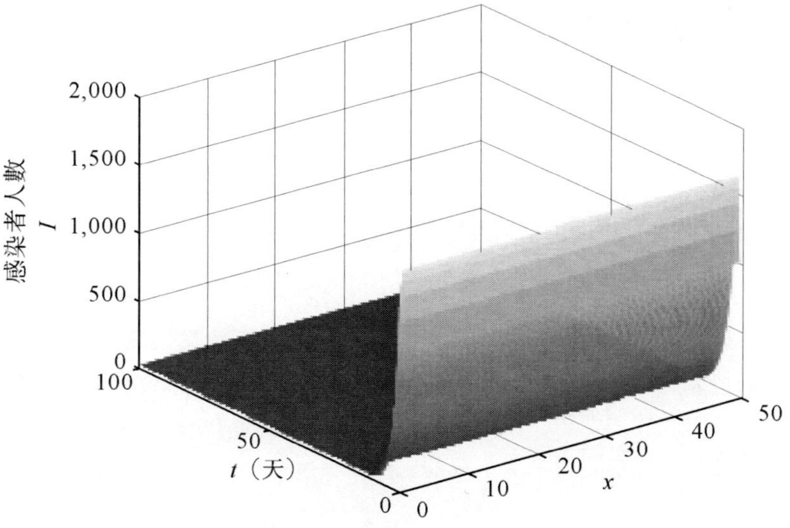

（b）$D_i=0.05$

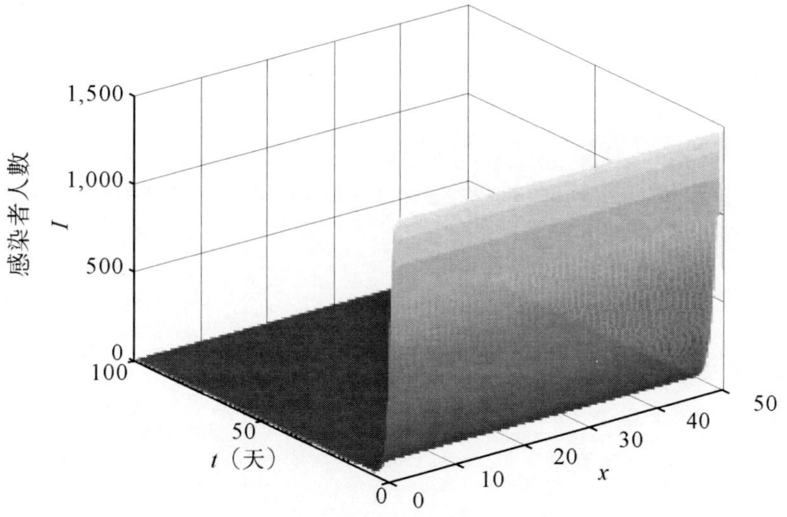

（c）$D_i=0.1$

圖 7.15　感染者人數隨時間變化的趨勢圖

註：當 $R_0>1$ 時，取不同的擴散系數時隨著時間變化 I^* 的變化趨勢

8 最優控制

對傳染病建模、分析和數值模型的最終目標就是尋找到最佳的控制措施，對通常的傳染病接種疫苗和對感染者口服或者注射抗生素都是經濟有效的控制措施。對於水源性傳染病，注意到其重要的傳播方式之一——依靠不潔水源傳播，故必須同時考慮到對不潔水源的處理。

8.1 添加控制的模型

8.1.1 Codeco 模型無病平衡點

首先在 Codeco 的模型中增加三個控制因素：疫苗接種、使用抗生素和水源處理。假設新生兒都已經接種疫苗，易感染人群在總人口中佔有一定比例 P。模型方程如下：

$$\frac{dS}{dt} = PnH - nS - \frac{\alpha BS}{K + B} - vS \tag{8.1}$$

$$\frac{dI}{dt} = \frac{\alpha BS}{K + B} - (r + u)I \tag{8.2}$$

$$\frac{dR}{dt} = (1 - P)nH + (r - n - u)I - nR + vS \tag{8.3}$$

$$\frac{dB}{dt} = eI - (m + \omega)B \tag{8.4}$$

其中 $m = mb - nb$。v 為疫苗接種控制率，u 為使用抗生素控制率，ω 為水源處理控制率。所有的參數都為正數。

模型（8.1）~（8.4）有唯一無病平衡點

$$X_0 = \left(\frac{PnH}{n + v},\ \frac{H(n + v - Pn)}{n + v},\ 0\right)^{T} \tag{8.5}$$

再令 $\bar{r} = r + u$，$\bar{m} = m + \omega$。模型（8.1）~（8.4）在無病平衡點的 Jacobian 矩陣為

$$\begin{pmatrix} -\frac{\alpha BS}{K+B}-n-v & 0 & 0 & -\frac{\alpha SK}{(K+B)^2} \\ \frac{\alpha B}{K+B} & -\bar{r} & 0 & \frac{\alpha SK}{(K+B)^2} \\ v & r+u-n & -n & 0 \\ 0 & e & 0 & -\bar{m} \end{pmatrix} \tag{8.6}$$

將 DFE 代入上述矩陣，可得

$$J_B = \begin{pmatrix} -n-v & 0 & 0 & -\frac{\alpha PnK}{K(n+v)} \\ 0 & -\bar{r} & 0 & \frac{\alpha PnK}{K(n+v)} \\ v & r+u-n & -n & 0 \\ 0 & e & 0 & -\bar{m} \end{pmatrix} \tag{8.7}$$

J_B 的特徵多項式為

$$\mathrm{Det}(\lambda I - J_B) = (\lambda + n + v)(\lambda + n)\left[(\lambda + \bar{r})(\lambda + \bar{m}) - \frac{aPnHe}{K(n+v)}\right]$$

當特徵多項式所有的根都有負實部時該模型在 DFE 是局部穩定的。很明顯 $\lambda = -n-v$ 和 $\lambda = -n$ 為兩個負根。對中括號裡面的式子化簡為

$$\lambda^2 + \lambda(\bar{r} + \bar{m}) + \left[\bar{r}\bar{m} - \frac{aPnHe}{K(n+v)}\right] = 0$$

由 Routh-Hurwitz 準則，DFE 穩定的充分必要條件為

$$\bar{r}\bar{m} - \frac{aPnHe}{K(n+v)} > 0$$

意味著

$$H < \frac{\bar{r}\bar{m}K(n+v)}{aPne} \tag{8.8}$$

由不等式（8.8）可求出對於總人口的關鍵閾值為

$$S_c = \frac{\bar{r}\bar{m}K(n+v)}{aPne} \tag{8.9}$$

當 H 低於 S_c 時，DFE 穩定且沒有地方病發生；相反，若 H 大於 S_c 時，DFE 變得不穩定且會導致傳染病流行開來。由此還可計算出基本再生數為

$$R_0 = \frac{N}{S_c} = \frac{aPne}{\bar{r}\bar{m}K(n+v)}H \tag{8.10}$$

定理 8.1 當 $R_0 < 1$ 時，模型（8.1）~（8.4）的無病平衡點是局部漸近穩定的；當 $R_0 > 1$ 時，DFE 不穩定。

8.1.2 Codeco 模型地方病平衡點

考慮模型（8.1）~（8.4）的地方病平衡點為

$$X^* = (S^*,\ I^*,\ R^*,\ B^*)^{\mathrm{T}} \tag{8.11}$$

分別滿足以下等式：

$$I^* = \frac{aPnHe - K\bar{r}\bar{m}R_0(n+v)}{\bar{r}e(\alpha+n+v)} \tag{8.12}$$

$$S^* = \frac{\bar{r}I^*(K+B^*)}{\alpha B^*} \tag{8.13}$$

$$R^* = (1-P)H + \frac{I^*(r-n+v) + vS^*}{n} \tag{8.14}$$

$$B^* = \frac{eI^*}{\bar{m}} \tag{8.15}$$

由式（8.9）可以直接算出地方病平衡點 I^* 存在，當且僅當

$$H > \frac{\bar{r}\bar{m}K(n+v)}{aPne}$$

定理 8.2 當 $R_0 < 1$ 時，模型（8.1）~（8.4）的無病平衡點是局部漸近穩定的；當 $R_0 > 1$ 時，DFE 不穩定。

證明：考慮在地方病平衡點的 Jacobian 矩陣（8.7）。令 $T = \dfrac{\alpha B^*}{K+B^*}$，$Q = \dfrac{\alpha S^* K}{(K+B^*)^2}$，$T$，$Q$ 均為正。Jacobian 矩陣如下：

$$\boldsymbol{J}_B^* = \begin{pmatrix} -T-n-v & 0 & 0 & -Q \\ T & -\bar{r} & 0 & Q \\ v & r+u-n & -n & 0 \\ 0 & e & 0 & -\bar{m} \end{pmatrix}$$

$\boldsymbol{J}_B^*$ 的特徵多項式為

$$Det(\lambda I - J_B^*) = (\lambda+n)[(\lambda+n+v+T)(\lambda+\bar{r})(\lambda+\bar{m}) - (\lambda+n+v)Qe]$$

很顯然 $\lambda = -n$ 為一個負根。對中括號裡面的式子化簡為

$$a_0\lambda^3 + a_1\lambda^2 + a_2\lambda + a_3 = 0 \tag{8.16}$$

其中

$$a_0 = 1 \tag{8.17}$$

$$a_1 = \bar{r} + \bar{m} + n + v + T \tag{8.18}$$

$$a_2 = \bar{r}\bar{m} + n\bar{r} + n\bar{m} + v\bar{m} + T\bar{r} + T\bar{m} - Qe \tag{8.19}$$

$$a_3 = (n + v + T)\bar{r}\bar{m} - nQe - vQe \tag{8.20}$$

由 Routh-Hurwitz 準則，DFE 穩定的充分必要條件為

$$a_1 > 0, \quad a_2 > 0, \quad a_3 > 0, \quad a_1 a_2 - a_0 a_3 > 0 \tag{8.21}$$

其中 $a_1 > 0$ 是顯然的，再由式（8.8）~（8.11）易得

$$\bar{r} = \frac{aeS^*}{K\bar{m} + eI^*}, \qquad Q = \frac{aS^* K \bar{m}^2}{(K\bar{m} + eI^*)^2}$$

因此

$$\bar{r}\bar{m} - Qe = \frac{aS^* e^2 \bar{m} I^*}{(K\bar{m} + eI^*)^2} > 0 \tag{8.22}$$

將式（8.22）代入式（8.19）和式（8.20），可得 $a_2 > 0$ 和 $a_3 > 0$。同時，再將 $a_1 a_2 - a_0 a_3$ 寫為下面的形式：

$$\begin{aligned} a_1 a_2 - a_0 a_3 &= \bar{r}^2 (n + v + T) + (n + v)\bar{r}\bar{m} \\ &+ (\bar{r} + \bar{m})(n + v + T)(\bar{r} + 2\bar{m} + T) \\ &+ (\bar{r}^2 \bar{m} - \bar{r}Qe) + (\bar{r}\,\bar{m}^2 - \bar{m}Qe) + (T\bar{r}\bar{m} - TQe) \end{aligned} \tag{8.23}$$

由式（8.22）可證得（8.23）為正，因此 Routh-Hurwitz 準則（8.21）可得證。

接下來用數值模擬來驗證控制（包括強控制和弱控制）的有效性。在此先假設 $P = 0.9$。為了驗證強控制的有效性，先設 $u = 0.5r$，$v = 0.5n$ 以及 $\omega = 0.5m$。在該組參數值的設定下，$R_0 = 0.4$。相反，若令 $u = 0.1r$，$v = 0.1n$ 以及 $\omega = 0.1m$，可得一個強控制模型且 $R_0 = 1.03$。圖 8.1 分別表示有弱控制的霍亂模型、強控制的霍亂模型和無控制的霍亂模型三者的感染者人數的比較。可以清楚地看出強控制模型的曲線迅速趨於 0 即傳染病消失；同時弱控制模型的曲線大大低於無控制的原始模型，這意味著帶有弱控制的模型儘管不能消除傳染病，但能大大減小感染者人數。

圖 8.2 中以 Codeco 模型為例，模擬當時間取得較長時（至 2,000 周），感染者人數的變化。原始的無控制的 Codeco 模型中當霍亂第一次爆發之後，又發生了幾次週期振蕩。而有弱控制的模型自第一次霍亂爆發後，週期振蕩更小些，而最終感染者人數趨於零，說明不會再有更多的傳染病爆發並流行開來。

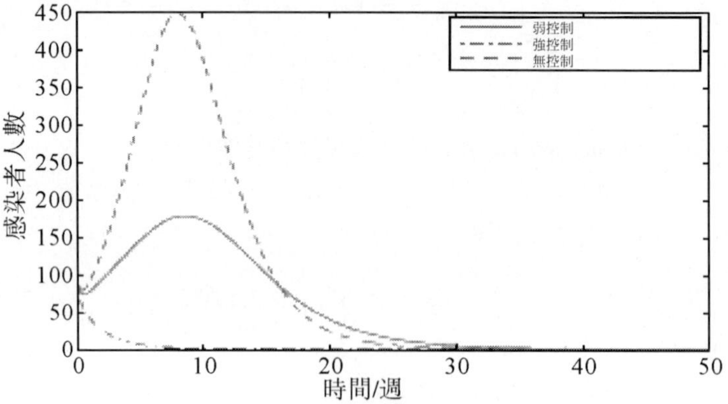

圖 8.1　Codeco 模型中感染者人數隨時間變化的趨勢圖（一）

註：虛線為無控制模型的感染者人數；點線為強控制模型的感染者人數；虛線為弱控制模型的感染者人數

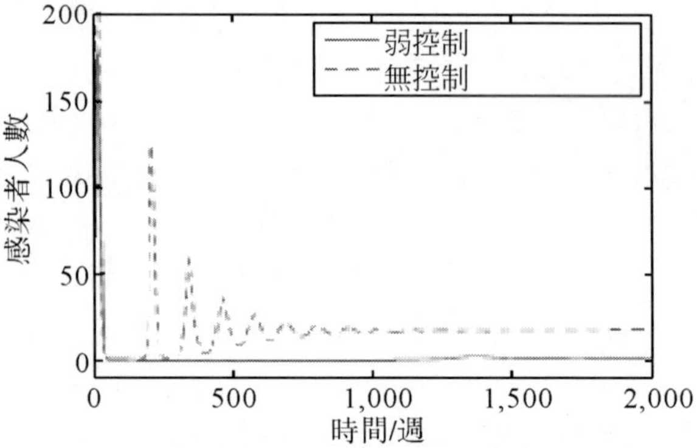

圖 8.2　Codeco 模型中感染者人數隨時間變化的趨勢圖（二）

註：長時間預測中，實線為弱控制模型的感染者人數，虛線為無控制模型的感染者人數

8.2　帶控制的一般模型

在本節調整一般霍亂模型（4.1）~（4.4），增加三個控制因素：疫苗接種、使用抗生素和水源處理。模型如下：

$$\frac{dS}{dt} = bn - Sf(I, B) - bS - vS \tag{8.24}$$

$$\frac{dI}{dt} = Sf(I, B) - (\gamma + b)I - \mu I \tag{8.25}$$

$$\frac{dR}{dt} = \gamma I - bR + vS + \mu I \tag{8.26}$$

$$\frac{dB}{dt} = \bar{h}(I, B) \tag{8.27}$$

其中 $\bar{h}(I, B) = h(I, B) - \omega B$。方程（8.24）~（8.27）有唯一一個正無病平衡點（DFE）：

$$X_0 = \left(\frac{bn}{n + v}, 0, \frac{vn}{b + v}, 0\right)^{\mathrm{T}} \tag{8.28}$$

由第 3 章中介紹的求基本再生數的方法，可求得再生矩陣為

$$FV^{-1} = \frac{1}{\gamma + b + \mu}\begin{bmatrix} -\frac{bN}{b+v}\left[\frac{\partial f}{\partial I}(0, 0) - \frac{\partial f}{\partial B}(0, 0)\left(\frac{\partial \bar{h}}{\partial B}(0, 0)\right)^{-1}\frac{\partial \bar{h}}{\partial I}(0, 0)\right] & \frac{bN}{b+v}(\gamma + b + \mu)\left(\frac{\partial \bar{h}}{\partial B}(0, 0)\right)^{-1}\frac{\partial f}{\partial B}(0, 0)\right] \\ 0 & 0 \end{bmatrix}$$

由此可求出基本再生數為

$$R_0 = \frac{bN}{(\gamma + b + \mu)(b + v)}\left[\frac{\partial f}{\partial I}(0, 0) - \frac{\partial f}{\partial B}(0, 0)\left(\frac{\partial \bar{h}}{\partial B}(0, 0)\right)^{-1}\frac{\partial \bar{h}}{\partial I}(0, 0)\right] \tag{8.29}$$

可以比較出該基本再生數的值小於（4.9）中無控制模型求出的基本再生數的值。

定理 8.3 當 $R_0 < 1$ 時，模型（8.24）~（8.27）的無病平衡點是局部漸近穩定的；當 $R_0 > 1$ 時，無病平衡點不穩定。

當 $R_0 > 1$ 時，意味著控制不足以徹底消除傳染病，傳染病在此刻仍然會流行開來。地方病平衡點如下：

$$X^* = (S^*, I^*, R^*, B^*)^{\mathrm{T}} \tag{8.30}$$

滿足以下等式：

$$I^* = \frac{1}{(\gamma + b + \mu)}\frac{bNf(I^*, B^*)}{b + v + f(I^*, B^*)} \tag{8.31}$$

$$S^* = \frac{bN}{b + v + f(I^*, B^*)} \tag{8.32}$$

$$R^* = \frac{\gamma I^* + \mu I^* + vS^*}{b} \tag{8.33}$$

$$0=\bar{h}(I^*,\ B^*) \tag{8.34}$$

模型（8.24）～（8.27）的 Jacobian 矩陣為

$$J_B=\begin{pmatrix} -b-f(I,\ B)-v & -S\frac{\partial f}{\partial I}(I,\ B) & 0 & -S\frac{\partial f}{\partial B}(I,\ B) \\ f(I,\ B) & S\frac{\partial f}{\partial I}(I,\ B)-(\gamma+b+\mu) & 0 & S\frac{\partial f}{\partial B}(I,\ B) \\ v & r+u & -b & 0 \\ 0 & \frac{\partial \bar{h}}{\partial I}(I,\ B) & 0 & \frac{\partial \bar{h}}{\partial B}(I,\ B) \end{pmatrix} \tag{8.35}$$

為了計算方便，再令

$$F=f(I^*,\ B^*),\ E=\frac{\partial f}{\partial I}(I^*,\ B^*),\ P=\frac{\partial f}{\partial P}(I^*,\ B^*),$$

$$\bar{Q}=\frac{\partial \bar{h}}{\partial B}(I^*,\ B^*),\ \bar{T}=\frac{\partial \bar{h}}{\partial I}(I^*,\ B^*)$$

由第 4 章中的假設（b）和（c），可知 $F\geqslant 0, E\geqslant 0, P\geqslant 0, \bar{T}\geqslant 0$，然而 $\bar{Q}\leqslant 0$。再計算在地方病平衡點的 Jacobian（8.35）矩陣為

$$J_B^* = \begin{pmatrix} -F-b-v & -S^*E & 0 & -S^*P \\ F & S^*E-(\gamma+b+\mu) & 0 & S^*P \\ v & r+u & -b & 0 \\ 0 & \bar{T} & 0 & \bar{Q} \end{pmatrix}$$

特徵多項式為

$$\mathrm{Det}(\lambda I-J_B^*)=(\lambda+b)[(\lambda+b+v+F)(\lambda+\gamma+b+\mu)(\lambda-\bar{Q})-(\lambda+b+v)[(S^*E\lambda-S^*Eb+S^*P\bar{T})]$$

很顯然 $\lambda=-b$ 為一個負根。對中括號裡面的式子化簡為

$$a_0\lambda^3+a_1\lambda^2+a_2\lambda+a_3=0 \tag{8.36}$$

其中：$a_0=1$ (8.37)

$$a_1=-Q+\gamma+2b+\mu+F+v-S^*E \tag{8.38}$$

$$a_2=-\gamma\bar{Q}-2b\bar{Q}-\mu\bar{Q}+b\gamma+b^2+b\mu-F\bar{Q}+F\gamma+Fb+F\mu-v\bar{Q}+\gamma v+bv+\mu v+S^*E\bar{Q}-S^*P\bar{T}-bS^*E-vS^*E \tag{8.39}$$

$$a_3=-b\gamma\bar{Q}-b^2\bar{Q}-b\mu\bar{Q}-F\gamma\bar{Q}-Fb\bar{Q}-F\mu\bar{Q}-v\gamma\bar{Q}-vb\bar{Q}-v\mu\bar{Q}+bS^*E\bar{Q}-bS^*P\bar{T}+vS^*E\bar{Q}-vS^*P\bar{T} \tag{8.40}$$

由 Routh-Hurwitz 準則，地方病平衡點穩定的充分必要條件為

$$a_1 > 0, \quad a_2 > 0, \quad a_3 > 0, \quad a_1 a_2 - a_0 a_3 > 0 \tag{8.41}$$

引理 8.1 在地方病平衡點，有以下兩個不等式成立：

$$b + \gamma + \mu - ES^* \geqslant 0 \tag{8.42}$$

$$-\bar{Q}(b + \gamma + \mu) \geqslant P\bar{T}S^* - E\bar{Q}S^* \tag{8.43}$$

證明：由不等式（8.2.8）和（8.2.9），可得

$$\begin{aligned}
b + \gamma + \mu - ES^* &= (b + \gamma + \mu) - \frac{\partial f}{\partial I}(I^*, B^*)S^* \\
&= \frac{bNf(I^*, B^*)}{[b + v + f(I^*, B^*)]I^*} - \\
&\quad \frac{\partial f}{\partial I}(I^*, B^*)\frac{bN}{b + v + f(I^*, B^*)} \\
&= \frac{bNf(I^*, B^*)}{[b + v + f(I^*, B^*)]I^*}[f(I^*, B^*) \\
&\quad - \frac{\partial f}{\partial I}(I^*, B^*)I^*] \\
&\geqslant 0
\end{aligned} \tag{8.44}$$

以及

$$\begin{aligned}
-\bar{Q}(b + \gamma + \mu) &= -\frac{\partial \bar{h}}{\partial B}(I^*, B^*)(b + \gamma + \mu) \\
&\geqslant \frac{\partial f}{\partial B}(I^*, B^*)\frac{\partial \bar{h}}{\partial I}(I^*, B^*)S^* - \frac{\partial f}{\partial I}(I^*, B^*)\frac{\partial \bar{h}}{\partial B}(I^*, \\
&\quad B^*)S^* \\
&= P\bar{T}S^* - E\bar{Q}S^*
\end{aligned} \tag{8.45}$$

引理 8.2 在地方病平衡點 X^*，（8.41）中的四個不等式都成立。

證明：首先由不等式（8.42），可得

$$\begin{aligned}
a_1 &= \bar{Q} + \gamma + 2b + \mu + F + v - S^*E \\
&= -\frac{\partial \bar{h}}{\partial B}(I^*, B^*) + \gamma + 2b + \mu + f(I^*, B^*) + v - \frac{\partial f}{\partial I}(I^*, B^*)S^* \\
&> (b + \gamma + \mu) - \frac{\partial f}{\partial I}(I^*, B^*)S^* \\
&> 0
\end{aligned} \tag{8.46}$$

接下來再同時利用不等式（8.42）和（8.43）可得

$$\begin{aligned}
a_2 = &-\gamma\bar{Q} - 2b\bar{Q} - \mu\bar{Q} + b\gamma + b^2 + b\mu - F\bar{Q} + F\gamma + Fb + F\mu - v\bar{Q} + \\
&\gamma v + bv + \mu v + S^*E\bar{Q} - S^*P\bar{T} - bS^*E - vS^*E
\end{aligned}$$

$$= (b+v)(b+\gamma+\mu-ES^*) + (-\bar{Q}b-\bar{Q}\gamma-\bar{Q}\mu-S^*P\bar{T}+E\bar{Q}S^*) + (Fb+F\gamma+F\mu-v\bar{Q}-F\bar{Q}-b\bar{Q}) > 0 \tag{8.47}$$

同理可得

$$\begin{aligned} a_3 &= -b\gamma\bar{Q}-b^2\bar{Q}-b\mu\bar{Q}-F\gamma\bar{Q}-Fb\bar{Q}-F\mu\bar{Q}-v\gamma\bar{Q}-vb\bar{Q}-v\mu\bar{Q}+ \\ &\quad bS^*E\bar{Q}-bS^*P\bar{T}+vS^*E\bar{Q}-vS^*P\bar{T} \\ &= (b+v)(-\bar{Q}b-\bar{Q}\gamma-\bar{Q}\mu+E\bar{Q}S^*-P\bar{T}S^*)+ \\ &\quad (-b\mu\bar{Q}-F\gamma\bar{Q}-Fb\bar{Q}-F\mu\bar{Q}) \\ &> 0 \end{aligned} \tag{8.48}$$

最後，注意到 $a_1 > -Q > 0$ 以及

$$\begin{aligned} (-Q)(a_1a_2-a_0a_3) &= (\bar{Q}^2b+\bar{Q}^2\gamma+\bar{Q}^2\mu-E\,\bar{Q}^2S^*+P\bar{T}\bar{Q}S^*)+ \\ &\quad (F\,\bar{Q}^2+\bar{Q}^2b+\bar{Q}^2v+bS^*P\bar{T}+vS^*P\bar{T}) \\ &> 0 \end{aligned} \tag{8.49}$$

由此 $a_1a_2 > a_0a_3$ 可以得證。

定理 8.4 當 $R_0 > 1$ 時，模型（8.24）~（8.27）的地方病平衡點是局部漸近穩定的。

小結

本節粗淺地對傳染病模型結合一些控制措施進行了基本的研究。這些控制措施雖然不能徹底根除傳染病，但能有效降低感染者人數。值得一提的是，從實際的角度出發，使用抗生素並不是治療霍亂的非常有效的方式，反而藥物治療才是目前最為有效和最經濟的控制霍亂的措施之一。

8.3 最優控制的霍亂模型

最優控制理論是現代控制理論的一個核心內容，近年來被較為廣泛地應用到各類傳染病的研究和策略控制中。Sunmi 等人結合最優控制理論研究流感模型，在文中比較了五種控制策略，數值模擬表明同時使用抗生素和及時隔離感染者可以最有效控制流感的傳播。Kar 和 Batabyal 也針對預防接種模型使用最優控制策略來控制易感者數目和有效提高復原率。Okosun 等人分析瘧疾傳染

病模型，利用最優控制理論，得出進行疫苗接種和治療策略的最佳條件，並用 Pontryagin 最大值原理推導出最優控制的必要條件。Tchuenche 等人推導含有疫苗接種的流感模型，利用最優控制理論判斷在何時增減疫苗的攝取能控制最低成本。Devipriya 和 Kalaivani 考慮了一個最優 SIWR 模型（W 是病菌在水源中的濃度），不但可以通過接種將感染者人數降到最低，還能將費用控制到最少。為了最大限度控制傳染病的傳播，將感染者人數控制到最低同時也將總花費控制到最小，本節建立一個同時含有預防接種和藥物治療的最優傳染病控制模型，對模型進行穩定性分析，並使用最優控制理論和 Pontryagin 原理分析最優控制策略，再從經濟角度出發，綜合考慮預防接種和治療的花費，計算成本效益，尋求最優策略使得疾病控制過程中的總成本最省。最後通過數值模擬和敏感性分析，驗證理論結果並尋求對傳染病流行起決定性作用的參數。

8.3.1 最優控制模型

首先在 Mukandavire 等人的模型基礎上，增加預防接種者倉室，建立含有預防接種的最優控制模型。對易感者人群進行疫苗接種後，則有 u_1S 人數進入接種者人群。而已經喪失了疫苗有效性的部分人群仍然留在易感者人群。通過衛生處理水源中的霍亂病菌也可以直接減少 u_3W 部分的霍亂病菌。設總人數 $N=S+I+V+R$，其中 S，I，V 和 R 分別表示易感染者、染病者、接種者和移出者，W 為霍亂病菌濃度。

參數 λ 表示易感者 S 的輸入率，包括出生和遷入，β 表示病菌傳播率，δ 和 μ 分別表示感染者和非感染者不同的死亡率，γ 表示感染者的移出率，κ 為半飽和率，θ 為免疫喪失率，σ 表示疫苗的有效率，當 $\sigma=0$ 為該疫苗完全有效，$\sigma=1$ 意味著疫苗沒有效果。最後採用控制變量 u_1 控制疫苗接種措施的有效性，u_2 來控制疫苗的喪失，u_3 表示通過衛生處理水源中霍亂病菌的喪失率。所有的參數都為正數。

$$\frac{\mathrm{d}S}{\mathrm{d}t}=\Lambda-\frac{\beta WS}{\kappa+W}-(\mu+u_1)S+(1-u_2)\theta V \tag{8.50}$$

$$\frac{\mathrm{d}V}{\mathrm{d}t}=u_1S-\frac{\sigma\beta VW}{\kappa+W}-\mu V-(1-u_2)\theta V \tag{8.51}$$

$$\frac{\mathrm{d}I}{\mathrm{d}t}=\frac{\beta WS}{\kappa+W}+\frac{\sigma\beta VW}{\kappa+W}-(\gamma+\mu+\delta)I \tag{8.52}$$

$$\frac{\mathrm{d}W}{\mathrm{d}t}=\alpha I-\xi W-u_3W \tag{8.53}$$

$$\frac{\mathrm{d}R}{\mathrm{d}t} = \gamma I - \mu R \tag{8.54}$$

ODE 系統（8.50）~（8.54）的解域為

$$\bar{D} = \{(S,\ V,\ I,\ R)\,|\,S \geqslant 0,\ V \geqslant 0,\ I \geqslant 0,\ R \geqslant 0,\ S + V + I + R = N\}$$

基本再生數 R_0 可以求出為

$$R_0 = \frac{\sigma\beta\Lambda[(\mu + (1 - u_2)\theta)] + \alpha\beta\sigma\Lambda u_1}{\mu\kappa(\gamma + \mu + \delta)(\xi + u_3)[\mu + u_1 + (1 - u_2)\theta]} \tag{8.55}$$

8.3.2 無病平衡點

因為 R 為一個獨立方程［在方程組（8.50）~（8.53）中均不含有 R］，為了簡化計算，ODE 模型可以去掉方程（8.54），簡化為四維方程組。該模型的無病平衡點為

$$X_0 = \left(\frac{[\mu + (1 - u_2)\theta]\Lambda}{\mu[\mu + u_1 + (1 - u_2)\theta]},\ \frac{u_1\Lambda}{\mu[\mu + u_1 + (1 - u_2)\theta]},\ 0,\ 0\right)^{\mathrm{T}} \tag{8.56}$$

定理 8.5 當 $R_0 < 1$ 時，模型（8.50）~（8.53）的無病平衡點是局部漸近穩定的。

證明：模型（8.50）~（8.53）在 DFE 處的雅克比矩陣為

$$\boldsymbol{J}_B = \begin{pmatrix} -\mu - u_1 & (1 - u_2)\theta & 0 & -\dfrac{\beta S_0}{\kappa} \\ u_1 & -\mu - (1 - u_2)\theta & 0 & -\dfrac{\sigma\beta V_0}{\kappa} \\ 0 & 0 & -(\gamma + \mu + \delta) & \dfrac{\beta(S_0 + \sigma V_0)}{\kappa} \\ 0 & 0 & \alpha & -\xi - u_3 \end{pmatrix}$$

矩陣 $\boldsymbol{J}_B$ 的特徵多項式為

$$a_4\lambda^4 + a_3\lambda^3 + a_2\lambda^2 + a_1\lambda + a_0 = 0$$

其中：$a_4 = 1$

$a_3 = \xi + \gamma + 3\mu + \delta + u_1 + (1 - u_2)\theta + u_3$

$a_2 = (\gamma + \mu + \delta)(\xi + u_3) + (u_1 + (1 - u_2)\theta)(\xi + \gamma + \mu + \delta + u_3) +$

$(\mu + \mathrm{u}_1)(\xi + \gamma + \mu + \delta + u_3) + \mu(\mu + u_1 + (1 - u_2)\theta) - \dfrac{\beta\alpha}{\kappa}(S_0 + \sigma V_0)$

$a_3 = (\gamma + \mu + \delta)(\xi + u_3)(u_1 + (1 - u_2)\theta) + (\xi + u_3)(\gamma + \mu + \delta)(\mu + u_1) +$

$$\mu(\mu + u_1 + (1 - u_2)\theta)(\gamma + \mu + \delta + u_3 + \xi) -$$
$$\frac{\beta\alpha}{\kappa}(S_0 + \sigma V_0)(\mu + \mathrm{u}_1) - \frac{\beta\alpha}{\kappa}(S_0 + \sigma V_0)(\mu + u_1 + (1 - u_2)\theta)$$

$$a_4 = \mu(\mu + u_1 + (1 - u_2)\theta)(\xi + u_3)(\gamma + \mu + \delta) - (\mu + u_1 + (1 - u_2)\theta)\frac{\beta\alpha}{\kappa}$$

由 Routh-Hurwitz 準則，無病平衡點穩定的充分必要條件為

$$a_3 > 0, a_1 > 0, \quad a_0 > 0, \quad a_1(a_2 a_3 - a_1) > a_0 a_3^2 \tag{8.57}$$

通過簡單計算即可得證。此處計算可參見第 3 章，第 4 章，具體計算略。

接下來再證明無病平衡點的全局穩定性。

定理 8.6 當 $R_0 < 1$ 時，模型（8.50）~（8.53）的無病平衡點是全局漸近穩定的。

證明：設 Lyapunov 方程為 $L(S, I, V, W) = I + \frac{(\gamma + \mu + \delta)}{\alpha}W$。容易驗證 $L(X_0) = 0$。同時可計算得

$$\begin{aligned}
\frac{\mathrm{d}L}{\mathrm{d}t} &= \frac{\beta WS}{\kappa + W} + \frac{\sigma\beta VW}{\kappa + W} + \frac{(\gamma + \mu + \delta)}{\alpha}(\alpha I - \xi W - u_3 W) \\
&\leqslant \frac{\beta WS_0}{\kappa + W} + \frac{\sigma\beta WV_0}{\kappa + W} + \frac{(\gamma + \mu + \delta)(\xi + u_3)}{\alpha}W \\
&\leqslant \frac{\beta WS_0}{\kappa + W} + \frac{\sigma\beta WV_0}{\kappa + W} + \frac{(\gamma + \mu + \delta)(\xi + u_3)}{\alpha}W \\
&= \frac{(\gamma + \mu + \delta)(\xi + u_3)}{\alpha}(R_0 - 1)W
\end{aligned} \tag{8.58}$$

8.3.3 地方病平衡點

ODE 模型（8.50）~（8.53）的地方病平衡點 $X^* = (S^*, V^*, I^*, W^*)$ 可由下面的方程組表示：

$$\Lambda - \frac{\beta W^* S^*}{\kappa + W^*} - (\mu + u_1)S^* + (1 - u_2)\theta V^* = 0 \tag{8.59}$$

$$u_1 S^* - \frac{\sigma\beta V^* W^*}{\kappa + W^*} - \mu V^* - (1 - u_2)\theta V^* = 0 \tag{8.60}$$

$$\frac{\beta W^* S^*}{\kappa + W^*} + \frac{\sigma\beta V^* W^*}{\kappa + W^*} - (\gamma + \mu + \delta)I^* = 0 \tag{8.61}$$

$$\alpha I^* - \xi W^* - u_3 W^* = 0 \tag{8.62}$$

首先由方程（8.62）可計算得到

$$W^* = \frac{\alpha I^*}{\xi + u_3} \tag{8.63}$$

將式（8.63）代入方程（8.61）可求解出：

$$S^* = \frac{(\gamma + \mu + \delta)[\kappa(\xi + u_3) + \alpha I^*] - \sigma\beta\alpha V^*}{\beta\alpha} \tag{8.64}$$

再將式（8.64）代入方程（8.61）可求解出：

$$V^* = \frac{u_1(\gamma + \mu + \delta)[\kappa(\xi + u_3) + \alpha I^*]}{\beta\alpha\left[\frac{\sigma\beta\alpha I^*}{\kappa(\xi + u_3) + \alpha I^*} + \mu + (1 - u_2)\theta + u_1\sigma\right]} \tag{8.65}$$

將 V^* 的表達式代入式（8.64）可求得 S^* 的表達式：

$$S^* = \frac{(\gamma + \mu + \delta)[\kappa(\xi + u_3) + \alpha I^*]\left[\frac{\sigma\beta\alpha I^*}{\kappa(\xi + u_3) + \alpha I^*} + \mu + (1 - u_2)\theta\right]}{\beta\alpha\left[\frac{\sigma\beta\alpha I^*}{\kappa(\xi + u_3) + \alpha I^*} + \mu + (1 - u_2)\theta + u_1\sigma\right]} \tag{8.66}$$

再將 V^* 和 S^* 的表達式代入式（8.50）～（8.53），可得到關於 I^* 的方程為

$$A(I^*)^2 + BI^* + C = 0 \tag{8.67}$$

為了計算簡單，令 $P = \kappa(\xi + u_3)$，$Q = \mu + (1 - u_2)\theta$，且

$$A = -(\gamma + \mu + \delta)\alpha[\alpha\sigma\beta\mu + \alpha\mu(Q + u_1) + Q + u_1\sigma]$$

$$B = \Lambda\beta\alpha^2(Q + u_1\sigma) - (\gamma + \mu + \delta)P[\alpha\sigma\beta\mu + 2\alpha\mu(Q + u_1) + Q + u_1\sigma]$$

$$C = P^2\mu(\gamma + \mu + \delta)(Q + u_1)(R_0 - 1) \tag{8.68}$$

設 I_1 和 I_2 為方程（8.67）的兩個根，則必有 $I_1I_2 = \frac{C}{A}$ 以及 $I_1 + I_2 = -\frac{B}{A}$。顯然 $A < 0$。

（1）當 $R_0 > 1$ 時，$C > 0$，則 $I_1I_2 = \frac{C}{A} < 0$，易知方程（8.67）有且只有一個正實根。

（2）當 $R_0 < 1$ 時，$C < 0$，且容易證得 $B < 0$。此時方程（8.67）無實根。

（3）當 $R_0 = 1$ 時，$C = 0$，則方程（8.67）只有一個非零負根 $-\frac{B}{A}$。

定理 8.7 當 $R_0 > 1$ 時，模型（8.50）～（8.53）存在唯一正實根。

接下來再證明地方病平衡點的局部穩定性。

定理 8.8 當 $R_0 > 1$ 時，模型（8.50）～（8.53）的地方病平衡點是局部

漸近穩定的。

證明：令 $R = \frac{\beta W^*}{\kappa + W^*} + \mu + u_1$，$T = \frac{\sigma\beta W^*}{\kappa + W^*} + \mu + (1 - u_2)\theta$，則方程組（8.50）～（8.53）在地方病平衡點的雅克比矩陣為

$$J_B^* = \begin{pmatrix} -R & -(1-u_2)\theta & 0 & -\frac{\beta\kappa S^*}{(\kappa + W^*)^2} \\ u_1 & -T & 0 & -\frac{\sigma\beta\kappa V^*}{(\kappa + W^*)^2} \\ \frac{\beta W^*}{\kappa + W^*} & \frac{\sigma\beta W^*}{\kappa + W^*} & -(\gamma + \mu + \delta) & \frac{\beta\kappa(S^* + \sigma V^*)}{(\kappa + W^*)^2} \\ 0 & 0 & \alpha & -\xi - u_3 \end{pmatrix}$$

矩陣 J_B^* 的特徵多項式為

$$b_4\lambda^4 + b_3\lambda^3 + b_2\lambda^2 + b_1\lambda + b_0 = 0$$

其中：$b_4 = 1$

$$b_3 = \xi + u_3 + \gamma + \mu + \delta + T + R$$

$$b_2 = \left[(\gamma + \mu + \delta)(\xi + u_3) - \frac{\sigma\beta\kappa V^*}{(\kappa + W^*)^2}\right] + [TR - u_1(1 - u_2)\theta] + (T + R)(\gamma + \mu + \delta + \xi + u_3)$$

$$b_1 = (T + R)\left[(\gamma + \mu + \delta)(\xi + u_3) - \frac{\sigma\beta\kappa V^*}{(\kappa + W^*)^2}\right] + [TR - u_1(1 - u_2)\theta] (\gamma + \mu + \delta + u_3 + \xi) + \frac{\sigma^2\beta^2\alpha\kappa V^* W^*}{(\kappa + W^*)^3} + \frac{\beta^2\alpha\kappa S^* W^*}{(\kappa + W^*)^3}$$

$$b_0 = [TR - u_1(1 - u_2)\theta]\left[(\gamma + \mu + \delta)(\xi + u_3) - \frac{\sigma\beta\kappa V^*}{(\kappa + W^*)^2}\right] + \frac{u_1 R\sigma\beta^2\kappa S^* W^*}{(\kappa + W^*)^3} + \frac{u_1\alpha\sigma\beta^2\kappa S^* W^*}{(\kappa + W^*)^3} + \frac{(1 - u_2)\theta\alpha\sigma\beta^2\kappa V^* W^*}{(\kappa + W^*)^3} + \frac{T\alpha\beta^2\kappa S^* W^*}{(\kappa + W^*)^3}$$

同樣，需要證明一下四個 Routh-Hurwitz 條件被滿足，即

$$b_3 > 0, b_1 > 0, \quad b_0 > 0, \quad b_1(b_2b_3 - b_1) > b_0b_3^2 \qquad (8.69)$$

顯然 $b_3 > 0$。再從方程（8.52）和（8.53）可計算求得 $TR > u_1(1 - u_2)\theta$ 以及 $(\gamma + \mu + \delta)(\xi + u_3) > \frac{\sigma\beta\kappa V^*}{(\kappa + W^*)^2}$，則很容易證得 $b_1 > 0$ 和 $b_0 > 0$。最後，

$b_1(b_2b_3 - b_1) > b_0b_3^2$ 也能通過計算證得。定理 8.8 得證。

最後證明地方病平衡點的全局漸近穩定性。目前大部分文獻都只利用幾何方法證明三階系統的全局穩定性，四階以上系統的證明很困難且很少討論到。本節利用 Gumel 等，Li 和 Muldowney 的方法證明四階系統的全局穩定性。對於任一動力系統 $\dfrac{dx}{dt}=f(x)$，其中 f: $D \to R^n$，$D \in R^n$ 是一個聯通開集。若能求得矩陣 $\boldsymbol{B}=\boldsymbol{Y}_f\boldsymbol{Y}^{-1}+\boldsymbol{YJ}^{[2]}Y^{-1}$，其中 $\boldsymbol{J}^{[2]}$ 是第二加性矩陣[122]。再定義 $\bar{\mu}(B)$ 表示範數的 Lozinskii 測度，由 Li 和 Muldowney 可知 $\bar{\mu}(B)=\lim\limits_{h\to 0^+}\dfrac{|I+hB|-1}{h}$。最後由平衡點 E_0 的不穩定性可知系統（8.50）~（8.53）是一致連續的，且存在一個緊吸引集。因此當 $R_0>1$ 時，系統（8.50）~（8.53）滿足 Li 和 Muldowney 提出的定理 3.1 的假設條件（H1）和（H2），為了證明地方病平衡點的全局漸近穩定性，只需要證明存在一個 $\chi>0$ 使得 $\bar{\mu}(B)\leqslant -\chi$ 即可。

$\boldsymbol{J}_B^*$ 的第二加性矩陣為

$$\boldsymbol{J}^{[2]}=\begin{pmatrix} J_{11} & 0 & -\dfrac{\sigma\beta\kappa V^*}{(\kappa+W^*)^2} & 0 & \dfrac{\beta\kappa S^*}{(\kappa+W^*)^2} & 0 \\ \dfrac{\sigma\beta W^*}{\kappa+W^*} & J_{22} & \dfrac{\beta\kappa(S^*+\sigma V^*)}{(\kappa+W^*)^2} & (1-u_2)\theta & 0 & \dfrac{\beta\kappa S^*}{(\kappa+W^*)^2} \\ 0 & \alpha & J_{33} & 0 & (1-u_2)\theta & 0 \\ -\dfrac{\beta W^*}{\kappa+W^*} & u_1 & 0 & J_{44} & \dfrac{\beta\kappa(S^*+\sigma V^*)}{(\kappa+W^*)^2} & \dfrac{\sigma\beta\kappa V^*}{(\kappa+W^*)^2} \\ 0 & 0 & u_1 & \alpha & J_{55} & 0 \\ 0 & 0 & \dfrac{\beta W^*}{\kappa+W^*} & 0 & \dfrac{\sigma\beta W^*}{\kappa+W^*} & J_{66} \end{pmatrix}$$

其中：$J_{11}=-\dfrac{\beta W^*}{\kappa+W^*}-\dfrac{\sigma\beta W^*}{\kappa+W^*}-2\mu-u_1-(1-u_2)\theta$

$$J_{22}=-\frac{\beta W^*}{\kappa+W^*}-\mu-u_1-(\gamma+\mu+\delta)$$

$$J_{33}=-\frac{\beta W^*}{\kappa+W^*}-\mu-u_1-(\xi+u_3)$$

$$J_{44}=-\frac{\beta W^*}{\kappa+W^*}-\mu-(1-u_2)\theta-(\gamma+\mu+\delta)$$

$$J_{55}=-\frac{\beta W^*}{\kappa+W^*}-\mu-(1-u_2)\theta-(\xi+u_3)$$

$J_{66}=-(\gamma+\mu+\delta)-(\xi+u_3)$

再令

$$
\boldsymbol{Y}=\begin{pmatrix}
\frac{1}{I} & 0 & 0 & 0 & 0 & 0\\
0 & \frac{1}{I} & 0 & 0 & 0 & 0\\
0 & 0 & 0 & \frac{1}{I} & 0 & 0\\
0 & 0 & \frac{1}{W} & 0 & 0 & 0\\
0 & 0 & 0 & 0 & \frac{1}{W} & 0\\
0 & 0 & 0 & 0 & 0 & \frac{1}{W}
\end{pmatrix}
$$

則 $\boldsymbol{B}=\boldsymbol{Y}_f\boldsymbol{Y}^{-1}+\boldsymbol{Y}\boldsymbol{J}^{[2]}\boldsymbol{Y}^{-1}$ 可求得為

$$
\boldsymbol{J}^{[2]}=\begin{pmatrix}
B_{11} & 0 & 0 & -\frac{\sigma\beta\kappa V^* W^*}{(\kappa+W^*)^2 I^*} & \frac{\beta\kappa S^* W^*}{(\kappa+W^*)^2 I^*} & 0\\
\frac{\sigma\beta W^*}{\kappa+W^*} & B_{22} & 0 & \frac{\beta\kappa(S^*+\sigma V^*)W^*}{(\kappa+W^*)^2 I^*} & 0 & \frac{\beta\kappa S^* W^*}{(\kappa+W^*)^2 I^*}\\
-\frac{\beta W^*}{\kappa+W^*} & \alpha & B_{33} & 0 & \frac{\beta\kappa(S^*+\sigma V^*)W^*}{(\kappa+W^*)^2 I^*} & \frac{\sigma\beta\kappa V^* W^*}{(\kappa+W^*)^2 I^*}\\
0 & \frac{\alpha I^*}{W^*} & 0 & B_{44} & (1-u_2)\theta & 0\\
0 & 0 & \frac{\alpha I^*}{W^*} & u_1 & B_{55} & 0\\
0 & 0 & 0 & \frac{\beta W^*}{\kappa+W^*} & \frac{\sigma\beta W^*}{\kappa+W^*} & B_{66}
\end{pmatrix}
$$

其中：$B_{11}=-\frac{\beta W^*}{\kappa+W^*}-\frac{\sigma\beta W^*}{\kappa+W^*}-\frac{\beta S^* W^*}{(\kappa+W^*)I^*}-\frac{\sigma\beta V^* W^*}{(\kappa+W^*)I^*}-2\mu-u_1-(1-u_2)\theta+(\gamma+\mu+\delta)$

$$B_{22}=-\frac{\beta W^*}{\kappa+W^*}-\frac{\beta S^* W^*}{(\kappa+W^*)I^*}-\frac{\sigma\beta V^* W^*}{(\kappa+W^*)I^*}-\mu-u_1$$

$$B_{33}=-\frac{\sigma\beta W^*}{\kappa+W^*}-\frac{\beta S^* W^*}{(\kappa+W^*)I^*}-\frac{\sigma\beta V^* W^*}{(\kappa+W^*)I^*}-\mu-(1-u_2)\theta$$

$$B_{44}=-\frac{\beta W^*}{\kappa+W^*}-\frac{\alpha I^*}{W^*}-\mu-u_1$$

$$B_{55}=-\frac{\sigma\beta W^*}{\kappa+W^*}-\frac{\alpha I^*}{W^*}-\mu-(1-u_2)\theta$$

$$B_{66}=-\frac{\alpha I^*}{W^*}-(\gamma+\mu+\delta)$$

再定義 Z 為 R^6 上的模，且 $Z=(z_1, z_2, z_3, z_4, z_5, z_6)^T$，

$\bar{\mu}(B)=\inf\{c: D_+\|z\| \leqslant c\|z\|\}$。令

$$\|z\| = \max\{U_1, U_2\} \tag{8.70}$$

$U_1(z_1, z_2, z_3)=$

$$\begin{cases}\max\{|z_1|, |z_2|+|z_3|\}, & 若 \operatorname{sgn}(z_1)=\operatorname{sgn}(z_2)=\operatorname{sgn}(z_3)\\ \max\{|z_2|, |z_1|+|z_3|\}, & 若 \operatorname{sgn}(z_1)=\operatorname{sgn}(z_2)=-\operatorname{sgn}(z_3)\\ \max\{|z_1|, |z_2|, |z_3|\}, & 若 \operatorname{sgn}(z_1)=-\operatorname{sgn}(z_2)=\operatorname{sgn}(z_3)\\ \max\{|z_1|+|z_3|, |z_2|+|z_3|\}, & 若 -\operatorname{sgn}(z_1)=\operatorname{sgn}(z_2)=\operatorname{sgn}(z_3)\end{cases}$$

以及

$U_2(z_1, z_2, z_3)=$

$$\begin{cases}|z_4|+|z_5|+|z_6|, & 若 \operatorname{sgn}(z_4)=\operatorname{sgn}(z_5)=\operatorname{sgn}(z_6)\\ \max\{|z_4|+|z_5|, |z_4|+|z_6|\}, & 若 \operatorname{sgn}(z_4)=\operatorname{sgn}(z_5)=-\operatorname{sgn}(z_6)\\ \max\{|z_5|, |z_4|+|z_6|\}, & 若 \operatorname{sgn}(z_4)=-\operatorname{sgn}(z_5)=\operatorname{sgn}(z_6)\\ \max\{|z_4|+|z_6|, |z_5|+|z_6|\}, & 若 -\operatorname{sgn}(z_4)=\operatorname{sgn}(z_5)=\operatorname{sgn}(z_6)\end{cases}$$

此處應分為 16 種情況分別進行討論，本節在此只討論其中 4 種，其餘 12 種情況可以按照這樣類似的情況分別討論求出。

(1) 當 $U_1>U_2, z_1, z_2, z_3>0$，則 $\|Z\|=\max\{|z_1|, |z_2|+|z_3|\}$。

1.1 當 $|z_1|>|z_2|+|z_3|$ 時，$\|Z\|=|z_1|=z_1$ 以及 $U_2<|z_1|$，再根據 $|z_5|<U_2<|z_1|$，有

$$D_+\|Z\|=z_1'$$

$$\leqslant\Big(-\frac{\beta W^*}{\kappa+W^*}-\frac{\sigma\beta W^*}{\kappa+W^*}-\frac{\beta S^*W^*}{(\kappa+W^*)I^*}-\frac{\sigma\beta V^*W^*}{(\kappa+W^*)I^*}-2\mu-u_1-(1-u_2)\theta+(\gamma+\mu+\delta)\Big)|z_1|-\frac{\sigma\beta\kappa V^*W^*}{(\kappa+W^*)^2I^*}|z_4|+\frac{\beta\kappa S^*W^*}{(\kappa+W^*)^2I^*}|z_5|$$

$$\leqslant\Big(-\frac{\beta W^*}{\kappa+W^*}-\frac{\sigma\beta W^*}{\kappa+W^*}-\frac{\beta S^*W^*}{(\kappa+W^*)^2I^*}-\frac{\sigma\beta V^*W^*}{(\kappa+W^*)I^*}-2\mu-u_1-(1-u_2)\theta+(\gamma+\mu+\delta)\Big)\|Z\| \tag{8.71}$$

式（8.71）也同樣適合於當 $U_1 > U_2$，$|z_1| < |z_2| + |z_3|$ 時，z_1，z_2，$z_3 > 0$ 的情況。

1.2 當 $|z_1| < |z_2| + |z_3|$ 時，$\|Z\| = |z_2| + |z_3| = z_2 + z_2$ 以及 $U_2 < |z_2| + |z_3|$，$|z_4 + z_5 + z_6| < U_2 < |z_2| + |z_3|$，有

$$
\begin{aligned}
D_+ \|Z\| &= z_2' + z_3' \\
&\leqslant \frac{\sigma\beta W^*}{\kappa + W^*} z_1 + \left(-\frac{\beta W^*}{\kappa + W^*} - \frac{\beta S^* W^*}{(\kappa + W^*) I^*} - \frac{\sigma\beta V^* W^*}{(\kappa + W^*) I^*} - \mu\right) z_2 + \\
&\quad \left(-\frac{\beta W^*}{\kappa + W^*} - \frac{\beta S^* W^*}{(\kappa + W^*) I^*} - \frac{\sigma\beta V^* W^*}{(\kappa + W^*) I^*} - \mu\right) z_3 + \\
&\quad \frac{\beta\kappa(S^* + \sigma V^*) W^*}{(\kappa + W^*)^2 I^*} (z_4 + z_5 + z_6) \\
&\leqslant \left(-\frac{\beta S^* W^*}{(\kappa + W^*) I^*} - \frac{\sigma\beta V^* W^*}{(\kappa + W^*) I^*} - \mu\right)(|z_2| + |z_3|) \\
&\leqslant \left(-\frac{\beta S^* W^*}{(\kappa + W^*) I^*} - \frac{\sigma\beta V^* W^*}{(\kappa + W^*) I^*} - \mu\right) \|Z\|
\end{aligned}
\tag{8.72}
$$

式（8.72）也同樣適合於當 $U_1 > U_2$，$|z_1| < |z_2| + |z_3|$ 時，z_1，z_2，$z_3 < 0$ 的情況。

（2）當 $U_1 > U_2$，$z_1 < 0 < z_2$，z_3，此時 $\|Z\| = \max\{|z_1| + |z_3|, |z_2| + |z_3|\}$。

2.1 當 $|z_1| > |z_2|$ 時，$\|Z\| = |z_1| + |z_3| = -z_1 + z_3$ 以及 $U_2 < |z_1| + |z_3|$，有

$$
\begin{aligned}
D_+ \|Z\| &= -z_1' + z_3' \\
&= \left[\begin{array}{l} \dfrac{\beta W^*}{\kappa + W^*} + \dfrac{\sigma\beta W^*}{\kappa + W^*} + \dfrac{\beta S^* W^*}{(\kappa + W^*) I^*} + \dfrac{\sigma\beta V^* W^*}{(\kappa + W^*) I^*} + 2\mu + u_1 \\ -(\gamma + \mu + \delta) \end{array}\right] z_1 + \\
&\quad \frac{\sigma\beta\kappa V^* W^*}{(\kappa + W^*)^2 I^*} z_4 - \frac{\beta\kappa S^* W^*}{(\kappa + W^*)^2 I^*} z_5 - \frac{\beta W^*}{\kappa + W^*} z_1 + u_1 z_2 + \\
&\quad \left[-\frac{\sigma\beta W^*}{\kappa + W^*} - \frac{\beta S^* W^*}{(\kappa + W^*) I^*} - \frac{\sigma\beta V^* W^*}{(\kappa + W^*) I^*} - \mu - (1 - u_2)\theta\right] z_3 + \\
&\quad \frac{\beta\kappa(S^* + \sigma V^*) W^*}{(\kappa + W^*)^2 I^*} z_5 + \frac{\sigma\beta\kappa V^* W^*}{(\kappa + W^*)^2 I^*} z_6 \\
&\leqslant
\end{aligned}
$$

$$
\left[-\frac{\sigma\beta W^*}{\kappa + W^*} - \frac{\sigma\beta V^* W^*}{(\kappa + W^*) I^*} - \frac{\beta S^* W^*}{(\kappa + W^*) I^*} - \mu - (1 - u_2)\theta + (\gamma + \mu + \delta)\right](|z_1| +
$$

$|z_3|)$

$$\leqslant \left(-\frac{\sigma\beta W^*}{\kappa+W^*}-\frac{\sigma\beta V^*W^*}{(\kappa+W^*)I^*}-\frac{\beta S^*W^*}{(\kappa+W^*)I^*}-\mu-(1-u_2)\theta+(\gamma+\mu+\delta)\right)\|Z\| \tag{8.73}$$

式（8.73）也同樣適合於當 $U_1 > U_2$，$|z_1| > |z_2|$ 時，z_2，$z_3 < 0$ 的情況。

2.2 當 $|z_1| > |z_2|$ 時，$\|Z\| = |z_1| + |z_3| = -z_1 + z_3$ 以及 $U_2 < |z_1| + |z_3|$，有

$$D_+\|Z\| = z_2' + z_3'$$

$$= \frac{\sigma\beta W^*}{\kappa+W^*}z_1 + \left[-\frac{\beta W^*}{\kappa+W^*}-\frac{\beta S^*W^*}{(\kappa+W^*)I^*}-\frac{\sigma\beta V^*W^*}{(\kappa+W^*)I^*}-\mu-u_1\right]z_2 +$$

$$(1-u_2)\theta z_3 + \frac{\beta\kappa(S^*+\sigma V^*)W^*}{(\kappa+W^*)^2I^*}z_4 + \frac{\beta\kappa S^*W^*}{(\kappa+W^*)^2I^*}z_6 - \frac{\beta W^*}{\kappa+W^*}z_1 + u_1z_2 +$$

$$\left[-\frac{\sigma\beta W^*}{\kappa+W^*}-\frac{\beta S^*W^*}{(\kappa+W^*)I^*}-\frac{\sigma\beta V^*W^*}{(\kappa+W^*)I^*}-\mu-(1-u_2)\theta\right]z_3 +$$

$$\frac{\beta\kappa(S^*+\sigma V^*)W^*}{(\kappa+W^*)^2I^*}z_5 + \frac{\sigma\beta\kappa V^*W^*}{(\kappa+W^*)^2I^*}z_6$$

$$\leqslant \left[-\frac{\beta S^*W^*}{(\kappa+W^*)I^*}-\frac{\sigma\beta V^*W^*}{(\kappa+W^*)I^*}-\mu\right](|z_2|+|z_3|) +$$

$$\frac{\beta\kappa(S^*+\sigma V^*)W^*}{(\kappa+W^*)^2I^*}(|z_4+z_5+z_6|)$$

$$\leqslant \left[-\frac{\beta S^*W^*}{(\kappa+W^*)I^*}-\frac{\sigma\beta V^*W^*}{(\kappa+W^*)I^*}-\mu\right]\|Z\| \tag{8.74}$$

式（8.74）也同樣適合於當 $U_1 > U_2$，$|z_1| < |z_2|$ 時，z_2，$z_3 < 0 < z_1$ 的情況。

結合式（8.71）~式（8.75）以及剩下的 12 種情況，我們可以得到

$$D_+\|Z\| \leqslant \max\left\{\left[\frac{\beta\kappa(S^*+\sigma V^*)W^*}{(\kappa+W^*)^2I^*}+\frac{\beta\kappa S^*W^*}{(\kappa+W^*)^2I^*}+\mu\right],\right.$$

$$\left.\left[-\frac{\sigma\beta W^*}{\kappa+W^*}-\frac{\beta S^*W^*}{(\kappa+W^*)I^*}-\frac{\sigma\beta V^*W^*}{(\kappa+W^*)^2I^*}-\mu-(1-u_2)\theta+(\gamma+\mu+\delta\right]\right\}\|Z\|$$

定理 8.9 當 $R_0 > 1$ 且 χ 是常數時，如果滿足下列條件，模型（8.50）~（8.53）的地方病平衡點是全局漸近穩定的。

$$\max\left\{\left(\frac{\beta\kappa(S^*+\sigma V^*)W^*}{(\kappa+W^*)^2I^*}+\frac{\beta\kappa S^*W^*}{(\kappa+W^*)^2I^*}+\mu\right),\right.$$

$$\left(-\frac{\sigma\beta W^*}{\kappa+W^*}-\frac{\beta S^* W^*}{(\kappa+W^*)I^*}-\frac{\sigma\beta V^* W^*}{(\kappa+W^*)^2 I^*}-\mu-(1-u_2)\theta+(\gamma+\mu+\delta)\right)\}$$

$\| Z \| \leqslant -\chi$

8.3.4 最優控制的計算

如何對傳染病進行最優控制，即能降低感染者人數又能降低花費，是最重要且困難的工作。在本節將利用 Pontryagin 最大值原理來尋求最優控制策略。首先採用性能指標 J 為

$$J=\int_0^{t_1}(A_0 I + A_1\mu_1^2 + A_2\mu_2^2 + A_3\mu_3^2)\,dt$$

其中 t_1 為末端時刻，A_1，A_2 和 A_3 分別是相應的權重，表示對各個對應代價的控制程度。控制目標是尋找最優控制（u_1^*，u_2^*，u_3^*）使得

$$J(u_1^*,\ u_2^*,\ u_3^*)=\min_{u_1,\ u_2,\ u_3\in\Theta} J(u_1,\ u_2,\ u_3)$$

其中 u_1，u_2 和 u_3 是關於 t 的函數，$t\in(0,\ t_1)$，控制約束集合 $\Theta=\{u\,|\,0\leqslant u\leqslant 1\}$。

設哈密頓方程為

$$H(S,\ V,\ I,\ W,\ R,\ u_1,\ u_2,\ u_3,\ \lambda_1,\ \lambda_2,\ \lambda_3,\ \lambda_4,\ \lambda_5)=$$

$$L+\lambda_1\frac{\mathrm{d}S}{\mathrm{d}t}+\lambda_2\frac{\mathrm{d}V}{\mathrm{d}t}+\lambda_3\frac{\mathrm{d}I}{\mathrm{d}t}+\lambda_4\frac{\mathrm{d}W}{\mathrm{d}t}+\lambda_5\frac{\mathrm{d}R}{\mathrm{d}t}$$

L 為拉格朗日方程：

$$L(I,\ u_1,\ u_2,\ u_3)=A_0 I + A_1\mu_1^2 + A_2\mu_2^2 + A_3\mu_3^2 \tag{8.75}$$

λ_1，λ_2，λ_3，λ_4 以及 λ_5 為協態變量，協態方程如下：

$$\dot{\lambda}_1=-\frac{\partial H}{\partial S}=\left(\frac{\beta W}{\kappa+W}+\mu+1+u_1\right)\lambda_1-\frac{\beta W}{\kappa+W}\lambda_3-u_1\lambda_2 \tag{8.76}$$

$$\dot{\lambda}_2=-\frac{\partial H}{\partial V}=-(1-u_2)\theta\lambda_1+\left[\frac{\sigma\beta W}{\kappa+W}+\mu+(1-u_2)\theta\right]\lambda_2-\frac{\sigma\beta W}{\kappa+W}\lambda_3 \tag{8.77}$$

$$\dot{\lambda}_3=-\frac{\partial H}{\partial I}=-A_0+(\gamma+\mu+\delta)\lambda_3-\alpha\lambda_4-\gamma\lambda_5 \tag{8.78}$$

$$\dot{\lambda}_4=-\frac{\partial H}{\partial W}=\frac{\beta S\kappa}{(\kappa+W)^2}\lambda_1+\frac{\sigma\beta\kappa V}{(\kappa+W)^2}\lambda_2-\left[\frac{\beta S\kappa}{(\kappa+W)^2}+\frac{\sigma\beta\kappa V}{(\kappa+W)^2}\right]\lambda_3+(\xi+u_3)\lambda_4 \tag{8.79}$$

$$\dot{\lambda}_6=-\frac{\partial H}{\partial R}=\mu\lambda_5 \tag{8.80}$$

以及橫截條件為

$$\lambda_i(t_f)=0,\quad i=1,2,3,4,5 \tag{8.81}$$

由文獻 Lukes，Zaman 等，建立如下定理。

定理 8.10 存在最優控制對 $(u_1^*,\ u_2^*,\ u_3^*)$ 得到模型（8.50）~（8.53）的最優控制為

$$J(I,\ u_1^*,\ u_2^*,\ u_3^*)=\min_{u_1,\ u_2,\ u_3} J(I,\ u_1,\ u_2,\ u_3) \tag{8.82}$$

再由 Pontryagin 極大值原理以及上述定理 8.10，可得如下定理。

定理 8.11 假設給定最優控制對 $(u_1^*,\ u_2^*,\ u_3^*)\in\Theta$ 以及系統相應的狀態解和協調變量 $\lambda_i(i=1,\ 2,\ \cdots 5)$ 使得協態方程（8.76）~（8.78）以及橫截條件（8.79）成立，則可得模型的最優控制為

$$u_1^*=\min\{\max\{0,\ u_1\},\ 1\},\ u_2^*=\min\{\max\{0,\ u_2\},\ 1\},$$
$$u_3^*=\min\{\max\{0,\ u_3\},\ 1\} \tag{8.83}$$

其中

$$u_1=\frac{(\lambda_1(t)-\lambda_2(t))S}{2A_1},\qquad u_2=\frac{(\lambda_1(t)-\lambda_2(t))\theta V}{2A_2},\qquad u_3=\frac{\lambda_4(t)W}{2A_3} \tag{8.84}$$

證明：直接求解控制方程的極值條件 $\frac{\partial H}{\partial u_1}=\frac{\partial H}{\partial u_2}=\frac{\partial H}{\partial u_3}=0$，則可求出 u_1，u_2 和 u_3 的值如式（8.52）所示。定理 8.11 得證。

8.3.5 模型模擬

為了驗證模型的預測性和控制率，在本節中進行數值模擬，仍然採用 2008—2009 年津巴布韋霍亂為真實實例。參數值與前面章節一致。權重系數 $A_0=1$，$A_1=A_2=50$，$A_3=300$，A_3 的權重較大是因為在實際操作中，對水源的衛生處理花費更大。模型的初始值為：$I(0)=10$，$S(0)=9,890$，$V(0)=100$，$W(0)=R(0)=0$。

圖 8.3 表示隨著時間的變化，控制率 μ_1，μ_2 和 μ_3 的變化，即在疫情爆發的初期，三種控制率一直處於最高值狀態，到 27 周左右，μ_1 率先下降，迅速下降到最小值，緊接著 μ_2 和 μ_3 也迅速下降到最小值。因此在整個疫情控制的過程中，三種控制率不需要一直保持最大值或者一個常值，這樣可以節約控制成本。

圖 8.4 中的曲線代表隨著時間的變化 I 的變化，當易感者人數在第 27 周左右的時候達到最大值約 76 之後，逐漸減少，在第 35 周的時刻減少到 0 並最終趨於穩定。

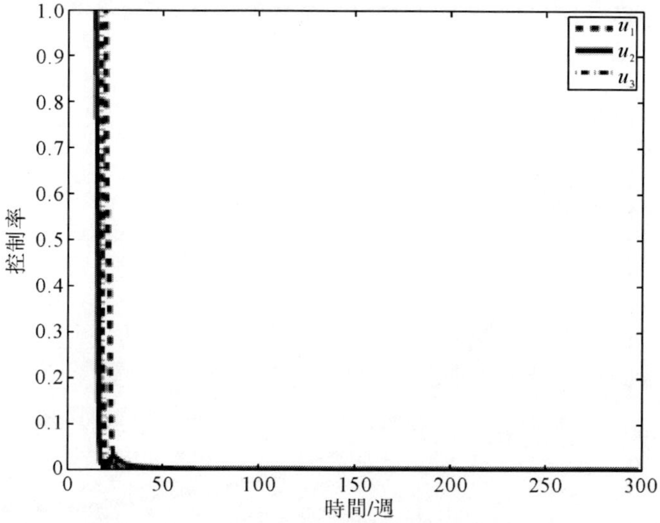

圖 8.3　控制率隨時間變化的趨勢圖

為了說明不同最優控制策略的影響，特模擬比較以下四種不同策略：①只有最優控制 μ_1；②只有最優控制 μ_2；③只有最優控制 μ_3；④無任何最優控制。從圖 8.5 中可以看出當實施策略④即無任何最優控制時，感染者人數在最短時間內迅速達到約 430，而採用最優控制策略①即只有最優控制 μ_1 時，其控制感染者效果優於控制策略②和③，更遠遠優於策略④。因此當進行霍亂疫情控制時，同時採用三種最優控制為最佳策略，若預算有限，可只採用最優控制策略①。

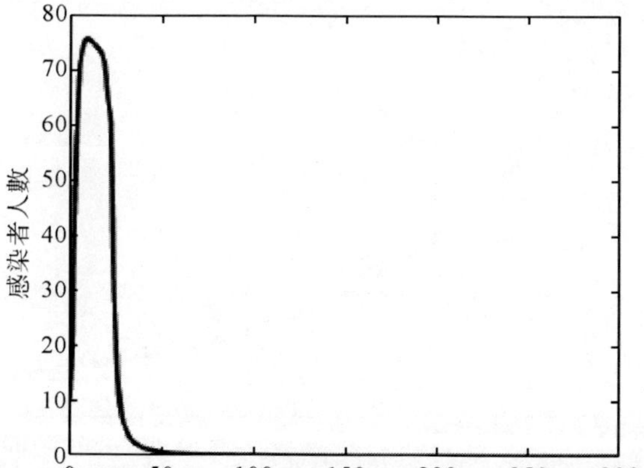

圖 8.4　感染者人數隨時間變化的趨勢圖

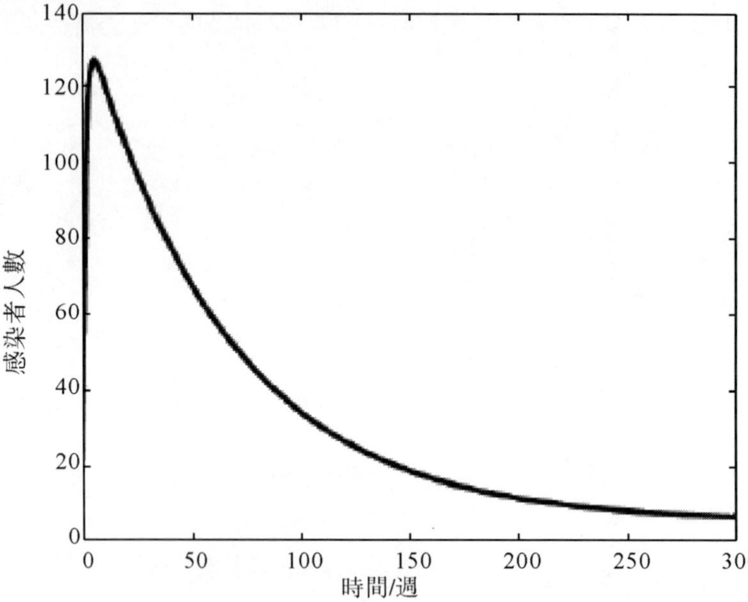

（a）只有最優控制 μ_1 時，感染者人數隨時間變化的趨勢圖

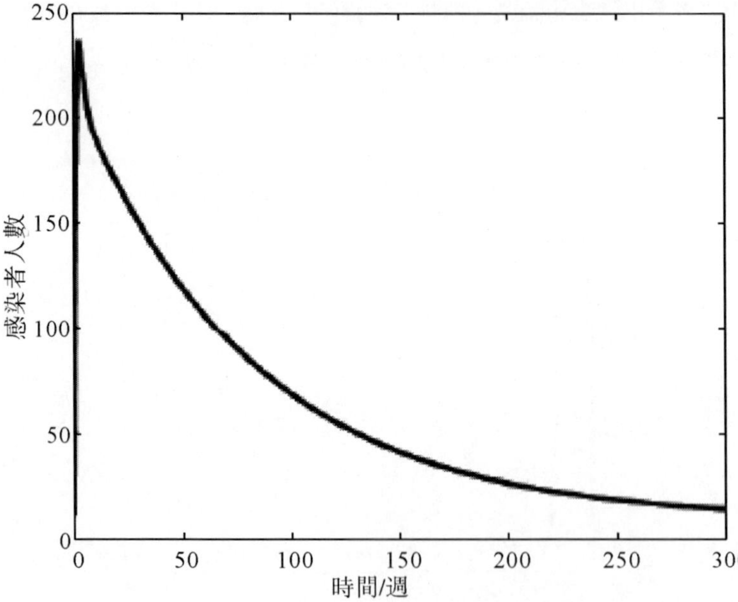

（b）只有最優控制 μ_2 時，感染者人數隨時間變化的趨勢圖

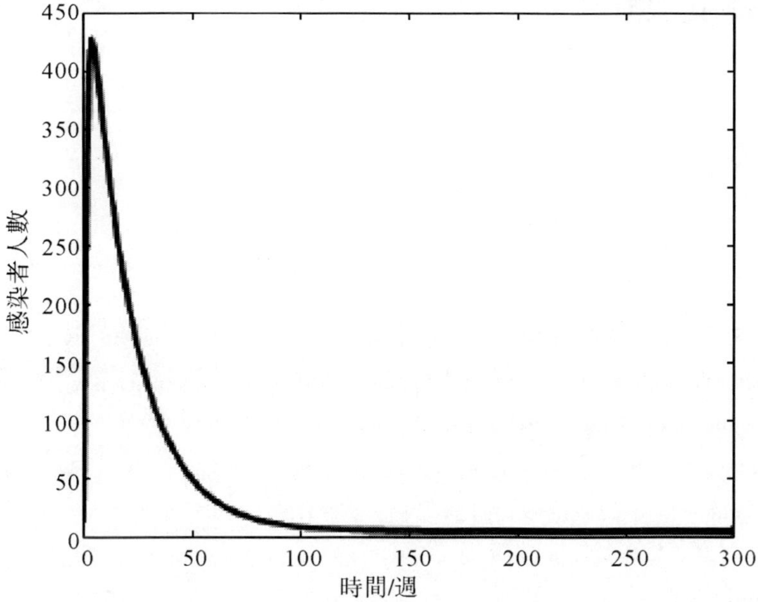

（c）只有最優控制 μ_3 時，感染者人數隨時間變化的趨勢圖

圖 8.5

小結

本節建立並分析了一個含有預防接種的霍亂最優控制模型。首先驗證模型的穩定性。其次，從模型入手建立目標函數，利用最優控制原理和 Pontryagin 最大值原理得到最優變量控制組。數值模擬的結果驗證了最優控制率的有效性，並表明在預算有限的情況下，可以只採用最優控制 μ_1 作為最佳控制策略。

參考文獻

ALAM A, LAROCQUE R C, HARRIS J B, 2005. Hyperinfectivity of human-passaged Vibrio cholerae can be modeled by growth in the infant mouse [J]. Infection and Immunity (73): 6674-6679.

ALLEN L J S, 1994. Some discrete-time SI, SIR and SIS epidemic models [J]. Mathematical Biosciences, 124 (1): 83-105.

ANDERSON R M, MAY R M, 1992. Infectious diseases of humans. Dynamics and control [M]. New York: Oxford University Press.

ARENAS A J, MORANO J A, CORTES J C, 2008. Nonstandard numerical method for a mathematical model of RSV epidemiological transmission [J]. Computers and Mathematics with Applications, 56 (3): 670-678.

BAILEY N T J, 1975. The mathematical theory of infectious disease [M]. 2nd ed., Hafner, New York.

BLAYNEH K, CAO Y, DAE K H, 2009. Optimal control of vector-borne diseases: Treatment and prevention [J]. Discrete and Continuous Dynamical Systems-series B, 11 (3): 587-611.

BLOWER S M, DOWLATABADI H, 1994. Sensitivity and uncertainty analysis of complex models of disease transmission: an HIV model, as an example [J]. International Statistical Review, 62 (2): 229-243.

BRAUER F, CHAVEZ C C, 2001. Mathematical models in population biology and epidemiology [M]. Springer, New York, NY.

CAPASSO FONTANA S L P, 1979. A mathematical model for the 1973 cholera epidemic in the european mediterranean region [J]. Revue depidemoligie et de santé Publique (27): 121-132.

CAPONE F, DE C V, DE L R, 2015. Influence of diffusion on the stability of equilibria in a reaction diffusion system modeling cholera dynamic [J]. Mathematical

Biology, 71 (5): 1107-1131.

CHAVEZ C C, FENG Z, HUANG W, 2002. On the Computation of R_0 and its role on global stability [J]. Journal of Clinical Microbiology, 51 (5): 229.

Chavez C, Garsow C W, Yakubu A A, 2003. Mathematic models of isolation and quarantine [J]. Journal of the Ameriean Medical Assoeiation, 290 (21): 2876-2877.

CODECO C T, 2001. Endemic and epidemic dynamics of cholera: the role of the aquatic reservoir [J]. BMC Infectious Diseases (1): 1.

COLLINSON S, KHAN K, HEFFERNAN J M, 2015. The effects of media reports on disease spread and important public health measurements. PLoS ONE, 10 (11): 1-21.

CROSS G W, 1978. Three types of matrix stability [J]. Linear Algebra and its Applications (20): 253-263.

CUI J A, SUN Y H, Zhu H P, 2007. The impact of media on the control of infectious diseases. Journal of Dynamics and Differential Equations, 20 (1): 31-53.

DEVIPRIYA G. KALAIVANI K, 2012. Optimal control of multiple transmission of water-borne diseases [J]. International Journal of Mathematics and Mathematical Sciences: 1-16.

DIEKMANN O, HEESTERBEEK J A P, 2000. Mathematical epidemiology of infectious diseases: Model Building [J]. Analysis and Interpretation, Chichester: Wiley.

DIEKMANN O, HEESTERBEEK J A P, METZ J A J, 1990. On the definition and the computation of the basic reproduction ratio R_0 in models for infectious diseases in heterogrnrous population [J]. Journal of Mathematical Biology, 28 (4): 365-382.

DIETZ K, 1993. The estimation of the basic reproduction number for infections diseases [J]. Statistical Methods in Medical Research (2): 23-41.

DRIESSCHE P V D, WATMOUGH J, 2002. Reproduction numbers and subthreshold endemic equilibria for compartmental models of disease transmission [J]. Mathematical Biosciences, 180 (1-2): 29-48.

ENATSU Y, MESSINA E, NAKATA Y, et al, 2012. Global dynamics of a delayed SIRS epidemic model with a wide class of nonlinear incidence rates [J]. Journal of Applied Mathematics and Computing, 39 (1-2): 15-34.

ENATSU Y, NAKATA Y, MUROYA Y, 2012. Global dynamics of difference equations for SIR epidemic models with a class of nonlinear incidence rates [J]. Journal of Difference equations and applications, 18 (7): 1163-1181.

FARIA T, 2001. Stability and bifurcation for a delayed predator-prey model and the effect of diffusion [J]. Journal of Mathematical Analysis and Applications, 254 (2): 433-463.

FRANKE J, AZIZYAKUBU A, 2008. Disease induced mortality indensity dependent disease time SIS epidemicmodel [J]. Journal of Mathematical Biology, 57 (6): 755-790.

FUNK S, JANSEN V A, 2012. The talk of the town: modelling the spread of information and changes in behaviour [J]. Modeling the Interplay Between Human Behavior and the Spread of Infectious Diseases, Springer, New York: 93-102.

GHOSH M, CHANDRA P, SINHA P, et al, 2004. Modeling the spread of carrierdependent infectious diseases with environmental effect [J]. Applied Mathematics and Computation (152): 385-402.

GOPALSAMY K, 1992. Stability and Oscillations in Delay Differential Equations of Population Dynamics [J]. Kluwer Academic, Dordrecht, Norwell, MA.

GREENHALGH D, RANA S, SAMANTA S, et al, 2015. Awareness programs control infectious disease-Multiple delay induced mathematical model [J]. Applied Mathematics and Computation (251): 539-563.

GUERRERO F, PARRA G G, ARENAS A J, 2013. A nonstandard finite difference numerical scheme applied to a mathematical model of the prevalence of smoking in Spain: A case study [J]. Computational & Applied Mathematics, 33 (1): 1-13.

GUMEL A B, MCCLUSKEY C C, WATMOUGH J, 2006. An SVEIR model for assessing potential impact of an imperfect anti-SARS vaccine [J]. Mathematical Biosciences and Engineering, 3 (3): 485-512.

HALE J K, 1977. Theory of functional differential equations [M]. New York: Spring-Verlag.

HARTLEY D M, MORRIS J G, SMITH D L, 2006. Hyperinfectivity: a critical element in the ability of V. cholerae to cause epidemics? [J]. PLoS Medicine (3): 63-69.

HASSARD B D, KAZARINOFF N D, WAN Y H, 1981. Theory and application of Hopf bifurcation [M]. Cambridge University Press, Cambridge.

HETHCOTE H, 1992. Modeling HIV transmission and AIDS in the United States [M]. Lecture Note in Biomath. 95, Berlin: Springer-Verlag.

Hethcote H, 2000. The mathematical of infectious diseases. SIAM Review (42): 599-653.

HU X, YANG Y, ZHAO H, 2014. The impact of media reports on the avian influenza (H7N9) transmission [J]. Journal of Northwest University, 44 (4): 525-528.

HUANG, G, TAKEUCHI Y, MA W, et al, 2010. Global stability for delay SIR and SEIR epidemic models with nonlinear incidence rate [J]. Bulletin of Mathematical Biology, 72 (5): 1192-1207.

JODAR L, VILLANUEVA R J, ARENAS A J, et al, 2008. Nonstandard numerical methods for a mathematical model for influenza disease. Mathematics and Computers in Simulation, 79 (3): 622-633.

JOSHI H R, 2002. Optimal control of an HIV immunology model [J]. Optimal Control Applications & Methods, 23 (4): 199-213.

KAR T K, BATABYAL A, 2011. Stability analysis and optimal control of an SIR epidemic model with vaccination [J]. Biosystems, 104 (2/3): 127-135.

KARRAKCHOU J, RACHIK M, GOURARI S, 2006. Optimal control and infectiology: application to an HIV/AIDS model [J]. Applied Mathematics and Computation, 177 (2): 807-818.

KERMACK W O, MCKENDRICK A G, 1927. Contributions to the mathematical theory of epidemics. Proc [J]. Roy. Soc., A115: 700-721.

KERMACK W O, MCKENDRICK A G, 1932. Contributions to the mathematical theory of epidemics [J]. Proc. Roy. Soc., A138: 55-83.

Khalil H K, 1996. Nonlinear systems. Prentice Hall, NJ.

KIM K I. LIN Z, 2008. Asymptotic behavior of an sei epidemic model with diffusion [J]. Mathematical and Computer Modelling, 47 (11-12): 1314-1322.

King A A, Lonides E L, Pascual M, et al, 2008. Inapparent infections and cholera dynamics [J]. Nature (454): 877-881.

KORN C A KORN M, 2000. Mathematical handbook for scientists and engineers: definitions, theorems, and formulas for references and review [M]. Dover Publications, Mineola, NY.

KOROBEINIKOV A, MAINI P K, 2005. Non-linear incidence and stability of infectious disease models [J]. Mathematical Medicine and Biology, 22 (2): 113-128.

LAMB K E, GREENHALGH D, ROBERTSON C, 2011. A simple mathematical model for genetic effects in Pneumococcal carriage and transmission [J]. Journal of Computational & Applied mathematics, 235 (7): 1812-1818.

LASHARI A A, HATTAF K, ZAMAN G , et al, 2013. Backward bifurcation and optimal control of a vector borne disease [J]. Applied Mathematics & Information Sciences, 7 (1): 301-309.

LI C, MA Z J, 2015. Dynamic analysis of a spatial diffusion rumor propagation model with delay [J]. Advances in Difference Equations: 364.

LI J, SUN G Q, JIN Z, 2014. Pattern formation of an epidemic model with time delay [J]. Phys, 403 (6): 100-109.

LI M Y, MULDOWNEY J S, 1993. On Bendixson´s criterion [J]. Journal of Differential Equations (106): 27-39.

LI M Y, MULDOWNEY J S, 1996. A geometric approach to the global stability problems [J]. SIAM Journal on Mathematical Analysis, 27 (4): 1070-1083.

LIAO S, WANG J, 2011. Stability analysis and application of a mathematical cholera model [J]. Mathematical Biosciences and Engineering, 8 (3): 733-752.

LIAO S, YANG W, 2013. On the dynamics of a vaccination model with multiple transmission ways [J]. International Journal of Applied Mathematics and Computer Science, 23 (4): 761-772.

LIU J, 2003. A first course in the qualitative theory of differential equations, Pearson Education, Inc.. Upper Saddle River, New Jersey.

LIU P P, 2015. Periodic solutions in an epidemic model with diffusion [J]. Applied Mathematics and Computation, 265 (C): 275-291.

LIU R S, WU J H, ZHU H P, 2007. Media/psychological impact on multiple outbreaks of emerging infectious diseases [J]. Computational and Mathematical Methods in Medicine, 8 (3): 153-164.

LIU W, 2013. A SIRS epidemic model incorporating media coverage with random perturbation [J]. Abstract and Applied Analysis (2): 764-787.

LUKES D L, 1982. Differential equations: Classical to controller. Mathematics in Science and Engineering [M]. San Diego: Academic Press.

MA Z E, Liu J P, Li J, 2003. Stability analysis for differential infectivity epidemic models [J]. Nonlinear analysis: Real World Applications (4): 841-856.

MARINO S, HOGUE I, Ray C J, et al, 2008. A methodology for performing global uncertainty and sensitivity analysis in system biology [J]. Journal of Theoretical Biology, 254 (1): 178-196.

MASON P R, 2009. Zimbabwe experiences the worst epidemic of cholera in Africa [J]. Journal of Infection in Developing Countries, 3 (2): 148-151.

MASON P R, 2009. Zimbabwe experiences the worst epidemic of cholera in Africa [J]. Journal of Infection in Developing Countries, (3): 148-151.

MCCLUSKEY C C, 2010. Global stability of an sir epidemic model with delay and general nonlinear incidence. Mathematical Biosciences and Engineering, 7 (4): 837-850.

MCCLUSKEY C C, 2010. Complete global stability for an SIR epidemic model with delay-distributed or discrete [J]. Nonlinear Analysis: Real World Applications, 11 (2010): 55-59.

MERRELL D S, Butler S M, Qadri F, 2002. Host-induced epidemic spread of the cholera bacterium [J]. Nature (417): 642-645.

MICKENS R E, 1999. Discretizations of nonlinear differential equations using explicit nonstandard methods [J]. Journal of Computational and Applied Mathematics, 110 (1): 181-185.

MICKENS R E, 2005. Dynamic consistency: A fundamental principle for constructing NSFD schemes for differential equations [J]. Journal of Difference Equations and Applications, 11 (7): 645-653.

MISRA A K, SINGH V, 2012. A delay mathematical model for the spread and control of water borne diseases [J]. Journal of Theoretical Biology, 301 (5): 49-56.

MISRA A K, MISHRA S N, Pathak A L, et al, 2013. A mathematical model for the control of carrier-dependent infectious diseases with direct transmission and time delay [J]. Chaos, Solitons and Fractals, 57 (3): 41-53.

MISRA A K, SHARMA A, J B, 2011. SHUKLA. Modeling and analysis of effects of awareness programs by media on the spread of infectious diseases [J]. Mathematical and Computer Modeling (53): 1221-1228.

MISRA A K, SHARMA A, SINGH V, 2011. Effect of awareness programs in controlling the prevalence of an epidemic with time delay [J]. Journal of Biological Systems, 19 (2): 389-402.

MOGHADAS S M, GUMEL A B, 2002. Global stability of a two-stage epidemic model with generalized non-linear incidence [J]. Mathematics and Computers in Simulation, 60 (1): 107-118.

MUGOYA I, 2008. Rapid spread of Vibrio cholerae 01 throughout Kenya, 2005 [J]. Am. J. Trop. Med. Hyg., 78 (3): 527-533.

MUKANDAVIRE Z, LIAO S, WANG J, et al, 2001. Estimating the basic reproductive number for the 2008-2009 cholera outbreak in Zimbabwe [J]. PNAS, 108 (21): 8767-8772.

MUSEKWA S D H, NYABADZA F, CHIYAKA C, et al, 2011. Modelling and analysis of the effects of malnutrition in the spread of cholera [J]. Math. Comput. Modelling, 53 (9-10): 1583-1595.

NANDA S, MOORE H, LENHART S, 2007. Optimal control of treatment in a mathematical model of chronic myelogenous leukemia [J]. Mathematical Biosciences, 210 (1): 143-156.

NELSON E J, HARRIS J B, MORRIS J G, et al, 2009. Cholera transmission: the host, pathogen and bacteriophage dynamics [J]. Nature Reviews: Microbiology (7): 693-702.

OKOSUN K O, OUIFKI R, MARCUS N, 2011. Optimal control analysis of a malaria disease transmission model that includes treatment and vaccination with waning immunity [J]. BioSystems, 106 (2-3): 136-145.

OLOWOKURE B, ODEDERE O, ELLIOT A J, et al, 2012. Volume of print media coverage and diagnostic testing for influenza A (H1N1) pdm09 virus during the early phase of the pandemic [J]. Journal of Clinical Virology, 55 (1): 75-78.

PASCUAL M, BOUMA M, DOBSON A, 2002. Cholera and climate: revisiting the quantiative evidence [J]. Microbes and Infections (4): 237-245.

POURABBAS E, ONOFRIO A D, RAFANELLI M, 2001. A method to estimate the incidence of communicable diseases under seasonal fluctuations with application to cholera [J]. Applied Mathematics and Computation (118): 161-174.

REDHEFFER R, 1985. Volterra multipliers I [J]. SIAM Journal on Algebraic and Discrete Methods (6): 592-611.

REDHEFFER R, 1985. Volterra multipliers II. SIAM Journal on Algebraic and Discrete Methods (6): 612-623.

RILEY S, FRASER C, DONNELLY C A, 2003. SARS in Hong Kong: Impact of public health transm ission dynamies of the etiological agent of interventions [J]. Science, 300 (June 20): 1961-1966.

RINALDI F, 1990. Global stability results for epidemic models with latent period [J]. IMA Journal of Mathematics Applied in Medicine & Biology (7): 69-75.

SAFI M A, MELESSE D Y, GUMEL A B, 2013. Analysis of a Multi-strain cholera model with an imperfect vaccine [J]. Bulletin of Mathematical Biology, 75 (7): 1104-1137.

SEKIGUCHI M, ISHIWATA E, 2010. Global dayamics of a discretized SIRS epidemic model with time delay [J]. Journal of Mathematics Biology, 371 (1): 195-202.

SHUAI Z, DRIESSCHE P V D, 2011. Global dynamics of a disease model including latency with distributed delays [J]. Applied Mathematics Quarterly, 19 (3): 235-253.

SUN C, YANG W, ARINOA J, et al, 2011. Effect of media induced social distancing on disease transmission in a two patch setting [J]. Mathematical Biosciences, 230 (2): 87-95.

SUNMI L , CHOWELL G, CHAVEZ C C, 2010. Optimal control for pandemic influenza: The role of limited antiviral treatment and isolation [J]. Journal of Theoretical Biology, 265 (2): 136-150.

SURYANTO A, KUSUMAWINAHYU W A, DARTI I, et al, 2013. Dynamically consistent discrete epidemic model with modified saturated incidence rate [J]. Applied Mathematics and Computation, 32 (2): 373-383.

TCHUENCHE J M, BAUCH C T, 2012. Dynamics of an infectious disease where media coverage influences transmission [J]. ISRN Biomath (1).

TCHUENCHE J M, KHAMIS S A, AGUSTO F B, et al, 2011. Optimal control and sensitivity analysis of an influenza model with treatment and vaccination [J]. Acta Biotheor, 59 (1): 1-28.

TERMAN D, 2005. An introduction to dynamical systems and neuronal dynamics [J]. Tutorials in Mathematical Biosciences I, Springer, Berlin/Heidelberg.

THIEME H R, ZHAO X Q, 2003. Asymptotic speeds of spread and traveling waves for integral equations and delayedreaction－diffusion models [J]. Journal of Differential Equations, 195 (2): 430－470.

TIAN X H, XU R, 2015. GAN Q T. Hopf bifurcation an alysis of a BAM neural network with multiple time delays and diffusion [J]. Applied Mathematics and Computation, 266 (C): 909－926.

TIEN J H, EARN D J D, 2010. Multiple transmission pathways and disease dynamics in a waterborne pathogen model [J]. Bulletin of Mathematical Biology (72): 1506－1533.

TUDOR V, STRATI I, 1977. Smallpox, cholera, Tunbridge Wells [M]. Abacus Press.

VILLANUEVA R, ARENAS A, PARRA G G, 2008. A nonstandard dynamically consistent numerical scheme applied to obesity dynamics [M]. Journal of Applied Mathematics, Article ID 640154.

WANG J, LIAO S, 2012. A generalized cholera model and epidemic－endemic analysis [J]. Journal of Biological Dynamics, 6 (2): 568－589.

WANG K, WANG W, SONG S, 2008. Dynamics of an HBV model with diffusion and delay [J]. Journal of Theoretical Biology, 253 (1): 36－44.

WU J, 1996. Theory and applications of partial functional differential equations [M]. Springer－Verlag, NewYork.

XU R, MA Z, 2009. An HBV model with diffusion and time delay [J]. Journal of Theoretical Biology, 257 (3): 499－509.

YAN X P, 2007. Stability and Hopf bifurcation for a delayed prey－predator system with diffusion effects [J]. Applied Mathematics and Computation, 192 (2): 552－566.

YE Q X, LI Z Y, 1990. Introduction to reaction－diffusion equation. Beijing: Science Press.

ZALETA C M K, 1999. Structured models for heterosexual disease transmission [J]. Mathematical Biosciences, 160 (1): 83－108.

ZAMAN G, KANG Y H, JUNG I H, 2008. Stability analysis and optimal vaccination of an SIR epidemic model [J]. Biosystems (93): 240－249.

ZHANG Q, ARNAOUTAKIS K, MURDOCH C, 2004. Mucosal immune responses to capsular pneumococcal Molysaccharides in immunized preschool children and controls with similar nasal pneumococcal colonization rates [J]. Pediareic Infectios Disease Journal, 23 (4): 307-313.

ZHOU L, TANG Y, HUSSEIN S, 2002. Stability and Hopf bifurcation for a delay competition diffusion system [J]. Chaos, Solitons and Fractals, 14 (8): 1201-1225.

ZHOU X, CUI J, ZHANG Z, 2012. Global results for a cholera model with imperfect vaccination [J]. Journal of the Franklin Institute, 349 (3): 770-791.

ZUO W J, WEI J J, 2011. Stability and Hopf bifurcation in a diffusive predator-prey system with delay effect. Nonlinear Analysis: Real World Applications, 12 (4): 1998-2011.

李建全, 2003. 傳染病動力學模型的研究 [D]. 西安交通大學. 博士論文.

劉玉英, 肖燕妮, 2013. 一類受媒體影響的傳染病模型的研究 [J]. 應用數學和力學, 34 (4): 399-407.

王穩地, 2001. 傳染病數學模型的穩定性和分支 [D]. 西安交通大學. 博士論文.

張素霞, 周義倉, 2013. 考慮媒體作用的傳染病模型的分析與控制 [J]. 工程數學學報, 30 (3): 416-426.

國家圖書館出版品預行編目（CIP）資料

水源性傳染病模型研究以及數值計算 / 楊煒明 編著. -- 第一版.
-- 臺北市：財經錢線文化, 2020.06
面； 公分
POD版

ISBN 978-957-680-443-4(平裝)

1.傳染性疾病 2.水

415.23 109007392

書　　名：水源性傳染病模型研究以及數值計算
作　　者：楊煒明 編著
發 行 人：黃振庭
出 版 者：財經錢線文化事業有限公司
發 行 者：財經錢線文化事業有限公司
E-mail：sonbookservice@gmail.com
粉 絲 頁：　　網 址：
地　　址：台北市中正區重慶南路一段六十一號八樓 815 室
8F.-815, No.61, Sec. 1, Chongqing S. Rd., Zhongzheng Dist., Taipei City 100, Taiwan (R.O.C.)
電　　話：(02)2370-3310 傳　真：(02) 2388-1990
總 經 銷：紅螞蟻圖書有限公司
地　　址: 台北市內湖區舊宗路二段 121 巷 19 號
電　　話:02-2795-3656 傳真 :02-2795-4100　　網址：
印　　刷：京峯彩色印刷有限公司（京峰數位）

定　　價：450 元
發行日期：2020 年 06 月第一版
◎ 本書以 POD 印製發行